Medien + Gesundheit

Reihe **Medien +** Gesundheit

herausgegeben von Patrick Rössler

Band 13

Medien + Gesundheit

Anne-Linda Camerini | Ramona Ludolph
Fabia Rothenfluh [Hrsg.]

Gesundheitskommunikation im Spannungsfeld zwischen Theorie und Praxis

Nomos

Redaktion der Reihe **Medien +** Gesundheit:

Prof. Dr. Patrick Rössler
Universität Erfurt
Kommunikationswissenschaft/Empirische Kommunikationsforschung
Nordhäuser Str. 63
99089 Erfurt
Tel.: 0361/ 737-4181
E-mail: patrick.roessler@uni-erfurt.de

Die Deutsche Nationalbibliothek verzeichnet diese Publikation in der Deutschen Nationalbibliografie; detaillierte bibliografische Daten sind im Internet über http://dnb.d-nb.de abrufbar.

ISBN 978-3-8487-2820-6 (Print)
ISBN 978-3-8452-7425-6 (ePDF)

1. Auflage 2016

Vorwort

Elektronische Patientenakten, eine Fülle von Gesundheitsinformationen im Internet und kontinuierliches Self-Monitoring durch Apps einerseits sowie steigende Kosten für das Gesundheitssystem und der Ruf nach aufgeklärten, selbstbestimmten Patienten[1] andererseits – das Thema „Gesundheit“ ist zu einer hochkomplexen Angelegenheit für Patienten wie Experten geworden. Dabei geht es längst nicht mehr nur um die Heilung oder Prävention von Krankheiten, sondern um ganzheitliches Wohlbefinden im salutogenetischen Sinne. Für die Gesundheitskommunikation resultiert daraus eine Fülle praktischer Fragestellungen, die mitunter derart unterschiedliche Bereiche wie die interpersonale Kommunikation zwischen Arzt und Patient, die On- und Offlinesuche und Verarbeitung von Gesundheitsinformationen oder die Gestaltung gesundheitsfördernder oder präventiver Kampagnen beinhalten. Die praktische Relevanz der Gesundheitskommunikation ist somit unumstritten.

Im Hinblick auf das Ziel einer effektiven Gesundheitskommunikation, die erklärbare und vorhersagbare Ergebnisse liefert, steht das Forschungsfeld jedoch vor einer Herausforderung. Denn die einzigartige Natur des Gesundheitswesens und die große Vielfalt der diesbezüglichen Kommunikationsphänomene (Spatzier & Signitzer, 2014) gehen mit einem Mangel an spezifischen Theorien einher. Die Gesundheitskommunikation hat einen ausgeprägt interdisziplinären Charakter und vereint mitunter Einflüsse von Forschungsdisziplinen wie der Kommunikations- und Gesundheitswissenschaft, Psychologie, Soziologie, Medizin oder Linguistik (für einen Überblick siehe Hurrelmann & Baumann, 2014). Diese Heterogenität bereichert das Feld zum einen durch vielfältige methodische Ansätze und inhaltliche Perspektiven (Rossmann & Hastall, 2013). Andererseits hat dies jedoch zuweilen zu einer Vernachlässigung der theoretischen Fundierung der Forschung geführt, da Theorien z.B. in Disziplinen wie der Medizin oder Gesundheitswissenschaft nur eine untergeordnete Rolle zukommt.

---

1 Im vorliegenden Band werden aus Gründen der Lesbarkeit hauptsächlich männliche Substantive verwendet. Dies schließt die weibliche Form der Begriffe selbstverständlich mit ein. Wenn also z.B. von Patienten die Rede ist, so sind stets Patientinnen und Patienten gemeint.

Für eine systematische Analyse der komplexen gesundheitsbezogenen Kommunikationsphänomene ist eine theoretische Fundierung jedoch unabdingbar. Denn nur so können letztendlich zuverlässige und valide Aussagen getroffen und entsprechende Implikationen für die Praxis abgeleitet werden. Davon profitieren nicht nur Forschende, sondern auch Praktizierende im Gesundheitswesen sowie die Allgemeinheit. Es stellt sich also die Frage, ob sich die Gesundheitskommunikation in einem Spannungsfeld zwischen Theorie und Praxis befindet oder ob sich beide Komponenten mit der gesundheitskommunikationswissenschaftlichen Forschung in Einklang bringen lassen. Daran anschließend ist von Interesse, welche theoretischen Ansätze besonders geeignet erscheinen. Entsprechend ihrer Interdisziplinarität liegt es nahe, dass nicht nur klassische kommunikationswissenschaftliche Theorien wie das *Agenda-Setting* (McCombs & Shaw, 1972), die *Kultivierungshypothese* (Gerbner & Gross, 1976) oder der *Uses- & Gratifications-Ansatz* (Katz, Blumler, & Gurevitch, 1973) in die Forschung integriert werden können, sondern auch psychologische Verhaltenstheorien wie das *Health Belief Model* (vgl. Rosenstock, 1974) oder die *Theory of Reasoned Action* (Fishbein & Aizen, 1975). Die Gesundheitskommunikation könnte also auch hier von ihren unterschiedlichen Einflüssen profitieren – sofern ihr die Verbindung theoretischer Grundlagen mit den meist problembezogenen Fragestellungen des Gesundheitsbereichs gelingt.

Die Beiträge in diesem Band

Das mögliche Spannungsfeld zwischen Theorie und Praxis erkunden die nachfolgenden 26 Beiträge auf vielfältige Weise. Diese basieren auf den Präsentationen der dritten Tagung der zum damaligen Zeitpunkt noch als Ad-hoc-Gruppe geführten Fachgruppe Gesundheitskommunikation. Dabei werden nicht nur verschiedene Zielgruppen wie Journalisten oder Rezipienten untersucht, sondern auch unterschiedliche methodische Zugänge wie qualitative Leitfadeninterviews oder experimentelle Studien gewählt.

Zunächst befassen sich drei Beiträge mit *ethischen Aspekten im Bereich des gesundheitsbezogenen Journalismus*. Markus Schäfer und Sarah Potrafke analysieren internationale Pressekodizes im Hinblick auf Richtlinien zur Suizidberichterstattung und ob sich darin Befunde der kommunikationswissenschaftlichen Forschung wiederfinden lassen. Julia Fränzel, Lars Guenther und Georg Ruhrmann gehen der Frage nach, wie Medizinjournalisten wissenschaftliche Ungesichertheit wahrnehmen und in ihrer Arbeit darstellen. Markus Schäfer, Doreen Reifegerste und Oliver Quiring befassen sich schließlich mit der medialen Diskussion zu medizinischen und ethischen Aspekten des pharamakologischen Neuroenhancements.

Theoretische und praktische Ansätze zur Gestaltung von Gesundheitskampagnen stehen im Fokus der zweiten Rubrik. Nach einer qualitativen Exploration der Bekanntheit und Gründe für die Anwendung von Theorien in Schweizer Gesundheitskampagnen (Colette Schneider-Stingelin), befassen sich Claudia Poggiolini und Urte Scholz mit dem Phänomen des unrealistischen Optimismus bei Rauchenden, um daraus Implikationen für die Kampagnengestaltung abzuleiten. Alexander Ort untersucht den Einfluss von Bedrohung und Wirksamkeit auf die Inanspruchnahme einer möglichen Schutzimpfung im Kontext von Ebola, während Jascha Wiehn, Jana Männel, Constanze Rossmann und Cornelia Betsch basierend auf einer quantitativen Befragung Impulse für die Entwicklung von Gesundheitsbotschaften im Bereich der Mumps-Masern-Röteln-Impfung geben. Schließlich erklären Anja Kalch, Alexander Ort, Guido Zurstiege und Tino Meitz wie eine stereotypisierende Anti-Adipositaskampagne das gewichtsbezogene Selbstbild von Kindern negativ beeinflussen kann.

Die Beiträge im darauffolgenden Abschnitt setzen sich experimentell mit den *persuasiven Effekten von Gesundheitsbotschaften* auseinander. Vor dem Hintergrund der sportlichen Aktivität analysieren zunächst Anna J. M. Wagner und Freya Sukalla die Bedeutung von Konsequenzframing und formaler Bildung, bevor Doreen Reifegerste, Sabrina Heike Kessler und Lars Guenther die Rolle der Aufmerksamkeit und des Hintergrundmotivs bei Botschaften zur Bewegungsförderung erkunden. Die zwei nachfolgenden Beiträge legen ihr Hauptaugenmerk auf das Wirkungspotenzial von Framing und Evidenzart, zunächst im Bereich der Darmkrebsvorsorge (Hannah Storch, Oliver Quiring & Markus Schäfer) und anschließend im Kontext des Mammografie-Screenings (Carline E. Perren, Ramona Ludolph, Peter J. Schulz & Nanon H. M. Labrie).

In der vierten Rubrik ergründen drei Beiträge mit unterschiedlichen methodischen Zugängen den *Einfluss von Gesundheitskommunikation auf Wahrnehmung und Einstellung der Rezipienten.* Matthias R. Hastall, Ute Ritterfeld, Jan A. Finzi und Alexander Röhm untersuchen zunächst in zwei Experimenten, inwiefern die mediale Darstellung von Personen mit Behinderungen stigmatisierend oder desitigmatisierend wirken kann. Es folgt eine qualitative Exploration des Potenzials des Entertainment-Education-Ansatzes bei Angehörigen von Alzheimerpatienten (Elena Link, Daniela Schlütz, Hendrik Auge, Britta Gramlich, Jannis Meseke, Sarah-Ann Owsianski, Juliane Saß, Lisette Scheunert, Friedrich Steger & Anna-Lena Wolf). Helmut Scherer, Elena Link, Eva Baumann, Katharina Emde-Lachmund und Christoph Klimmt gehen schließlich mittels einer mehrwelligen Panelbefragung der Interaktion von Risikowahrnehmung und Gesundheitsinformationsverhalten am Beispiel der Ebola-Epidemie nach.

Anschließend betrachten fünf Beiträge das Zusammenspiel der *Gesundheitskommunikation mit dem Internet.* Marko Bachl leitet diesen Abschnitt mit einem Überblick über die gesundheitsbezogene Nutzung des Internets in Europa im Hinblick auf second-level Digital Divides ein. Daraufhin wird der Einfluss von Suchmaschinen-Algorithmen auf das Erscheinen von Hinweisen zur Telefonseelsorge bei der Onlinesuche nach Suizid-bezogenen Begriffen untersucht (Mario Haim, Florian Arendt & Sebastian Scherr). Es folgen inhaltsanalytische Betrachtungen von Internet-Inhalten: Lisa Meyer und Constanze Rossmann analysieren die interpersonal-öffentliche Kommunikation mit Blick auf den Organspendeskandal in Deutschland, während sich Nicola Döring und Yvonne Prinzellner mit den gesundheitsrelevanten Botschaften des LGBTIQ-Kanals „The Nosy Rosie" befassen. Der Beitrag von Markus Seifert, Svea Benad, Marcus Fetzer und Lisa Schuberth exploriert anschließend die Rolle von Onlinemedien bei der Bewältigung von Trauer.

Die sechste Rubrik des Bands vermittelt einen Überblick über *technologiegestützte Interventionen in der Gesundheitskommunikation.* Zwei Übersichtsbeiträge geben zunächst Auskunft über den Forschungsstand und die Adaption des Mobile Phone Appropriation-Modells im Bereich von Ernährungs-Apps (Paula Stehr, Constanze Rossmann & Veronika Karnowski) sowie das Potenzial von Apps für zielgruppenspezifische Gesundheitskommunikation für Männer (Saskia Klenk, Doreen Reifegerste & Rebecca Renatus). Veronika Karnowski, Constanze Rossmann, Swaantje Barth und Katja Radon stellen daraufhin eine SMS-Intervention zur Prävention von berufsbedingten Allergien und Asthma in der Landwirtschaft dar. Zudem berichten Katrin Tonndorf und Julian Windscheid über die Befunde zu mediengestützten Trainingsangeboten in der Rehabilitation von Krebspatienten.

Der Band schließt mit zwei Beiträgen ab, die neu *aufkommende Themen in der Gesundheitskommunikation* aufgreifen und deren Bedeutung für das

Feld eruieren. Michael Grimm, Silke Wolf und Claudia Lampert befassen sich in einer systematischen Literaturschau mit der zunehmenden Wichtigkeit digitaler Daten. Florian Arendt schließt den Band mit seinem Beitrag über Verfahren zur Messung impliziter Kognition und deren Einsatzmöglichkeiten im Bereich der Gesundheitskommunikation ab.

Ausblick

Nicht nur die thematische sowie methodische Vielfalt der Beiträge in diesem Band, sondern auch deren unterschiedliche Annäherungsweisen an die Fragen des Forschungsfeldes zeigen, dass die Gesundheitskommunikation im deutschsprachigen Raum geradezu aufblüht. Sie erfreut sich zudem eines regen Wachstums und einer zunehmenden institutionellen Verankerung. So ist aus der Ad-hoc-Gruppe Gesundheitskommunikation mittlerweile eine Fachgruppe in der Deutschen Gesellschaft für Publizistik und Kommunikationswissenschaft geworden, deren Tagungen auf steigende Einreichungszahlen und nun auch auf drei begleitende Herausgeberbände blicken können (Baumann, Rossmann, & Hastall, 2016). Die hohe, unmittelbare Relevanz sowie die Komplexität der Fragestellungen des Forschungsfeldes erfordern dabei eine kontinuierliche Weiterentwicklung der Gesundheitskommunikation. Wie sich diese im Einzelnen gestalten wird, hängt maßgeblich auch von der aktiven Mitgestaltung von Vertretern aus Forschung und Praxis ab. Eines können die facettenreichen Beiträge im vorliegenden Band jedoch bereits aufzeigen – nämlich, dass die Gesundheitskommunikation kein Spannungsfeld zwischen Theorie und Praxis darstellen muss, sondern diese gezielt miteinander in Einklang bringen kann. Denn nur so kann sie theorie- und evidenzbasierte Forschungsresultate liefern, die der Politik und Praxis zur Förderung des Allgemeinwohls dienen.

Dank

An dieser Stelle möchten wir uns herzlich bei allen bedanken, die zum Gelingen dieses Bands beigetragen haben. Zunächst danken wir den Autoren der Beiträge. Ferner gilt unser Dank Sandra Frey und Sonja Schmitt, die das Projekt vonseiten des Nomos-Verlags tatkräftig durch ihre Erfahrung unterstützt haben. Zudem möchten wir uns bei Peter J.

Schulz sowie dem Institute of Communication and Health der Università della Svizzera italiana bedanken, die das Projekt nicht nur finanziell ermöglicht haben, sondern uns auch mit Rat und Tat zur Seite standen. Schließlich gilt unser Dank den Fachgruppengründern Eva Baumann, Constanze Rossmann und Matthias Hastall, die uns dazu ermutigt und darin unterstützt haben, die Tagung und den vorliegenden Band zu verwirklichen.

Anne-Linda Camerini, Ramona Ludolph & Fabia Rothenfluh — *Lugano, im Juli 2016*

Literaturverzeichnis

Baumann, E., Rossmann, C., & Hastall M. R. (2016). *Gesundheitskommunikation als Forschungsfeld der Kommunikationswissenschaft: Bestandsaufnahme und Entwicklung im deutschsprachigen Raum.* Vortrag auf der 61. Jahrestagung der Deutschen Gesellschaft für Publizistik und Kommunikationswissenschaft (DGPuK). 30. März bis 1. April 2016, Leipzig.

Fishbein, M., & Aizen, I. (1975). *Belief, Attitude, Intention and Behavior: An Introduction to Theory and Research.* Reading, MA: Addison-Wesley.

Gerbner, G., & Gross, L. (1976). Living with Television: The Violence Profile. *Journal of Communication*, 26(2), 172–194.

Hurrelmann, K., & Baumann, E. (Hrsg.). (2014). *Handbuch Gesundheitskommunikation.* Bern: Verlag Hans Huber.

Katz, E., Blumler, J. G., & Gurevitch, M. (1973). Uses and Gratifications Research. *Public Opinion Quarterly*, 37(4), 509–523.

McCombs, M. E., & Shaw, D. L. (1972). The Agenda-Setting Function of Mass Media. *Public Opinion Quarterly*, 36(2), 176–187.

Rosenstock, I. M. (1974). Historical Origins of the Health Belief Model. *Health Education & Behavior*, 2(4), 328–335.

Rossmann, C., & Hastall, M. R. (2013). Gesundheitskommunikation als Forschungsfeld der deutschsprachigen Kommunikationswissenschaft: Bestandsaufnahme und Ausblick. In: C. Rossmann, & M. R. Hastall (Hrsg.) *Medien und Gesundheitskommunikation: Befunde, Entwicklungen, Herausforderungen* (S. 9–15). Baden Baden: Nomos.

Spatzier, A., & Signitzer, B. (2014). Ansätze und Forschungsfelder der Gesundheitskommunikation. In: K. Hurrelmann, & E. Baumann (Hrsg.) *Handbuch Gesundheitskommunikation* (S. 34–50). Bern: Verlag Hans Huber.

Inhaltsverzeichnis

I.
Ethische Aspekte im Bereich des gesundheitsbezogenen Journalismus

Markus Schäfer & Sarah Potrafke

Welche Rolle spielt die Suizidprävention? Ein internationaler Vergleich von Pressekodizes im Hinblick auf Richtlinien zur Suizidberichterstattung

1 Einleitung

Jedes Jahr sterben weltweit mehr als 800.000 Menschen durch Suizide (WHO, 2015a). In der Altersgruppe der unter 30-Jährigen sind Selbsttötungen die zweithäufigste Todesursache überhaupt (WHO, 2015b). Hinzu kommen Suizidversuche, deren Anzahl, ausgehend von Krankenhausstatistiken und Patientenselbstberichten, auf das Zehn- bis Zwanzigfache der offiziellen Suizidzahlen geschätzt wird (WHO, 2014). Umso dringlicher scheint die Arbeit der internationalen Suizidprävention, die sich zum Ziel gesetzt hat, individuelle und gesellschaftliche Risikofaktoren für Suizide zu minimieren. Zu den zentralen Strategien zählen unter anderem eine bessere Erkennung und Behandlung psychischer Erkrankungen und die Beschränkung des Zugangs zu Suizidmitteln (WHO, 2015c), aber auch eine verantwortungsvolle Berichterstattung über Suizide in den Massenmedien. Letzteres ist vor allem auf die internationale Forschung zum Zusammenhang von Medienberichterstattung und Suiziden zurückzuführen, die eng mit den Begriffen „Werther-Effekt" (Phillips, 1974) und „Papageno-Effekt" (Niederkrotenthaler et al., 2010) verbunden ist. Der Werther-Effekt besagt, dass die Zahl der Suizide nach Medienberichten über Suizide ansteigt, wobei Medienwirkungen als Ursache dieser Veränderungen angenommen werden. Der Papageno-Effekt geht von positiven Medieneinflüssen aus, die sich in einer Abnahme der Suizidzahlen nach Medienberichten über Suizide niederschlagen. Die Effekte sind keine widersprüchlichen Phänomene, sondern zwei Seiten der gleichen Medaille. Die theoretischen Annahmen der sozial-kognitiven Lerntheorie (Bandura, 2001) und die bisherigen empirischen Befunde (u.a. Scherr, 2013; Sisask & Värnik, 2012) legen nahe, dass die Art der Effekte auf Medienseite vor allem davon abhängt, wie im konkreten Fall berichtet wird. Eine detaillierte Beschreibung von Suizident, Suizidmethode oder Suizidort sollte im Sinne der Suizidprävention ebenso vermieden werden wie eine auffällige Gestaltung und Platzierung der Beiträge oder eine romantisierende Darstellung des Suizids (Schäfer & Quiring, 2015). Stattdessen sollten Alternativen aufgezeigt und auf konkrete Hilfsangebote verwiesen werden, an die sich Betroffene im Krisenfall wenden können (WHO, 2008).

Diese Empfehlungen für die mediale Berichterstattung scheinen allerdings in vielen Ländern nicht ausreichend Berücksichtigung zu finden (u.a. Pirkis & Blood, 2010; Schäfer & Quiring, 2015). Eine Ursache hierfür könnte im journalistischen Berufsverständnis liegen, wonach insbesondere das wahrheitsgemäße Öffentlichmachen von Sachverhalten oder Vorgängen zu den zentralen Aufgaben journalistischer Arbeit zählt (u.a. DJV, 2009). Gleichzeitig scheint es nur konsequent, Journalisten nicht gänzlich von der Verantwortung für die Inhalte, die sie produzieren, freizusprechen, sondern ihnen auch eine gewisse Fürsorgepflicht gegenüber ihren Rezipienten zuzumuten (Ruß-Mohl, 2003). Im Falle der Suizidberichterstattung dürften sich Journalisten somit in einem durchaus konflikthaften Spannungsfeld zwischen zentralen Grundsätzen journalistischer Arbeit und den legitimen Interessen der Suizidprävention bewegen. In einer solchen Situation könnte nationalen Institutionen der Medienselbstkontrolle besondere Bedeutung zukommen, deren Funktion gerade darin besteht, Medienschaffenden Kriterien für die Abwägung zwischen öffentlicher Aufgabe des Journalismus und journalistischer Verantwortung bereitzustellen. Solche Hilfestellungen und Handlungsanweisungen für die journalistische Arbeit finden sich nicht zuletzt in den nationalen Presse- und Ethikkodizes, für deren Konzeption und Einhaltung häufig die jeweiligen Presse- und Medienräte verantwortlich sind (Pöttker, 2013; Stapf, 2006). Doch inwieweit umfassen die Kodizes internationaler Presse- und Medienräte Empfehlungen zur Suizidberichterstattung? Und inwieweit nehmen diese Bezug auf Werther- und Papageno-Effekt? Diesen Fragen geht der Beitrag mithilfe einer ländervergleichenden Analyse von 19 Kodizes aus 14 Ländern auf den Grund.

2 Suizidberichterstattung als Spannungsfeld

Aus den theoretischen und empirischen Erkenntnissen zu Werther- und Papageno-Effekt lassen sich für die Suizidprävention eine Reihe praktischer Hinweise ableiten, wie über Suizide berichtet werden sollte, um das Risiko von Folgesuiziden zu minimieren (Blood & Pirkis, 2001; Pirkis et al., 2006). So sollte die Berichterstattung möglichst unauffällig gestaltet sein und auf alle Angaben verzichten, die gefährdeten Personen Identifikationsmöglichkeiten mit den Suizidenten bieten. Hierzu zählen etwa detaillierte Angaben zur biologischen und sozialen Identität der Suizidenten wie Alter, Geschlecht, Aussehen, Charaktereigenschaften und emotionale Verfassung. Detaillierte Beschreibungen der Suizidmethode oder des Suizidorts sollten ebenso vermieden werden wie Bewertungen, die suizidales Verhalten und dessen Konsequenzen als positiv oder heroisch darstellen (Tabelle 1).

Tabelle 1: Empfehlungen zur Suizidberichterstattung

Empfehlungen mit Blick auf mögliche Effekte der Berichterstattung	
Verzicht auf auffällige Artikel-Präsentation	– Keine unnötige Thematisierung eines Suizids – Keine Berichterstattung auf der Titelseite oder an prominenter Stelle – Keine Suizidbegriffe in der Überschrift – Keine Hinweise auf Methode oder Ort in Überschrift – Keine Fotos
Verzicht auf Suizidmodelle	– Keine Nennung von Details zu Suizident, Methode oder Ort – Keine Nennung beliebter Suizidorte – Keine Darstellung des Suizids als Problemlösung – Keine Vereinfachungen der Gründe eines Suizids – Darstellung von Alternativen zum Suizid – Darstellung von (konkreten) Hilfsangeboten – Besondere Vorsicht bei Prominenten
Verzicht auf positive Darstellung von Suizid und Suizident	– Keine positive oder billigende Bewertung des Suizids – Keine Darstellung des Suizids als nachvollziehbar oder alternativlos – Keine Romantisierung des Suizids – Keine Schuldzuweisungen an externe Faktoren oder Personen – Keine Heroisierung des Suizidenten
Empfehlungen mit Blick auf ethische Aspekte der Berichterstattung	
Beachtung ethischer Aspekte	– Keine Spekulationen zu Gründen des Suizids – Keine Interviews mit Angehörigen – Verzicht auf Abdruck von Abschiedsbriefen – Thematisierung von Warnsignalen und Risikofaktoren

Die Forderung nach einer möglichst zurückhaltenden Suizidberichterstattung kollidiert jedoch zum einen mit der Tatsache, dass Suizide, und insbesondere Prominentensuizide, häufig einen vergleichsweise hohen Nachrichtenwert aufweisen (Pirkis et al., 2007) und somit für journalistische Berichterstattung besonders attraktiv sind. Zudem steht ein Großteil der Empfehlungen im Widerspruch zu gängigen Berichterstattungspraktiken, woraus sich eine paradoxe Situation für Journalisten ergibt:

Anstatt möglichst detailliert zu recherchieren und zu informieren, unbekannte Hintergründe zu erläutern und Inhalte möglichst anschaulich und in einem für den Leser attraktiven Schreibstil darzustellen, sollen Journalisten über Suizide im Sinne der Suizidprävention möglichst „uninformativ, uninvestigativ und unattraktiv" (Ziegler & Hegerl, 2002, S. 46) berichten.

Journalisten scheinen sich im Zuge der Suizidberichterstattung somit in einem Konflikt zwischen Gesinnungs- und Verantwortungsethik zu befinden. Nach Weber (1958), der diese Unterscheidung ethischen Handelns ursprünglich mit Blick auf die politische Handlungsorientierung vornahm, handelt verantwortungsethisch, wer die Verantwortung für die beabsichtigten und unbeabsichtigten Folgen seines Handelns (z.B. einen Werther-Effekt nach Suizidberichten) übernimmt und sein Verhalten im Hinblick auf diese Folgen ausrichtet (z.B. entsprechend zurückhaltend über Suizide berichtet, um einen Werther-Effekt zu vermeiden). Gesinnungsethisch handelt hingegen, wer sein Verhalten ausschließlich an einer übergeordneten Norm (z.B. dem öffentlichen Interesse an einer wahrheitsgemäßen Berichterstattung über Suizide) orientiert und eine Verantwortung für die unbeabsichtigten Konsequenzen seines Handelns ablehnt. Kepplinger und Knirsch (2000) überprüften Webers Annahmen und fanden heraus, dass Journalisten vor allem dann gesinnungsethisch handeln, wenn kein Konsens über die journalistischen Ziele besteht und die Wirkungen der Berichterstattung nicht bekannt sind. Sind Ziele und Konsequenzen der Berichterstattung dagegen bekannt, handeln Journalisten tendenziell verantwortungsethisch. Ein verantwortungsethisches journalistisches Handeln im Rahmen der Suizidberichterstattung – also die Ausrichtung journalistischen Handelns an den möglichen (unbeabsichtigten) Folgen der Berichterstattung im Sinne von Werther- und Papageno-Effekt – wäre mit Blick auf die gesteckten Ziele einer verantwortungsvollen Berichterstattung über Suizide so etwas wie das Nonplusultra der Suizidprävention.

Legt man die Befunde von Kepplinger und Knirsch zugrunde, scheint dieses Ziel vor allem dann erreichbar, wenn Journalisten die suizidpräventiven Ziele ebenfalls als eine journalistische Maxime wahrnehmen und die möglichen Konsequenzen der Suizidberichterstattung auch tatsächlich bekannt sind. Naheliegend scheint daher aus Sicht der Suizidprävention, Informationen für Journalisten bereitzustellen und Medienschaffende gezielt über Werther- und Papageno-Effekt zu informieren.

Bei dieser Aufgabe könnte Institutionen der Medienselbstkontrolle wie Presse- und Medienräten besondere Bedeutung zukommen.

3 Medienselbstkontrolle: Bedeutung und Funktionen

In freiheitlichen Demokratien wird den Massenmedien aufgrund der verfassungsrechtlich garantierten Presse- und Rundfunkfreiheit ein hohes Maß an Freiheit zugestanden. Die Einrichtung von Institutionen der Medienselbstkontrolle in Form von Presse- und Medienräten zielt unter anderem darauf ab, diese Freiheit ohne staatlich gesteuerte Kontrolle zu verantworten. Institutionen der Medienselbstkontrolle agieren als eine Art moralisches Gewissen des Journalismus, das zwischen Freiheit und Verantwortung abwägt (Stapf, 2006). Sie setzen qualitative Standards, z.B. in Form von Ethikkodizes, regulieren und reglementieren ggf. journalistisches Verhalten und bieten Journalisten damit Orientierung für ihre tägliche Arbeit.

Die allgemeinen Aufgaben und Ziele der Presse- und Medienräte als Institutionen der Medienselbstkontrolle lassen sich exemplarisch anhand des Deutschen Presserates veranschaulichen. Der Rat fungiert für Zeitungen, Zeitschriften und journalistisch-redaktionelle Beiträge aus dem Internet als oberster Hüter des Pressekodex, dem wohl wichtigsten Regelwerk journalistischer Ethik in Deutschland (Schäfer, 2014). Im Pressekodex sind die zentralen publizistischen Grundsätze und Richtlinien für die redaktionelle Arbeit festgehalten. Diese Regeln werden vom Presserat aufgestellt und fortgeschrieben und Verstöße in Form journalistischen Fehlverhaltens nach Möglichkeit bestraft, wobei der Presserat selbst nur auf entsprechende Beschwerden reagieren und nicht von sich selbst aus tätig werden kann (Deutscher Presserat, 2010; 2013).

Neben seiner Orientierungs- und Hüter-Funktion mit Blick auf die Einhaltung zentraler journalistischer Grundsätze bestehen zentrale Aufgaben des Presserats vor allem in der Abwehr staatlicher Eingriffe, der Wahrung der Pressefreiheit und des Ansehens der Presse sowie der Beseitigung von Missständen im Pressewesen. Die Medienselbstkontrolle wirkt damit üblicherweise sowohl nach innen als auch nach außen. Nach innen dient sie der Herstellung eines Verantwortungsgefühls, journalistischer Kompetenz sowie der Identitätsbildung. Nach außen verteidigt sie die Medienfreiheiten gegenüber dem Staat und schützt die Öffentlichkeit vor dem Missbrauch dieser Freiheiten im Sinne eines verantwortungsvollen Journalismus (Laitila, 1995; Stapf, 2000).

Zu beachten ist, dass sich die konkreten Regeln der Kodizes und auch die rechtliche Stellung der entsprechenden Institutionen auf internationaler Ebene zum Teil unterscheiden. Zwar erfüllen die Einrichtungen in der Regel die gleichen Funktionen. Doch nicht immer stellen Medien- und Presseräte Institutionen rein freiwilliger Selbstkontrolle dar. Mitunter handelt es sich um Formen sogenannter Co-Regulierung oder auch um regulierte Selbstregulierung, die etwa dann vorliegt, wenn der Staat an der Regelsetzung, Regeldurchsetzung oder der Sanktionierung von Regelverstößen beteiligt ist (Puppis, 2009). Von Co-Regulierung wird auch gesprochen, wenn die Selbstregulierung staatlich initiiert oder nachträglich staatlich anerkannt wird (Palzer, 2003). Der dänische Presserat etwa basiert auf einer gesetzlichen Grundlage und stellt somit eine Form der Co-Regulierung dar (Puppis, 2009). Zu beachten ist zudem, dass sich der Zuständigkeitsbereich von Presseräten, anders als es die Bezeichnung vermuten lässt, häufig nicht allein auf Printmedien beschränkt. So handelt es sich bei einigen Institutionen streng genommen eher um Medienräte, wie z.B. im Fall des Schweizer Presserats (2015a). Neben der konkreten Form der Selbstregulierung und dem medialen Zuständigkeitsbereich ergeben sich Unterschiede zwischen den Räten unter anderem auch im Hinblick auf deren Zusammensetzung, den Personenkreis, der als Beschwerdeführer aktiv werden kann sowie die möglichen Sanktionen bei Regelverstößen (Hulin, 2010).

4 Untersuchungsanlage

Inwieweit umfassen die Kodizes internationaler Presse- und Medienräte Empfehlungen zur Suizidberichterstattung? Und inwieweit nehmen die Kodizes explizit Bezug auf Werther- oder Papageno-Effekt? Diesen Fragen widmet sich der vorliegende Beitrag im Rahmen seiner Analyse. Für die Auswahl der Kodizes diente die Mediensystemtypologie von Hallin und Mancini (2004) als Grundlage. Die Typologie begrenzt sich auf 18 industrialisierte, freiheitliche, demokratische Regierungssysteme und folgt damit einem most-similar-Design, also einem Ansatz, der auf äußerst ähnliche Systeme ausgerichtet ist, was eine grundsätzliche Vergleichbarkeit der Fälle gewährleisten soll. Ziel der vorliegenden Untersuchung war es, mit Blick auf Empfehlungen zur Suizidberichterstattung

Gemeinsamkeiten und Unterschiede zwischen den Ethikkodizes der verschiedenen Länder herauszuarbeiten. Als Bezugspunkt diente die international anerkannte Broschüre der WHO (2008), die konkrete Empfehlungen für die Suizidberichterstattung formuliert. Ein Suizid-Bezug lag vor, wenn sich ein Kodex an mindestens einer Stelle explizit mit dem journalistischen Umgang mit dem Thema Suizide auseinandersetzt.[1] Ein expliziter Bezug auf Werther- oder Papageno-Effekt wurde angenommen, wenn ein Kodex direkt auf die beiden Effekte verweist bzw. in abstrakter Form Möglichkeiten der Verhinderung bzw. die Gefahren von Folgesuiziden durch journalistische Berichterstattung über Suizide thematisiert.[2] Für den Vergleich wurden aus den 18 Staaten der Typologie zunächst diejenigen ausgewählt, die über einen Presse- oder Medienrat sowie einen Ethikkodex in deutscher, englischer, französischer oder spanischer Sprache verfügen: Belgien, Dänemark, Deutschland, Finnland, Frankreich, Großbritannien, Irland, Italien, Kanada, Niederlande, Österreich, Schweden, Schweiz und Spanien.[3] In einigen Ländern existieren aufgrund regionaler, sprachlicher und kultureller Besonderheiten mehrere (regionale) Presse- oder Medienräte, so in Kanada, Spanien und Belgien.[4] Alles in allem konnten so 19 Kodizes in 14 Ländern im Hinblick auf ihre Richtlinien zur Suizidberichterstattung untersucht werden.

5 Ergebnisse

Der Berichterstattung über Suizide wird in den Kodizes insgesamt relativ wenig Bedeutung beigemessen. Explizite Hinweise zur Suizidberichterstattung finden sich in neun von 19 Kodizes (Abbildung 1). Davon blei-

1 Exemplarisch hierfür sei das Beispiel des Deutschen Pressekodex genannt. Dort heißt es in Ziffer 8.7 („Selbsttötung"): „Die Berichterstattung über Selbsttötung gebietet Zurückhaltung. Dies gilt insbesondere für die Nennung von Namen, die Veröffentlichung von Fotos und die Schilderung näherer Begleitumstände" (Deutscher Presserat, 2013).

2 In den Richtlinien zur „Erklärung der Pflichten und Rechte der Journalistinnen und Journalisten" des Schweizer Presserats (2015b) steht z.B. in „Richtlinie 7.9 – Suizid": „(...) Um das Risiko von Nachahmungstaten zu vermeiden, verzichten Journalistinnen und Journalisten auf detaillierte, präzise Angaben über angewandte Methoden und Mittel."

3 Norwegen verfügt zwar über einen Kodex, dieser lag jedoch nur in der Originalsprache vor und konnte deshalb nicht berücksichtigt werden. Der italienische Kodex ist grundsätzlich nur auf Italienisch verfügbar. Allerdings wurden die relevanten Richtlinien vom italienischen Rat auf Anfrage für diese Untersuchung zusätzlich in englischer Sprache bereitgestellt.

4 In den USA gibt es zwar mehrere regionale Räte, jedoch verfügen diese nicht über eigene Ethikkodizes.

ben die meisten Hinweise jedoch recht allgemein und sprechen keine konkreten Empfehlungen aus, wie über Suizide berichtet werden sollte. Die meisten Richtlinien belassen es dabei, Journalisten zu besonderer Vorsicht oder Zurückhaltung aufzufordern, ohne dies näher zu konkretisieren. Zudem stehen die Richtlinien fast ausschließlich im Kontext des Schutzes der Privatsphäre von Suizidenten und Angehörigen.

Abbildung 1: Hinweise zur Suizidberichterstattung in den Kodizes internationaler Presse- und Medienräte

Kodex	Suizidbezug	Bezug Werther-/Papageno-Effekt
Belgien (Fläm.)	✓	-
Belgien (Französ.)	-	-
Dänemark	✓	-
Deutschland	✓	-
Finnland	-	-
Frankreich	-	-
Großbritannien	✓	-
Irland	-	-
Italien	✓	✓
Kanada (Atlantikprovinzen, Alberta, BC)	-	-
Kanada (Québec)	✓	-
Niederlande	-	-
Österreich	✓	✓
Schweden	✓	-
Schweiz	✓	✓
Spanien (National, Katalonien)	-	-

Grundsätzlich scheinen Hinweise zur Suizidberichterstattung tendenziell eher in den Presse- und Medienkodizes der nord- und zentraleuropäischen Länder verbreitet, in denen die mediale Selbstkontrolle auch am weitesten professionalisiert ist (Fengler, 2013; Hallin & Mancini, 2004). Ein Bezug zu Werther- oder Papageno-Effekt wird in drei Kodizes hergestellt, wenngleich die Begriffe selbst nicht explizit genannt werden. Dies trifft für Italien, Österreich und die Schweiz zu. Wie die anderen Hinweise sind auch diese Empfehlungen in den Kontext des Persönlichkeitsrechts eingebettet.

Legt man die Empfehlungen der WHO (2008) zugrunde, stehen die Formulierungen der Kodizes mit Suizidbezug am häufigsten im Zusammenhang mit dem Hinweis, Angehörige von Suizidenten besonders zu schützen (z.B. indem auf Interviews mit Angehörigen oder das Abdrucken eines Abschiedsbriefs verzichtet wird), der als ethische Empfehlung nicht primär auf Werther- oder Papageno-Effekt abzielt (Tabelle 1). Die Empfehlung der WHO, die Suizidmethode nicht explizit zu beschreiben, greifen die Kodizes in Großbritannien und der Schweiz auf. Allerdings stellt dabei nur der schweizerische Kodex eine Verbindung zum Werther-Effekt her. Der italienische Kodex weist zwar darauf hin, auf jene Details, die zur Nachahmung anregen, zu verzichten, lässt jedoch offen, welche dies sind.

Im dänischen und deutschen Kodex wird darauf verwiesen, „rücksichtsvoll" bzw. „zurückhaltend" über Suizide zu berichten und nähere Begleitumstände des Suizids nicht zu schildern. Ähnlich betonen der österreichische und der belgische Kodex der flämischen Gemeinschaft, nicht „überschießend" bzw. „exzessiv" zu berichten, jedoch jeweils ohne einen Bezug zu möglichen Konsequenzen der Suizidberichterstattung herzustellen. Die Hinweise bleiben hier sehr vage, konkrete Handlungsempfehlungen fehlen – was für die Suizidberichterstattung einen entsprechenden Interpretationsspielraum zulässt. Der flämische Kodex umfasst zudem den WHO-Hinweis, Suizide nicht zu romantisieren oder beschönigend darzustellen, was aus lerntheoretischen Überlegungen im Hinblick auf die Darstellung der Konsequenzen des Suizids auch für die Suizidprävention von Belang ist.

6 Fazit

Für internationale Presse- und Medienräte scheinen Aspekte der Suizidprävention mit Blick auf die journalistische Suizidberichterstattung eine eher untergeordnete Rolle zu spielen. Zwar finden sich in immerhin neun von 19 untersuchten Pressekodizes explizite Hinweise zur massenmedialen Suizidberichterstattung. Allerdings weisen diese nur selten einen konkreten Bezug zu Werther- und Papageno-Effekt auf. Ausnahmen stellen die Kodizes in Italien, Österreich und der Schweiz dar, die jeweils explizit auf die Möglichkeit von Folgesuiziden durch die Berichterstattung über Suizide verweisen. Die Zurückhaltung der internationalen Medienselbstkontrolle in dieser Frage ist aus theoretischer wie praktischer Sicht kaum nachvollziehbar. Angesichts von Hunderttausenden Suiziden jährlich scheint es geradezu geboten, Journalisten verbindliche Informationen und Hinweise zu möglichen Konsequenzen der Suizidberichterstattung an die Hand zu geben, um auf ein verantwortungsethisches Handeln in der Suizidberichterstattung hinzuwirken. Zudem scheint es aus Sicht der Medienselbstkontrolle gerade hier besonders wichtig, zwischen berechtigten journalistischen Interessen auf der einen und suizidpräventiven Zielen auf der anderen Seite abzuwägen, um Medienschaffenden konkrete Hilfestellungen für den Umgang mit Suizidfällen bereitstellen zu können. Diese Abwägung haben Presse- und Medienräte in ihren Ethikkodizes zu leisten.

Weshalb dies trotz einer umfassenden und verhältnismäßig eindeutigen Forschungslage zu Werther- und Papageno-Effekt (z.B. Sisask & Värnik, 2012) bislang nicht in ausreichendem Maße geschieht, sollte in Zukunft Gegenstand (kommunikations-)wissenschaftlicher Untersuchungen werden. Insbesondere Experten-Interviews mit Verantwortlichen der Medienselbstkontrolle zu den Ursachen, aber auch dem Umgang und den Zielen der Presse- und Medienräte im Kontext von Suizidberichterstattung böten hier ein enormes Potenzial. Besonders interessant, wenn auch äußerst aufwendig, wäre zudem, im Rahmen von ländervergleichenden Langzeitstudien, dem Zusammenhang zwischen den Inhalten der Ethikkodizes, der Qualität der Suizidberichterstattung und den Entwicklungen der Suizidzahlen in den jeweiligen Ländern nachzugehen. Angesichts der Relevanz des Themas scheinen verstärkte Forschungsbemühungen in diesem Bereich jedenfalls dringend geboten.

Für die Implementierung der Leitlinien in den journalistischen Berufsalltag könnte es zudem hilfreich sein, weitere Anreize zu schaffen. So lässt sich möglicherweise durch Medienauszeichnungen für verantwortungsvolles Schreiben über Suizide – wie es sie in verschiedenen Ländern bereits gibt (Dare u.a., 2011) – die Einhaltung von Richtlinien fördern. Entsprechende Initiativen, die insbesondere auch junge und wenig erfahrene Journalisten gezielt über Werther- und Papageno-Effekt aufklären, könnten hier zusätzlich das Bewusstsein für die Belange der Suizidprävention in der journalistischen Berichterstattung stärken.

Literaturverzeichnis

Bandura, A. (2001). Social Cognitive Theory of Mass Communication. *Media Psychology, 3,* 265–299.

Blood, R. W., & Pirkis, J. (2001). Suicide and the Media. Part III. Theoretical Issues. *Crisis, 22,* 163–169.

Dare, A. J., Andriessen, K. AM, Nordentoft, M., Meier, M., Huisman, A., & Pirkis, J. E. (2011). Media Awards for Responsible Reporting of Suicide: Experiences from Australia, Belgium and Denmark. *International Journal of Mental Health Systems, 5,* 1–6.

Deutscher Presserat (2010). *Satzung und Geschäftsordnung des Deutschen Presserats.* Bonn: JF. Carthaus GmbH & Co.

Deutscher Presserat (2013). *Publizistische Grundsätze. Pressekodex. Richtlinien für die publizistische Arbeit nach den Empfehlungen des Deutschen Presserats. Beschwerdeordnung.* Berlin: Druckerei Carthaus.

DJV – Deutscher Journalisten-Verband (2009). *Berufsbild Journalistin – Journalist.* Berlin: DJV.

Fengler, S. (2013). Verantwortung und Selbstkontrolle im Journalismus. In: K. Meier & C. Neuberger (Hrsg.), *Journalismusforschung. Stand und Perspektiven* (S. 105–118). Baden-Baden: Nomos.

Hallin, D. C., & Mancini, P. (2004). *Comparing Media Systems. Three Models of Media and Politics.* New York: Cambridge University Press.

Hulin, A. (2010). The Actual Situation. Feasibility and Need for Media Self-Regulation in Europe. In: H. Pöttker (Hrsg.), *Europäische Öffentlichkeit und journalistische Verantwortung* (S. 168–190). Köln: Von Halem.

Kepplinger, H. M., & Knirsch, K. (2000). Gesinnungs- und Verantwortungsethik im Journalismus. Sind Max Webers theoretische Annahmen empirisch haltbar? In: M. Rath (Hrsg.), *Medienethik und Medienwirkungsforschung* (S. 11-44). Wiesbaden: Westdeutscher Verlag.

Laitila, T. (1995). Journalistic Codes of Ethics in Europe. *European Journal of Communication, 10,* 527–544.

Niederkrotenthaler, T., Voracek, M., Herberth, A., Till, B., Strauss, M., Etzersdorfer, E. & Eisenwort, B. (2010). Role of Media Reports in Completed and Prevented Suicide. Werther vs. Papageno Effects. *The British Journal of Psychiatry, 197,* 234–243.

Palzer, C. (2003). Selbstkontrolle oder Selbstregulierung oder Co-Regulierung. In: Europäische Audiovisuelle Informationsstelle (Hrsg.), *Co-Regulierung der Medien in Europa* (S. 31–33). Straßburg: EPRA.

Phillips, D. P. (1974). The Influence of Suggestion on Suicide. Substantive and Theoretical Implications of the Werther Effect. *American Sociological Review, 39,* 340–354.

Pirkis J., & Blood, R. W. (2010). *Suicide and the News and Information Media. A Critical Review.* Canberra: Commonwealth of Australia.

Pirkis, J., Beautrais, A., Blood, R. Warwick, Burgess, P., & Skehan, J. (2006). Media Guidelines on the Reporting of Suicide. *Crisis, 27,* 82–87.

Pirkis, J., Burgess, P., Blood, R. W., & Francis, C. (2007). The Newsworthiness of Suicide. *Suicide and Life-Threatening Behavior, 37* (3), 278–283.

Pöttker, H. (2013). Öffentlichkeit oder Moral? *Publizistik, 58,* 121–139.

Puppis, M. (2009). *Organisationen der Medienselbstregulierung. Europäische Presseräte im Vergleich.* Köln: Von Halem.

Ruß-Mohl, S. (2003). *Journalismus.* Frankfurt: Frankfurter Allgemeine Buch.

Schäfer, M. (2014). Persönlichkeitsschutz vor Suizidprävention: Die Spruchpraxis des Deutschen Presserats zu Beschwerden zur Suizidberichterstattung. In: E. Baumann, M. Hastall, C. Rossmann, & A. Sowka (Hrsg.), *Gesundheitskommunikation als Forschungsfeld der Kommunikations- und Medienwissenschaft* (S. 163–175). Baden-Baden: Nomos.

Schäfer, M. & Quiring, O. (2013). Gibt es Hinweise auf einen „Enke-Effekt"? – Die Presseberichterstattung über den Suizid von Robert Enke und die Entwicklung der Suizidzahlen in Deutschland. *Publizistik, 58*(2), 141–160.

Schäfer, M., & Quiring, O. (2015). The Press Coverage of Celebrity Suicide and the Development of Suicide Frequencies in Germany. *Health Communication, 30* (11), 1149–1158.

Scherr, S. (2013). Medien und Suizide: Überblick über die kommunikationswissenschaftliche Forschung zum Werther-Effekt. *Suizidprophylaxe, 40*(3), 96–107.

Schweizer Presserat (2015a). *Geschäftsreglement des Schweizer Presserates.* Abgerufen von: http://presserat.ch/23010.htm (17.12.2015).

Schweizer Presserat (2015b). *Richtlinien zur Erklärung der Pflichten und Rechte der Journalistinnen und Journalisten.* Interlaken: Schweizer Presserat.

Sisask, M., & Värnik, A. (2012). Media Roles in Suicide Prevention: A Systematic Review. *International Journal of Environmental Research and Public Health, 9,* 123–138.

Stapf, I. (2000). Formen medienethischer Selbstkontrolle am Beispiel amerikanischer Modelle. In: C. Schicha, & C. Brosda (Hrsg.), *Medienethik zwischen Theorie und Praxis. Normen für die Kommunikationsgesellschaft* (S. 144–166). Münster: LIT Verlag.

Stapf, I. (2006). *Medien-Selbstkontrolle. Ethik und Institutionalisierung.* Konstanz: UVK Verlagsgesellschaft.

Weber, M. (1958). *Politik als Beruf.* Berlin: Duncker & Humblot.

WHO – World Health Organization (2008). *Preventing Suicide. A Resource for Media Professionals.* Genf: WHO Document Production Services.

WHO – World Health Organization (2014). *Preventing Suicide. A Global Imperative.* Genf: WHO.

WHO – World Health Organization (2015a). Global Health Observatory (GHO) Data. Age-Standardized Suicide Rates. Abgerufen von http://www.who.int/gho/mental_health/suicide_rates/en/ (30.11.2015).

WHO – World Health Organization (2015b). *Health Topics. Suicide.* Abgerufen von http://www.who.int/topics/suicide/en (03.12.2015).

WHO – World Health Organization (2015c). *Mental Health. Preventing Suicide: a Resource Series.* Abgerufen von http://www.who.int/mental_health/resources/preventingsuicide/en (03.12.2015).

Ziegler, W., & Hegerl, U. (2002). Der Werther-Effekt. Bedeutung, Mechanismen, Konsequenzen. *Der Nervenarzt, 72,* 41–49.

Julia Fränzel, Lars Guenther & Georg Ruhrmann

Evidenzsensibler Journalismus? Über die Wahrnehmung und Darstellung wissenschaftlicher Ungesichertheit von Medizinjournalisten

1 Einleitung

Fall 1: Der Doktor. Er grübelt schon eine Weile über diesen einen Fall. Er kann die Symptome nicht zweifelsfrei einer bestimmten Krankheit zuordnen. Um mehr gesicherte Informationen zu erhalten, muss er eine Kollegin kontaktieren und wissenschaftliche Beiträge in der Fachliteratur lesen. Am Abend sieht er einen Medienbeitrag über diese neue Krankheit im Fernsehen.

Fall 2: Die Patientin. Ihre Krankheit haben sie vor ein paar Tagen entdeckt und es besteht sofortiger Handlungsbedarf. Die Ärztin hat mehrere Optionen bereitgestellt; alle können zwar, müssen aber nicht unbedingt wirken. Sie wünschte sich mehr Informationen, um eine Entscheidung zu treffen. Dann findet sie einen Artikel in ihrer Tageszeitung.

Medien – und ob und wie sie Evidenz darstellen – können für die Gesundheitskommunikation bedeutsam werden. Evidenzbasierung ist zunächst eine wichtige wissenschaftliche Orientierungsgrundlage für Mediziner. Etwa, wenn sie entscheiden sollen, welche Therapieform bei einem Krankheitsbild zu wählen ist (Bromme, Prenzel & Jäger, 2014; Herkner & Müller, 2011). Je nach methodischen Anforderungen und Standards in Design, Durchführung und Auswertung werden medizinische Studienergebnisse als wissenschaftlich eher gesichert oder eher ungesichert eingeschätzt – hierarchisierte Evidenzlevel liefern hierfür eine Orientierung (GRADE Working Group, 2004). Für Wissenschaftler und Laien sei es relevant, das wissenschaftliche Evidenzkonzept zu verstehen (Retzbach et al., 2013). Die konstruierten zwei Fälle verdeutlichen dies.

Wissenschaftliche Forschungsergebnisse weisen verschiedene Grade wissenschaftlicher Evidenz auf, die sich in einem Kontinuum zwischen Gesichertheit und Ungesichertheit klassifizieren lassen. Einige Ergebnisse scheinen gesicherter als andere (Grade Working Group, 2004) zu sein. Grade von wissenschaftlicher Ungesichertheit entstehen einerseits durch fehlendes Wissen, Vorläufigkeit (Popper, 1960), Wissenslücken, Limitationen (Schneider, 2010), statistische Fehler, sowie auch durch Kontroversen (Corbett & Durfee, 2004; Stocking & Holstein, 1993, 2009). Andererseits erzeugen bestätigte, replizierte Ergebnisse, reliable und valide Daten (Bromme et al., 2014; Heidmann & Milde, 2013; Jensen, 2008), ebenso wie die Einstufung der Evidenzlevel der evidenzbasierten Medizin (Grade Working Group, 2004) unterschiedliche Grade von wissenschaftlicher Gesichertheit. Ungesichertheit wird also als ein zentrales Charakteristikum und als Standard der Einschätzung wissenschaftlicher Forschung angesehen (Schneider, 2010; Stocking & Holstein, 2009). Durch die Zuordnung verschiedener Grade an Evidenz werden wissenschaftliche Befunde als mehr oder weniger wissenschaftlich (un)gesichert interpretiert.

Wenn Journalisten über Medizinthemen berichten, dann können ebenfalls Fragen wissenschaftlicher Evidenz relevant werden: Die Repräsentation und (auch journalistische) Bewertung von Studienergebnissen als eher (un)gesichert kann hierbei beeinflussen, wie Rezipienten über einen medizinischen Sachverhalt, z.B. eine neue Therapieform, denken (Jensen, 2008; Retzbach & Maier, 2014). Häufig wird Journalisten jedoch vorgeworfen, dass sie wissenschaftliche Ergebnisse nicht „evidenzsensibel“ genug präsentieren, oder gar Ungesichertheit bewusst konstruieren und damit falsch darstellen würden (Ashe, 2013; Jensen, 2008). Evidenzsensibel meint, dass Journalisten u.U. die wissenschaftliche Evidenz eines Forschungsergebnisses nicht über- oder unterrepräsentieren, sondern sowohl auf die gesicherten Erkenntnisse als auch auf Indikatoren von Ungesichertheit eingehen (Schneider, 2010). Dabei handelt es sich (nicht nur) um eine Bewertung nach wissenschaftlichen Kriterien (sondern auch um ihre journalistische und ggf. auch politische Kontextualisierung).

Da die Massenmedien nach wie vor eine wichtige Informationsquelle für Laien sind (Ho, Scheufele & Corley, 2011), ist es relevant zu fragen, ob und wie Medizinjournalisten wissenschaftliche Evidenz wahrnehmen und wie sie glauben, wissenschaftliche Ungesichertheit in ihren Beiträgen darzustellen und zu bewerten. Daneben stellt sich die Frage, welche Bedingungen und Faktoren die medizinjournalistische Darstellung beeinflussen. Letztendlich führt dies wieder auf das ressortspezifische (und organisationssoziologisch zu begreifende) journalistische Verständnis zurück (Ashe, 2013; Stocking & Holstein, 2009). Zumindest liest man oft in der Forschungsliteratur, eine transparente und (wissenschaftlich) evidenzsensible Berichterstattung könnte zugleich Vertrauen und das öffentliche Interesse an der Wissenschaft stärken (Kurath & Gisler, 2009; Rogers-Hayden & Pidgeon, 2007; Ruhrmann & Guenther, 2014).

2 Forschungsstand: Medizinjournalismus und wissenschaftliche (Un)Gesichertheit

Der Forschungstand zeigt, dass Medizinjournalisten *keine* bloßen Übersetzer der berichteten Themen sind (Schneider, 2010). Vielmehr werden sie von einer Vielzahl an Bedingungen bei der Darstellung von Medizinthemen beeinflusst (Corbett & Durfee, 2004; Stocking & Holstein, 1999). Dies könnten kommerzielle, technische und organisatorische Zwänge (Cage, 2015; Crouch, 2015), dadurch beeinflusste eigene Rationalitäten (also zielgerichtetes Handeln) oder auch Charakteristiken sein, die auf die Journalisten wirken, wenn sie Ereignissen Nachrichtenrelevanz zuschreiben bzw. sie in diesem Sinne auswählen (Corbett & Durfee, 2004).[1] Diese Rationalitäten sind oft publikumsorientiert (Amend & Secko, 2012) und können zudem von Rollenbildern, Einstellungen und organisationsbedingten Faktoren beeinflusst werden. Relevant für das journalistische Auswahl- und Darstellungshandeln sind zudem die Eigenschaften der Themen sowie die verwendeten Pressematerialien (Dunwoody, 1999; Stocking, 1999; Stocking & Holstein, 2009).

Um zu beantworten, ob, wie und aus welchen Gründen Medizinjournalisten wissenschaftliche Evidenz wahrnehmen, darstellen und bewerten, bedarf es eines theoretischen Modells, das sowohl system- als auch handlungstheoretische Dimensionen miteinander verbindet. Der Reasoned Action Approach, kurz RAA, (Fishbein & Ajzen, 2010; Guenther, Froehlich & Ruhrmann, 2015; Guenther & Ruhrmann 2016) bietet die Möglichkeit, individuelles Handeln in Abhängigkeit des Entscheidungsumfeldes zu betrachten. Rationalitäten können so erfasst und modellbedingt nach einstellungsbezogenen, wahrgenommenen sozialen, normativen sowie kontrollspezifischen Determinanten differenziert werden. Zudem werden weitere Hintergrundfaktoren (zumeist soziodemographische Faktoren) erhoben, welche die Darstellung beeinflussen können. Da-

1 Empirische Befunde deuten darauf hin, dass sich der Medizinjournalimus mit eigenen professionellen Nachrichtenfaktoren und Nachrichtenframes herausgebildet hat. Z.B. spielen Chancen und Nutzen eine größere Rolle als die Darstellung von Negativität (Ruhrmann, Guenther, Kessler & Milde, 2015).

durch könnten sich medizinjournalistische Handlungsweisen erklären lassen.

Bezogen auf die Berichterstattung über Nanotechnologie (Dudo, Dunwoody & Scheufele, 2011), Neurotechnologie (Racine, Waldmann, Rosenberg & Illes, 2010) oder Molekulare Medizin (Ruhrmann et al., 2015) zeigt der Forschungsstand, dass Journalisten Aspekte wissenschaftlicher Ungesichertheit über-, häufiger jedoch unterrepräsentieren (Cacciatore et al., 2012; Olaussoun, 2009; Dudo et al., 2011). Ihre Berichterstattung wird demnach generell als ´evidenzunsensibel´ bezeichnet (Ashe, 2013). So lässt sich die explizite Darstellung fehlender Evidenz und Risiken sogar als ein Medienframe klassifizieren (Ruhrmann et al., 2015). Trotz dessen kennzeichnen aktuelle Befunde, dass die evidenzsensible Darstellung tendenziell zunimmt (Wormer, 2014), indem mehr oder weniger explizit auf Ungesichertheit verwiesen wird. Teilweise findet sich auch hier eine Überrepräsentation von wissenschaftlicher Ungesichertheit wieder (Anderson, Allan, Petersen & Wilkinson, 2005; Friedmann & Egolf, 2011; Ruhrmann et al., 2015; Zehr, 2000). In dem Fall kann nicht mehr von einer im *wissenschaftlichen* Sinne evidenzsensiblen Darstellung gesprochen werden. Wobei hier offenbleibt, ob eine genuin (wissenschafts) *journalistische* Darstellung (Kohring 2014, 2015) im politischen Sinne und normativ für neue Evidenzen oder/und (Un)Gewissheiten sensibilisert (Brashers, 2001; Cartwright & Hardie 2012; Manski, 2013; Mathison, 2015; Hassler et al., 2016). Insgesamt lässt sich vermerken, dass aus Inhaltsanalysen zur wissenschaftlichen Darstellung von Ungesichertheit widersprüchliche und noch weiter zu interpretierende Ergebnisse hervorgehen (Guenther, Froehlich & Ruhrmann, 2015; Guenther & Ruhrmann, 2016).

Theoretisch können Unterschiede in der Darstellung vor allem auf drei verschiedene Repräsentationsstile zurückgeführt werden. Dabei wird zwischen fehlender Nennung von Ungesichertheit (Ebeling, 2008; Stocking, 1999; Stocking & Holstein, 1993, 2009), übertriebener Darstellung wissenschaftlicher Ungesichertheit (Ashe, 2013; Stocking & Holstein, 1993, 2009; Dunwoody, 1999) und ausgewogener Darstellung (Schneider, 2010; Stocking & Holstein, 2009) unterschieden. Letztgenannter Repräsentationsstil stellt den aus der wissenschaftlichen Perspektive akkurateren dar.

Damit Laien zu elaborierten Einstellungen und Entscheidungen über medizinische Sachverhalte gelangen können, sei eine öffentliche Aufklärung über Ungesichertheit essenziell (Jensen, 2008). Vor diesem Hintergrund fragen wir:

FF1: Wie nehmen Medizinjournalisten wissenschaftliche Ungesichertheit wahr und wie glauben sie, diese in ihren Beiträgen darzustellen?

Da die Gründe, warum wissenschaftliche Ungesichertheit oftmals unterrepräsentiert wird, bisher erst in Ansätzen untersucht wurden (Stocking & Holstein, 2009), ist es zudem das Ziel der vorliegenden Studie, diejenigen Faktoren zu bestimmen, die eine Darstellung von Ungesichertheit beeinflussen.

FF2: Welche Faktoren beeinflussen die journalistische Intention, Ungesichertheit darzustellen?

3 Methode

Bei der vorliegenden Untersuchung handelt es sich um die Re-Analyse eines vorhandenen Datensatzes aus einem von der Deutschen Forschungsgemeinschaft geförderten Projekts, das sich mit der wissenschaftsjournalistischen Wahrnehmung und Darstellung wissenschaftlicher Evidenz beschäftigt (n = 202). Im Rahmen des Projekts wurden relevante Journalisten (1) anhand realer Medienbeiträge (in Presse, Funk und Fernsehen, sowie online), der (2) Kroll-Pressetaschenbücher (Kroll & Kroll, 2003, 2006, 2008) und des Zimpel-Netzwerks, sowie (3) mithilfe des Deutschen Journalistenverbands und der Wissenschaftspressekonferenz identifiziert. Relevante Kriterien des Ausgangsdatensatzes waren zum einen, dass die befragten Wissenschaftsjournalisten mindestens 33% im Berufsfeld als Wissenschaftsjournalist tätig sein müssen. Zum anderen stellt die Berichterstattung über *life sciences* eine weitere Bedingung der Probandenwahl dar (siehe dazu Guenther & Ruhrmann, 2016). Für die vorliegende Analyse wurden nur diejenigen Journalisten berücksichtigt, die angaben, über medizinische Themen zu berichten und deshalb als Medizinjournalisten definiert werden (n = 116).

Die für diese Untersuchung relevanten Variablen sind die Wahrnehmung und Darstellung von wissenschaftlicher Ungesichertheit (explizit: Wissenslücken, Streitpunkte, und Zweifel an der Gültigkeit der Forschungsbefunde; Stocking & Holstein, 2009) sowie die Einflussfaktoren auf die Intention, Ungesichertheit darzustellen. In Anlehnung an den RAA (Fishbein & Ajzen, 2010; Guenther et al., 2015) wurden dazu in der relevanten Literatur (Dunwoody, 1999; Stocking, 1999; Stocking & Holstein, 1993, 2009) und in qualitativen Interviews mit deutschen Wissenschaftsjournalisten (*n* = 21; Guenther, Froehlich & Ruhrmann, 2015) Variablen auf der Ebene verhaltensbezogener, normativer und kontrollspezifischer Vorstellungen, sowie Drittvariablen identifiziert. Diese wurden in einer CATI-Befragung, also einer computergestützten Telefonbefragung, standardisiert auf einer elfstufigen Likert-Skala abgefragt.

Nach dem Wert-Erwartungsmodell des RAA wurden anschließend die den einzelnen theoretischen Determinanten zugehörigen Summenindices gebildet (Fishbein & Ajzen, 2010). Demnach ergeben sich die *verhaltensbezogenen Vorstellungen* aus dem Produkt der Wahrscheinlichkeiten negativer und positiver Verhaltenskonsequenzen und deren Bewertung. Nach dem gleichen Prinzip wurden die *injunktiven normativen Vorstellungen* zusammengefasst. Diese bestehen aus dem Produkt der relevanten Erwartungen der Referenzgruppe und der Motivation der Journalisten, diesen zu entsprechen. Die *kontrollspezifischen Vorstellungen* resultieren aus dem Produkt der Einschätzung der Wichtigkeit der Vorstellungen und der Zustimmung, dass diese Vorstellungen die Darstellung von Ungesichertheit fördern. Als Drittvariablen wurden das *bisherige Verhalten* in Bezug auf die Darstellung von Ungesichertheit, die *Wahrnehmung von Ungesichertheit* im Hauptberichterstattungsfeld sowie *soziodemografische Angaben* berücksichtigt. Die einzelnen Variablen und ihre Ausprägungen sind Guenther und Ruhrmann (2016) zu entnehmen.

Im folgenden Ergebniskapitel werden zunächst deskriptive Verteilungen vorgestellt, um zu beantworten, wie Medizinjournalisten wissenschaftliche Ungesichertheit wahrnehmen und darstellen. Um die Gründe für die journalistische Darstellung wissenschaftlicher Ungesichertheit zu explorieren, wurden zudem lineare Regressionsmodelle gerechnet (siehe Tabelle 1). Diesen gingen Korrelationsberechnungen voraus; nur signifikant korrelierende Variablen wurden in die Regressionsanalyse einbezogen. So ist unter anderem zu erklären, warum die Variablen der verhaltensbezogenen Vorstellungen nicht berücksichtigt wurden. Es handelt sich um zwei Regressionsmodelle, wobei Model 1 nur die Vorstellungen berücksichtigt, die der RAA vorgibt, und Model 2 zusätzlich Drittvariablen zur Kontrolle einschließt.

4 Ergebnisse

Die befragten Journalisten (n = 116) sind hauptsächlich im Printbereich tätig (78%), seltener für Onlinemedien (22%), das Radio (10%) oder Fernsehen (7%). Frauen sind in der Stichprobe leicht überrepräsentiert (55%). Im Schnitt sind die Befragten 52 Jahre alt (M = 51,67; SA = 11,34). Die Hälfte der berücksichtigten Journalisten sind Freie (57%). Der Großteil der Medizinjournalisten behandelt hauptsächlich Wissenschaftsthemen (78%). Zudem setzt sich die Stichprobe insbesondere aus studierten (63%) und promovierten (30%) Medizinjournalisten zusammen. Davon absolvierten die meisten ein naturwissenschaftliches (48%) oder Medizinstudium (21%).

Die in der Stichprobe berücksichtigten Journalisten nahmen ihr medizinisches Hauptberichterstattungsthema nur zum Teil als gesichert wahr (M = 5,96; SA = 1.91). Gleichzeitig waren sie mehrheitlich der Meinung, die Ungesichertheit medizinischer Forschung explizit darzustellen (M = 7,28; SA = 3,04). Deutlich wurde dies auch beim Blick auf die einzelnen Indikatoren von Ungesichertheit: Wissenslücken (M = 8,30; SA = 2,32), Streitpunkte (M = 8,25; SA = 2,45), sowie Zweifel an der Gültigkeit der Forschungsbefunde (M = 7,71; SA = 2,64) werden nach Angabe der Journalisten häufig dargestellt.

Tabelle 1: Regressionsmodelle

	Model 1			Model 2		
Variablen	B	SE	β	B	SE	β
Injunktive normative Vorstellungen						
Wissenschaftler	-0,016	0,014	-0,156	-0,008	0,014	-0,085
Publikum	0,024	0,014	0,237	0,029	0,013	0,282*
Kollegen	-0,015	0,016	-0,129	-0,021	0,015	-0,179
Auftraggeber	0,033	0,017	0,341	0,022	0,016	0,222
Kontrollvorstellungen						
Wissenschaftliche Ergebnisse	0,013	0,017	0,146	0,017	0,016	0,188
Eigener Wissensstand	0,012	0,012	0,143	0,002	0,012	0,022
Qualität einer Quelle	-0,008	0,016	-0,076	-0,008	0,015	-0,076
Anderer Medien	0,035	0,014	0,271*	0,046	0,014	0,358**

	Model 1			Model 2		
Variablen	B	SE	β	B	SE	β
Hintergrundvariablen						
Wahrnehmung von Ungesichertheit				0,193	0,141	0,290**
Bisheriges Verhalten				0,421	0,151	0,151
Alter				-0,013	0,033	-0,046
R^2 (in %)		37,3***			47,7***	
Korrigiertes R^2 (in %)		29,0***			37,6***	

Hinweise: * p < 0,05; ** p < 0,01; *** p < 0,001.

Die Varianzaufklärung der Regressionsmodelle lag bei 38% (F = 4,730; df = 11; p < 0,001). Die Intention eines Journalisten, die Ungesichertheit medizinischer Themen darzustellen, steigt laut Tabelle 1, wenn der Journalist glaubt, dass andere Medien diese ebenfalls repräsentieren (β = 0,358; t = 3,238; p < 0,01), wenn er oder sie selbst Ungesichertheit in seinem/ihrem Berichterstattungsfeld wahrnimmt (β = 0,290; t = 2,792; p < 0,01) und wenn er oder sie denkt, dass das Publikum eine solche Darstellung erwartet (β = 0,282; t = 2,168; p < 0,05).

5 Fazit

Die Intention, wissenschaftliche Ungesichertheit darzustellen, variiert zwischen den Medizinjournalisten. Als Determinanten werden in dieser Studie die Erwartungshaltung des Publikums, die wissenschaftliche Wahrnehmung des Hauptberichterstattungsfeldes und die Darstellung anderer Medien identifiziert, dennoch zeigt sich weiterer Erklärungsbedarf: Da die verhaltensbezogenen Vorstellungen in dieser Studie keine Erklärung liefern konnten, stellt sich die Frage, ob dies auf das verwendete modifizierte theoretische Modell zurückzuführen ist. Z.B. könnten die Verhaltenskonsequenzen, die vorab über qualitative Interviews erhoben wurden, nicht für die Stichprobe optimal zutreffend sein, weil diese für die Berichterstattung über Nanotechnologie erhoben wurden (Guenther et al., 2015). Der RAA indes vereint qualitative mit quantitativen Methoden. Dieser Aspekt spricht zugunsten des RAA, stellt damit aber einen gewissen Anspruch an andere Modelle und deren methodische Vorgehensweisen.

Darüber hinaus stellt sich die Frage, ob überhaupt von einem und ggf. auch von welchem rationalen Verhalten der Medizinjournalisten ausgegangen werden kann, wenn sie in ihrer Darstellung expliziten Einflussfaktoren unterliegen. Insbesondere soll an dieser Stelle auf die eigene Wahrnehmung und Einschätzung der Medizinjournalisten verwiesen werden. Der aktuelle Forschungsstand geht zum Teil mit den Auffassungen, Ungesichertheit darzustellen, auseinander (vergleiche mit Dudo et al., 2011). Eine solche Diskrepanz kann z.B. durch einen Wandel des Medizinjournalismus hin zu einer im wissenschaftlichen Sinne evidenzsensibleren Berichterstattung begründet werden (Lilienthals, Reineck & Schnedler, 2014). Dem muss in weiteren Forschungsarbeiten nachgegangen werden, wenn verstanden werden soll, unter welchen Umständen Medizinjournalisten wissenschaftliche Ungesichertheit repräsentieren, einordnen und bewerten. Abgeleitet aus der Theorie (siehe Kapitel 2) kann es sinnvoll sein, Beiträge (wissenschaftlich) evidenzsensibel und zugleich medizinjournalistisch zu verfassen und dabei über ressortspezifische Nachrichtenfaktoren wie Relevanz und Aktualität (siehe auch Rosen, Guenther & Froehlich, 2016) Aufmerksamkeit zu generieren. So ließe sich laut einiger Autoren (Jensen, 2008; Retzbach & Maier, 2014; Schneider, 2010) eine nach normativen Kriterien postulierte (´bessere´) Basis finden, auf der medizinjournalistische Beiträge als Orientierungsgrundlage unter Umständen bei der Entscheidungsfindung von Laien fungieren können.

Abschließend soll auf einige Limitationen der vorliegenden Studie verwiesen werden. Der hier verwendete Datensatz (eine Re-Analyse) bezieht sich auf Medizinjournalisten, die in der vorliegenden Stichprobengröße nicht vollständig repräsentiert sind. Die Berichterstattung über Life Sciences als Auswahlkriterium kann ebenfalls als Limitation verstanden werden, da hier bereits eine thematische Einschränkung der Berichterstattung vorgenommen wurde. Zudem wurden nur deutsche Medizinjournalisten untersucht. Darüber hinaus besteht das Problem der optimalen Skalierung (Rossmann, 2011). Die Bewertung auf einer 11-Punkt Likert-Skala kann sich für den einen oder anderen Befragten als hinderlich erwiesen haben, weil es unter Umständen schwierig war, am Telefon sorgfältige Abstufungen auf einer solchen Skala vorzunehmen. Auch wenn damit die Einschätzung mittels prozentualer Abstufbarkeit erleichtert werden sollte. Zuletzt muss darauf hingewiesen werden, dass es sich bei der Telefonbefragung um eine Selbsteinschätzung der Journalisten handelte. Dabei kommt der Aspekt der sozialen Erwünschtheit zum Tragen, der sich bei der hier ausgewählten Methode nicht weiter einschränken lässt.

In einer ähnlichen Studie zu diesem Thema, so glauben die Autoren, sollten sich Forscher vor allem auf die verhaltensbezogenen Vorstellungen konzentrieren, um noch umfangreicher zu beschreiben, welche Determinanten das journalistische Verhalten und Handeln beeinflussen und um das Modell zu erweitern und weiter zu validieren.

Literaturverzeichnis

Amend, E.; & Secko, D. M. (2012). In the Face of Critique: A Qualitative Meta-Synthesis of the Experiences of Journalists Covering Health and Science. *Science Communication, 34*(2), 241–282.

Anderson, A., Allan, S., Petersen, A., & Wilkinson, C. (2005). The Framing of Nanotechnologies in the British Newspaper Press. *Science Communication, 27*, 200–220.

Ashe, T. (2013). *How the Media Report Scientific Risk and Uncertainty: A Review of the Literature.* Oxford: Reuters Institute for the Study of Journalism.

Brashers, D. E. (2001). Communicating and Uncertainty Management. *Journal of Communication, 51*(3), 125–136.

Bromme, R., Prenzel, M., & Jäger, M. (2014). Empirische Bildungsforschung und evidenbasierte Bildungspolitik. Eine Analyse von Anforderungen an die Darstellung, Interpretation und Rezeption empirischer Befunde. *Zeitschrift für Erziehungswissenschaft, 27*, 3–45.

Cacciatore, M. A., Anderson, A. A., Choi, D.-H., Brossard, D., Scheufele, D. A., Liang, X., & Dudo, A. (2012). Coverage of Emerging Technologies: A Comparison between the Print and Online Media. *New Media & Society, 14*(6), 1039–1059.

Cagé, J. (2015). *Sauver les medias. Capitalisme, financement participative et démocratie.* Paris: Édtions du Seuil et La République des Idées.

Cartwright, N. & Hardie, J. (2012). *Evidence Based Policy. A Practical Guide to Doing at better.* New York: Oxford University Press.

Cooper, B. E. J., Lee, W. E., Goldacre, B. M., & Sanders, T. A. (2012). The Quality of the Evidence for Dietary Advice Given in UK National Newspapers. *Public Understanding of Science, 21*(6), 664–673.

Corbett, J. B., & Durfee, J. L. (2004). Testing Public (Un)Certainty of Science: Media Representations of Global Warming. *Science Communication, 26*(2), 129–151.

Crouch, C. (2015). *The Knowledge Corrupters. Hidden Consequences of the Financial Takeover of Public Live.* Cambridge: Polity Press.

Dudo, A., Dunwoody, S., & Scheufele, D. A. (2011). The Emergence of Nano News: Tracking Thematic Trends and Changes in Media Coverage of Nanotechnology. *Journalism & Mass Communication Quarterly, 88*(1), 55–75.

Dunwoody, S. (1999). Scientists, Journalists, and the Meaning of Uncertainty. In: S. Friedman, S. Dunwoody, & C. L. Rogers (Hrsg.), *Communication Uncertainty: Media Coverage of New and Controversial Science* (S. 59–79). Mahwah, NJ: Lawrence Erlbaum.

Ebeling, M. F. (2008). Mediating Uncertainty: Communicating the Financial Risks of Nanotechnologies. *Science Communication, 29*, 335–361.

European Commission (2013). Responsible Research and Innovation (RII), Science and Technology. Report on Special Eurobarometer 401. Abgerufen von http://ec.europa.eu/public_opinion/archives/ebs/ebs_401_en.pdf (24.04.2015).

Fishbein, M., & Aizen, I. (2010). *Predicting and Changing Behavior: The Reasoned Action Approach.* New York: Psychology Press.

Friedman, S. M., & Egolf, B. P. (2011). A Longitudinal Study of Newspaper and Wire Service Coverage of Nanotechnology Risks. *Risk Analysis, 31*, 1701–1717.

GRADE Workind Group (2004). Grading Quality of Evidence and Strength of Recommendations. *British Medical Journal, 328*, 1490–1494.

Guenther, L., Froehlich, K., & Ruhrmann, G. (2015). (Un)Certainty in the News: Journalists' Decisions on Communicating the Scientific Evidence of Nanotechnology. *Journalism and Mass Communication Quarterly, 92*(1), 199–220.

Guenther, L., & Ruhrmann, G. (2016). Scientific Evidence and Mass Media: Investigating the Journalistic Intention to Represent Scientific Uncertainty. *Public Understanding of Science* (online before print). doi: 10.1177/0963662515625479.

Hassler, J,, Maurer, M. & Oschatz, C. (2016). So gut wie sicher? Die Darstellung der Ungewissheit klimawissenschaftlicher Erkenntnisse durch Wissenschaft, Medien und Politik, In: G. Ruhrmann, S. H. Kessler & L. Guenther (Hrsg.). *Wissenschaftskommunikation zwischen Risiko und (Un)Sicherheit* (S. 122–141). Köln: Herbert von Halem Verlag.

Heidmann, I., & Milde, J. (2013). Communication about Scientific uncertainty: How Scientists and Science Journalists Deal with Uncertainties in Nanoparticle Research. *Environmental Science Europe, 25*, 1–11.

Herkner, H., & Müllner, M. (2011). *Erfolgreich wissenschaftlich arbeiten in der Klinik. Grundlagen, Interpretation und Umsetzung: Evidence Based Medicine.* Wien, New York: Springer.

Ho, S. S., Scheufele, D. A., & Corley E. A. (2011). Value Predispositions, Mass Media, and Attitudes toward Nanotechnology: The Interplay of Public and Experts. *Science Communication, 33*, 167–200.

Jensen, J. D. (2008). Scientific Uncertainty in News Coverage in Cancer Research: Effects of Hedging on Scientists and Journalists' Credibility. *Human Communication Research, 34*(3), 347–369.

Kroll, B., & Kroll, J. M. (2003). *Presse-Taschenbuch Schule, Wissen, Bildung [Press booklet on school, knowledge, and education].* Seefeld, Germany: Kroll-Verlag.

Kroll, J. M., & Kroll, S. (2006). *Presse Taschenbuch Ernährung [Press booklet on nutrition].* Seefeld, Germany: Kroll-Verlag.

Kroll, J. M., Kroll, B. (2008). *Presse Taschenbuch Gesundheit [Press booklet on health].* Seefeld, Germany: Kroll-Verlag.

Kohring, M. (2015). *Wissenschaftsjournalismus. Forschungsüberblick und Theorieentwurf.* Konstanz: UVK.

Kurath, M., & Gisler, P. (2009). Informing, Involving or Engaging? Science Communication in the Ages of Atom-, Bio- and Nanotechnology. *Public Understanding of Science, 18*, 559–573.

Lilienthals, V., Reineck, D., & Schnedler, T. (2014). *Qualität im Gesundheitsjournalismus. Perspektiven aus Wissenschaft und Praxis.* Wiesbaden: Springer VS.

Manski, C. F. (2013). *Public Policy in an Uncertain World. Analysis and Decisions.* Cambridge (Mass.), London: Harvard University Press.

Mathison, S. (2015): Seeing is Believing. Using Images as Evidence in Evaluation. In: S. J. Donaldson, C. A. Christie & M. M. Marks (Hrsg.), *Credible and Actionable Evidence. The Foundation of Rigorous and Influental Evaluations* (S. 157–167). Thousand Oaks, London, New Dehli, Singapore: Sage.

Olausson, U. (2009). Global Warming – Global Responsibility? Media Frames of Collective Action and Scientific Certainty. *Public Understanding of Science, 18*(4), 421–436.

Popper, K. (1960). *The Logic of Scientific Discovery.* London: Hutchinson & Co.

Racine, E., Waldmann, S., Rosenberg, J., & Illes, J. (2010). Contemporary Neuroscience in the Media. *Social Science Medicine, 71*(4), 725–733.

Retzbach, A., & Maier, M. (2014). Communicating Scientific Uncertainty: Media Effects on Public Engagement with Science. *Communication Research* (online before print).

Retzbach, J., Retzbach, A., Maier, M., Otto, L., & Rahnke, M. (2013). Effects of Repeated Exposure to Science TV Shows on Beliefs about Scientific Evidence and Interest in Science. *Journal of Media Psychology, 25*, 3–13.

Rogers-Hayden, T., & Pidgeon, N. (2007). Moving Engagement "Upstream"? Nanotechnologies and the Royal Society and Royal Academy of Engineering's Inquiry. *Public Understanding of Science, 16*, 345–364.

Rosen, C., Guenther, L., & Froehlich, K. (2016). The Question of Newsworthiness: A Cross-Comparison among Science Journalists' Selection Criteria in Argentina, France, and Germany. *Science Communication, 38*(3), 328–355.

Rossmann, C. (2011). Theory of Reasoned Action – Theory of Planned Behavior. In: P. Rössler, & H.-B. Brosius (Hrsg.), *Konzepte. Ansätze der Medien- und Kommunikationswissenschaft* (S. 2–133). Baden-Baden: Nomos.

Ruhrmann, G., & Guenther, L. (2014). Medienberichterstattung über Gesundheitsrisiken. In: K. Hurrelmann & E. Baumann (Hrsg.), *Handbuch Gesundheitskommunikation* (S. 184–194). Bern: Huber.

Ruhrmann, G., Guenther, L., Kessler, S. H., & Milde, J. (2015). Frames of Scientific Evidence: How Journalists Represent (Un)Certainty of Molecular Medicine in Science Magazine Programs. *Public Understanding of Science, 24*(6), 681–696.

Schneider, J. (2010). Making Space for the "Nuances of Truth": Communication and Uncertainty at an Environmental Journalists' Workshop. *Science Communication, 32*(2), 171–201.

Stocking, S. H. (1999). How Journalists Deal with Scientific Uncertainty. In: S. M. Friedman, S. Dunwoody & C. L. Rogers (Eds.), *Communicating Uncertainty* (pp. 59–79). London, England: Erlbaum.

Stocking, S. H., & Holstein, L. W. (1993). Constructing and Reconstructing Scientific Ignorance: Ignorance Claims in Science and Journalism. *Science Communication, 15*, 186–210.

Stocking, S. H., & Holstein, L. W. (2009). Manufacturing doubt: Journalists' Roles and the Construction of Ignorance in a Scientific Controversy. *Public Understanding of Science, 18*(1), 23–42.

Wormer, H. (2014). Medizin- und Gesundheitsjournalismus. In: K. Hurrelmann & E. Baumann (Hrsg.), *Handbuch Gesundheitskommunikation* (S. 195–213). Bern: Huber.

Markus Schäfer, Doreen Reifegerste & Oliver Quiring

Die mediale Diskussion zu medizinischen und ethischen Aspekten des pharmakologischen Neuroenhancements [1]

1 Einleitung

In den letzten Jahren haben verstärkt Medizintechnologien öffentliche Aufmerksamkeit auf sich gezogen, die in der Wissenschaft nicht nur vor dem Hintergrund ihrer gesundheitlichen Chancen und Risiken diskutiert werden, sondern auch hinsichtlich möglicher ethischer Folgen für Individuen und Gesellschaft. Hierzu zählen neben Nanotechnologie und Präimplantationsdiagnostik insbesondere auch solche Technologien, die geeignet sind, Funktionen des Gehirns zu verändern (Sahakian & Morein-Zamir, 2007).

Inwieweit Medikamente, die ursprünglich zur Behandlung von Krankheiten entwickelt wurden, zur Verbesserung der geistigen Leistungsfähigkeit von Gesunden eingesetzt werden können und sollten, wird international vor allem in Medizin und Neuroethik unter den Begriffen „*pharmakologisches Neuroenhancement*" (pNE) bzw. „*Hirndoping*" (Lieb, 2010) kontrovers diskutiert (Kunz, 2010; Partridge, Lucke & Hall, 2014; Racine & Forlini, 2010; Schöne-Seifert, 2009). Denn die betreffenden Substanzen, zu denen u.a. Methylphenidat (Ritalin), Amphetamine oder Modafinil zählen, bergen mit Blick auf die Zahl potenzieller Abnehmer und den ökonomischen Nutzen für die Hersteller zwar vermeintlich ein großes Pozential, werfen aber gleichzeitig zahlreiche ethische, rechtliche und soziale Fragen auf – auch weil die möglichen Wirkungen und Risiken zum Teil noch völlig unklar sind (Rögener, 2014).

Wie pNE außerhalb von Fachkreisen besprochen wird, wurde bislang kaum beleuchtet. Gerade der journalistischen Berichterstattung dürfte in der Debatte jedoch eine Schlüsselrolle zukommen, gelten die modernen

1 Die hier dargestellten Befunde basieren in Teilen auf Ergebnissen des interdisziplinären Verbundprojekts *Pharmakologisches Neuroenhancement – Zwischen planbarem Wissenstransfer und nicht intendierten Rückwirkungen* und dem ELSA-Diskursprojekt *Neuro-Enhancement in der Bildungs- und Arbeitswelt (NEIBA). Gesellschaftliche Probleme und Perspektiven der Verbesserung leistungsbezogener und kognitiver Fähigkeiten,* die beide vom Bundesministerium für Bildung und Forschung (BMBF) gefördert wird (FKZ: 01GP1303B und 01GP1473).

Massenmedien doch als zentrale Vermittler zwischen Wissenschaft und Gesellschaft und damit als wichtigste Instanz an der Schnittstelle zwischen Theorie und Praxis (Kohring, 2005; Partridge et al., 2011; Weigold, 2001). Wissen, Einstellungen und Verhalten potenzieller Konsumenten wie auch etwaiger Entscheider in Politik und Gesellschaft – und damit auch der Grad der gesellschaftlichen Akzeptanz – werden nicht zuletzt davon beeinflusst, wie medizinische und ethische Aspekte medial vermittelt werden (Schäfer, 2012).

Zur Rolle der Journalisten beim Thema pNE ist bislang allerdings kaum etwas bekannt. Weder die Frage, inwieweit (bzw. welchen) medizinischen und ethischen Argumenten aus der interdisziplinären Debatte in der massenmedialen Berichterstattung Bedeutung zukommt, noch die Ursachen und Mechanismen, die dieser Berichterstattung auf journalistischer Seite zugrunde liegen, wurden in Deutschland bislang systematisch untersucht. Der vorliegende Beitrag geht daher den Fragen nach, a) wie Journalisten in Deutschland über medizinische und ethische Aspekte von pNE berichten und b) welche Ursachen hinter dieser Berichterstattung stehen. Dazu stützt sich der Beitrag auf a) eine quantitative Inhaltsanalyse der deutschen Presseberichterstattung (n = 187) sowie auf b) leitfadengestützte Experten-Interviews mit Journalisten (n = 16), die sich in den vergangenen Jahren in ihrer Arbeit mit pNE befasst haben.

2 Das (Medien)Phänomen „pharmakologisches Neuroenhancement"

In der breitesten Definition wird unter pharmakologischem Neuroenhancement jede Form der Nutzung psychoaktiver Substanzen durch Gesunde ohne medizinische Indikation mit dem Ziel der Verbesserung der geistigen Leistungsfähigkeit verstanden (Franke & Lieb, 2012). Hierunter fällt insbesondere die Nutzung verschreibungspflichtiger Medikamente wie Methylphenidat oder Modafinil, aber auch der Konsum illegaler Drogen, z.B. in Form von Amphetaminen. Folgte man dem relativ umfassenden Verständnis, ließe sich allerdings unter pNE auch der auf kognitive Leistungssteigerung gerichtete Konsum von Koffeintabletten, Energy Drinks oder Kaffee fassen. Ob es jedoch sinnvoll ist, bereits die Nutzung legaler Substanzen wie Tein oder Koffein bzw. den Konsum frei erhältlicher pflanzlicher Präparate wie Ginkgo biloba unter dem Begriff zu verorten, ist durchaus umstritten (Franke et al., 2012; Kunz, 2010; Lieb, 2010). Gegen das Einbeziehen frei erhältlicher Mittel sprechen vor allem deren traditionell hohe Verbreitung sowie die erheblichen Unterschiede gegenüber illegalen und verschreibungspflichtigen Substanzen im Hinblick auf Risiken und Nebenwirkungen und deren soziale, rechtliche und ethisch-moralische Bewertung (Lieb, 2010). Im vorliegenden Beitrag beschränkt sich der Blick daher auf verschreibungspflichtige Medikamente und illegale Substanzen, die von Gesunden ohne medizinische Notwendigkeit zum Zwecke geistiger Leistungssteigerung eingesetzt werden.

Unklar ist bislang, wie verbreitet pNE tatsächlich ist. Die Angaben zu den Prävalenzen variieren, je nach verwendeter Methode, dem abgefragten Zeitraum der Einnahme und der untersuchten Zielgruppe, zwischen zwei und 20% (Normann et al., 2010; Schleim & Walter, 2007). Glaubt man aktuellen Studien, ist jedoch nach wie vor tendenziell von einer eher geringen Verbreitung des Phänomens in Deutschland auszugehen (DAK, 2015; Schröder et al., 2015). Da die meisten Menschen in Deutschland (noch) nicht persönlich mit pNE in Kontakt gekommen sind (Franke, Lieb & Hildt, 2012), sei es durch persönliche Erfahrungen oder Erfahrungen des sozialen Umfelds, kommt der massenmedialen Berichterstattung als Quelle von Informationen zum Thema eine besondere Bedeutung zu. Dass Medieninhalte unter bestimmten Bedingungen Einfluss auf Wissen, Einstellungen und Verhalten von Rezipienten haben können, ist weitgehend unstrittig (u.a. Donsbach, 1987; Scheufele, 1999). Die Medienberichterstattung über pNE könnte somit einen zentralen Einfluss darauf haben, wie der Einzelne und die Gesellschaft als Ganzes die Chancen und Risiken von pNE wahrnehmen und wie diese Chancen und Risiken ethisch bewertet werden. Tatsächlich hat sich die Bekanntheit des pharmakologischen Neuroenhancements in den letzten Jahren drastisch erhöht (DAK, 2015), was nicht wenige Autoren auf einen vermeintlichen „Medienhype" zum Thema pNE zurückführen (u.a. Partridge et al., 2011). Bislang ist die Medienberichterstattung über pNE und damit auch die Darstellung medizinischer und ethischer Aspekte des Neuroenhancements in Deutschland allerdings kaum beleuchtet worden.

Der Konsum pharmakologischer Substanzen zum Neuroenhancement ist mit einer Reihe von Problemen verbunden. Weder ist die Nutzung der Substanzen bislang legal möglich (Kunz, 2010) noch sind deren Wirkungen und Nebenwirkungen bei Gesunden ausreichend erforscht (Lieb, 2010). Neben den rechtlichen und gesundheitlichen Risiken für Konsumenten ergeben sich zudem ethische Fragen, die unter anderem Aspekte von Gerechtigkeit und Fairness berühren (u.a. Schöne-Seifert,

2009). So ist z.B. umstritten, inwieweit pNE kognitive Defizite Schwächerer ausgleichen könnte bzw. aufgrund hoher Kosten vor allem wohlhabenden Schichten vorbehalten ist und damit bestehende soziale Ungleichheit weiter verstärkt. Diskutiert wird ebenfalls, inwieweit sich z.B. Arbeitnehmer durch pNE einen unfairen Wettbewerbsvorteil gegenüber Konkurrenten verschaffen und sich Kollegen dadurch gezwungen sehen könnten, Medikamente gegen ihren eigenen Willen einzunehmen, um Nachteile mit Blick auf die berufliche Karriere zu vermeiden (u.a. Kunz, 2010; Metzinger & Hildt, 2011). Vor allem in der Medienberichterstattung wird pNE regelmäßig unter dem Begriff „Hirndoping" (Lieb, 2010) diskutiert. Allerdings ist fraglich, inwieweit es für die wissenschaftliche Betrachtung zielführend ist, den Begriff synonym zu verwenden. Mit Blick auf den Umgang mit der Nutzung leistungssteigernder Substanzen im Leistungssport (World Anti-Doping Agency, 2009) scheint es sinnvoller, „Hirndoping" als Teilbereich des pharmakologischen Neuroenhancements zu konzipieren. Entscheidend für einen Einsatz der Substanzen im Sinne des Hirndopings ist dabei die intentionale Nutzung der Substanzen zur geistigen Leistungssteigerung mit der *Absicht*, einen *Wettbewerbsvorteil* gegenüber potenziellen Mitbewerbern zu erzielen (Franke & Lieb, 2012).

3 Untersuchungsanlage

Der vorliegende Beitrag untersucht, wie Journalisten in Deutschland über medizinische und ethische Aspekte des pharmakologischen Neuroenhancements berichten. Zudem wird der Frage nachgegangen, welche Ursachen hinter dieser Berichterstattung stehen. Mithilfe einer quantitativen Inhaltsanalyse wurde die Berichterstattung deutscher Printmedien zwischen 2004 und 2014 im Rahmen einer Vollerhebung systematisch untersucht. Die Analyse konzentrierte sich auf die jeweils auflagenstärksten (1) überregionalen Zeitungen und ggf. deren Magazine (*Bild, Frankfurter Allgemeine Zeitung, Frankfurter Rundschau, Süddeutsche, taz, Welt, Zeit*), (2) regionalen Zeitungen in Ost- und Westdeutschland (*Freie Presse Chemnitz, Rheinische Post, Sächsische Zeitung, Südwest Presse*), (3) Nachrichtenmagazine (*Focus, Spiegel, Stern*) und (4) zehn Wissenschaftsmagazine (u.a. *P.M., Gehirn & Geist und Wunderwelt Wissen*), von denen angenommen werden kann, dass sie aufgrund ihrer Verbreitung bzw. ihrer Rolle als Leitmedien im jeweiligen thematischen Bereich geeignet sind, die bundesdeutsche Presseberichterstattung zum Thema möglichst gut abzubilden.

Für die Inhaltsanalyse wurden alle redaktionellen Beiträge ausgewählt, die sich erkennbar mit pharmakologischem Neuroenhancement befassen, d.h. in der Überschrift, in der Unterüberschrift, im Lead und/oder mindestens in einem Absatz des Textes den Einsatz pharmakologischer Substanzen mit dem Ziel einer geistigen Leistungssteigerung bei Gesunden thematisieren. Beiträge, die das pharmakologische Neuroenhancement lediglich als Begriff erwähnen oder im Sinne einer Auflistung nennen, sich darüber hinaus jedoch nicht mit dem Thema auseinandersetzen, wurden nicht aufgegriffen. Nicht berücksichtigt wurden zudem Beiträge, die sich mit geistiger Leistungssteigerung mithilfe von frei erhältlichen Substanzen befassen. Der inhaltliche Fokus der Analyse, die von drei Codierern durchgeführt wurde, lag auf der Darstellung medizinischer und ethischer Aspekte. Untersucht wurden u.a. die dargestellte Verbreitung von pNE, die Darstellung positiver und negativer Wirkungen des Neuroenhancements sowie die Darstellung ethischer Konsequenzen für Individuum und Gesellschaft.

Parallel zur Inhaltsanalyse wurden 16 Journalisten, die sich in den letzten Jahren in ihrer Berichterstattung mit pNE beschäftigt haben, im Rahmen leitfadengestützter Experten-Interviews u.a. zu journalistischen Aufgreifkriterien, verwendeten Frames sowie ihren persönlichen Einstellungen zum Thema befragt. Die Gespräche wurden von mehreren speziell geschulten Interviewern im Frühjahr 2015 in verschiedenen deutschen Städten geführt und umfassten sowohl Interviews mit freien Journalisten als auch mit festangestellten Redakteuren. Interviewt wurden sowohl Journalisten, die für (1) überregionale und (2) regionale Tageszeitungen arbeiten als auch Journalisten, die für (3) Nachrichtenmagazine und (4) populärwissenschaftliche Zeitschriften aktiv sind.

4 Ergebnisse I: Inhaltsanalyse

Die Ergebnisse der Inhaltsanalyse zeigen im Untersuchungszeitraum eine vergleichsweise moderate Berichterstattung zum Thema Neuroenhancement. Insgesamt wurden in den untersuchten Zeitungen und Zeitschriften 187 Artikel identifiziert. Lediglich in den Jahren 2009/2010, nachdem in Deutschland ein viel beachtetes Memorandum von Wissenschaftlern zum Thema pNE veröffentlich wurde (Galert et al., 2009) und im

Jahr 2013, in dem gleich verschiedene Studien und Krankenkassen-Berichte zur Verbreitung von pNE in Deutschland erschienen (z.B. Dietz et al., 2013; Kowalski, 2013), betrug die Anzahl der Artikel mehr als 25 pro Jahr. Die Beiträge selbst sind vergleichsweise detailliert und gehen größtenteils auf die Arbeit konkreter (Wissenschafts-)Journalisten zurück, Agenturmaterial kommt kaum zum Einsatz. Die meisten Artikel zum Thema sind eher lang (62,0% mit mehr als 500 Wörtern) und wurden von einem Journalisten (und nicht von einer Presseagentur) verfasst (72,2%). Meist ist eine Expertenmeinung (80,2%) und der Verweis auf eine Studie (73,0%) enthalten, seltener ein Fallbeispiel (15,5%).

Tabelle 1: Medizinische und ethische Aspekte in pNE-Artikeln (n = 187; in %)

Medizinische Aspekte	%
Positive Effekte von pNE	86,5
Negative Effekte von pNE	63,4
Verbreitung bei Schülern/Studenten	65,5
Verbreitung am Arbeitsplatz	53,7
Informationen über Verbreitung	64,5
pNE ist üblich	15,5
Steigende Verbreitung von pNE	37,0

Ethische Aspekte	%
Leistungsdruck als Ursache	36,4
Soziale Norm als Folge	24,1
Unfairer Vorteil	24,1
Profit der Pharmaunternehmen	23,5
Nutzung ok, wenn ohne Nebenwirkungen	15,5
Problematische Charakterveränderung	13,9

Der Fokus der Berichterstattung zu pNE liegt überwiegend auf der Einführung des Phänomens sowie der Darstellung (möglicher) Vor- und Nachteile der Technologie. Zentrale Beachtung wird medizinischen Wirkungen und Nebenwirkungen sowie der Verbreitung von pNE geschenkt. Ethische Aspekte stehen im Gegensatz zur wissenschaftlichen Diskussion klar im Hintergrund (Tabelle 1). Bei der Darstellung der medizinischen Aspekte überwiegen die als positiv gewerteten Wirkungen (86,5%) von pharmakologischem Neuroenhancement bei gesunden Personen, während über die negativen Effekte deutlich seltener berichtet wird (63,5%). In fast zwei Drittel der Artikel wird eine Aussage über die Verbreitung getroffen, wobei meist die Verbreitung unter Schülern und Studenten (65,5%), seltener die Verbreitung am Arbeitsplatz (53,7%) von den Journalisten thematisiert wird. Neuroenhancement wird zum Teil (15,5%) als üblich dargestellt, die Verfasser gehen aber häufiger (37,0%) von einer steigenden Verbreitung aus.

Im Vergleich zu den medizinischen Aspekten werden die ethischen Aspekte seltener thematisiert. Knapp 30% der Artikel gehen gar nicht auf ethische Aspekte ein. Im Durchschnitt enthalten die Artikel M = 2,3 ethische Aspekte, wobei die Wissenschaftsmagazine am häufigsten auf die ethischen Aspekte eingehen (M = 3,1). Der gesellschaftliche Leistungsdruck für Neuroenhancement (36,4%) wird dabei als häufigste Ursache, die Ausweitung einer sozialen Norm zur Einnahme pharmakologischer Substanzen zur geistigen Leistungssteigerung und die entstehende Chancenungleichheit als häufigste ethische Konsequenz (jeweils 24,1%) thematisiert. Dazu passende Analogien zum Sport-Doping werden durch die Verwendung von Doping-Begriffen wie „Neurodoping" oder „Hirndoping" häufig schon in den Überschriften der Artikel hergestellt. Forderungen nach einer Lockerung der Verschreibungspflicht oder aber nach verstärkter Kontrolle werden nur selten von den Journalisten genannt (jeweils unter 10%).

5 Ergebnisse II: Experten-Interviews mit Journalisten

Die meisten Journalisten (15 von 16) stehen dem Einsatz pharmakologischer Substanzen zur geistigen Leistungssteigerung bei Gesunden zum gegenwärtigen Zeitpunkt prinzipiell neutral bis kritisch gegenüber, allerdings vor allem aus einer gesundheitlich-medizinisch orientierten Kosten-Nutzen-Abwägung heraus. Wirkungen und Nebenwirkungen der Substanzen stehen bei den Überlegungen der Journalisten zu Chancen und Risiken klar im Vordergrund, ethische Aspekte erscheinen nachrangig. Zwar wird das pharmakologische Neuroenhancement von den Befragten mit Blick auf Erfolgsaussichten und Anschlussfähigkeit bei den Lesern bewusst und explizit unter dem Label „Hirndoping" berichtet, allerdings bewerten die meisten Journalisten (12 von 16) das Thema nicht unter Doping-Aspekten und setzen pNE auch explizit nicht mit Sport-Doping gleich.

Hinsichtlich des Musters ihres Umgangs mit ethischen Aspekten lassen sich grundsätzlich drei Journalistengruppen unterscheiden. Erstens kommt es vor, dass ethische Aspekte von den Befragten in der Diskussion um pNE schlichtweg *nicht bedacht* werden und damit in den Überlegungen der Journalisten keine Rolle spielen. Zweitens werden ethische Aspekte von einigen Journalisten mit Blick auf pNE als *irrelevant* eingestuft. Ethische Fragen wie mögliche Gerechtigkeits- und Fairness-Aspekte von pNE werden zwar in die Überlegungen einbezogen, jedoch als eher unbedeutend relativiert. So sieht z. B. ein Redakteur einer überregionalen Tageszeitung keinen Grund dafür, pNE im Beruf mit Doping im Sport gleichzusetzen:

> „Also beim Dopen würde man sagen, man verschafft sich einen ungerechtfertigten Vorteil gegenüber den Mitbewerbern. (…) Im Sport. Ich glaube, das spielt hier keine Rolle."

Und drittens werden ethische Aspekte von einigen Journalisten zwar als grundsätzlich relevante Überlegung, jedoch als *unproblematisch* eingeschätzt. So möchte ein Redakteur eines Nachrichtenmagazins seine Ablehnung der Nutzung aus medizinischen Gründen keinesfalls als ethisches Statement verstanden wissen:

> „Das ist für mich keine ethische Ablehnung, sondern ich finde, bei allem anderen sind wir ja auch so, dass wir das nutzen, wenn es uns dadurch besser geht und wir bessere Erfolge haben, warum da nicht? Da hätte ich keine prinzipiellen Bedenken".

Das journalistische Rollenverständnis scheint im Kontext von pNE in besonderem Maße auf die Rolle eines neutralen Vermittlers (Jarren & Donges, 2011) ausgerichtet, wobei die Darstellung ethischer Argumente tendenziell ausgeblendet oder abgelehnt wird. Hinzu kommt, dass gesundheitlich-medizinische Aspekte offenbar auch bei der Nachrichtenauswahl selbst dominieren. Als zentrale Kriterien für eine (neuerliche) Beschäftigung mit dem Thema pNE werden von den Journalisten vornehmlich das Bekanntwerden neuer Ergebnisse zu Prävalenzen, von wirkungsvollen Medikamenten sowie von gravierenden gesundheitlichen Nebenwirkungen und Folgen von pNE bis hin zu Todesfällen angeführt. Ein Redakteur einer Lokalzeitung formuliert die Bedingungen für (weitere) Berichterstattung so:

> „(…) Das kommt immer darauf an, was passiert. (…) Gibt es irgendwelche Problemfälle? Gibt es irgendwelche Probleme mit Langzeitwirkungen von Ritalin zum Beispiel? Gibt es da Todesfälle? (…) Davon hängt das immer ab."

Und auch die Redakteurin einer regionalen Tageszeitung rückt als zentralen Anlass für mediale Berichterstattung medizinisch-gesundheitliche Aspekte in den Vordergrund:

> „Wenn die Zahlen weiter steigen. Oder wenn man jetzt feststellt, dass die Nutzer immer jünger werden. (…) Oder wenn man vielleicht doch einmal feststellt, da gibt es noch ein neues Mittel, was (...) wirklich etwas bringt."

Alles in allem zeigen die Ergebnisse der beiden Analysen, dass in der medialen Berichterstattung über pNE gesundheitlich-medizinische Aspekte des pharmakologischen Neuroenhancements die Darstellung dominieren, während ethische Aspekte in der Berichterstattung vergleichsweise selten berichtet werden. Dies scheint vor allem daran zu liegen, dass Journalisten ethischen Fragen beim Thema pNE keine bzw. nur nachrangige Beachtung schenken. Eine mögliche Erklärung hierfür könnte zum einen die tendenziell neutrale Position der mit dem Thema befassten Journalisten gegenüber pNE sein, zum anderen die Tatsache, dass die journalistischen Selektionskriterien die Auswahl gesundheitlich-medizinischer Aspekte beim Thema pNE offenbar begünstigen.

6 Fazit

Insgesamt ist beim pharmakologischen Neuroenhancement eine deutliche Diskrepanz zwischen wissenschaftlicher Diskussion und journalistischer Berichterstattung feststellbar. Während die Debatte in der Wissenschaft durch eine intensive Diskussion über die ethischen Aspekte von pNE begleitet wird, fokussieren sich die Journalisten in Deutschland mehrheitlich auf gesundheitlich-medizinische Aspekte des Themas. Medial diskutiert wird vor allem, wie verbreitet das Phänomen ist, unter welchen Bedingungen pNE wirkt und welche Nebenwirkungen zu erwarten sind – und weniger, *ob* pharmakologisches Neuroenhancement überhaupt genutzt werden *sollte*. Dies könnte weitreichende Konsequenzen für die gesellschaftliche Auseinandersetzung mit pNE haben und tendenziell eine verstärkte Akzeptanz des Phänomens begünstigen.

Die wissenschaftliche Debatte zu pNE ist bislang medizinisch und neuroethisch dominiert. Immer wieder werden dabei Annahmen zu Inhalt und Wirkungen der Medienberichterstattung über pNE formuliert und daraus mitunter Forderungen an Medien und Journalisten abgeleitet, die nicht durch Forschung gedeckt sind. So kann in Anbetracht der vergleichsweise überschaubaren und detaillierten Berichterstattung von einem „Medienhype“ beim Thema pNE bislang keine Rede sein. Umso wichtiger scheint in der aufgeheizten und mitunter irreführenden Debatte auch in Zukunft eine kommunikationswissenschaftliche Perspektive, die die Diskussion zu Inhalten, Ursachen und Konsequenzen der Medienberichterstattung auf eine empirische Grundlage stellt.

Literaturverzeichnis

Deutsche Angestellten-Krankenkasse (DAK). (2015). *DAK-Gesundheitsreport 2015*. Hamburg: DAK-Gesundheit.

Dietz P, Ulrich R, Dalaker R, Striegel H, Franke AG, Lieb K, Simon P. (2013). Associations between Physical and Cognitive Doping – A Cross-sectional Study in 2.997 Triathletes. *PLoS ONE, 8* (11), e78702.

Donsbach, W. (1987). Journalismusforschung in der Bundesrepublik: Offene Fragen trotz „Forschungsboom“. In: J. Wilke (Hrsg.), *Zwischenbilanz der Journalistenausbildung* (S. 105–142). München: Verlag Ölschläger.

Franke, A. G., & Lieb, K. (2012). Pharmakologisches Neuroenhancement: Substanzen und Epidemiologie. *Psych up2date, 6*, 265–276.

Franke, A. G., Lieb, K., & Hildt, E. (2012). What Users Think about the Differences between Caffeine and Illicit/Prescription Stimulants for Cognitive Enhancement. *PLoS ONE, 7* (6), e40047.

Galert, T., Bublitz, C., Heuser, I., Merkel, R., Repantis, D., Schöne-Seifert, B., & Talbot, D. (2009). Das optimierte Gehirn. *Gehirn & Geist*, 11, 1–12.

Jarren, O., & Donges, P. (2011). *Politische Kommunikation in der Mediengesellschaft. Eine Einführung*. Wiesbaden: VS Verlag.

Kohring, M. (2005). *Wissenschaftsjournalismus. Forschungsüberblick und Theorieentwurf*. Konstanz: UVK.

Kowalski, H. (2013). Neuroenhancement – Gehirndoping am Arbeitsplatz. In: B. Badura, A. Ducki, H. Schröder, J. Klose, & M. Meyer (Hrsg.), *Fehlzeiten-Report 2013* (S. 27–34). Berlin: Springer.

Kunz, E. (2010). Gehirndoping: Unheil oder Segen? *MedR, 28*, 471–477.

Lieb, K. (2010). *Hirndoping. Warum wir nicht alles schlucken sollten*. Mannheim: Artemis & Winkler.

Metzinger, T., & Hildt, E. (2011). Cognitive Enhancement. In: J. Illes, & B. Sahakian (Hrsg.), *Oxford Handbook of Neuroethics* (S. 245–264). Oxford: Oxford University Press.

Normann, C., Boldt, J., Maio, G., & Berger, M. (2010). Möglichkeiten und Grenzen des pharmakologischen Neuroenhancements. *Nervenarzt, 81* (1), 66–74.

Partridge, B., Stephanie K., Bell, J., Lucke, S., Hall, D. (2011). Smart Drugs „as Common as Coffee“: Media Hype about Neuroenhancement. *PLoS One, 6* (11).

Partridge, B., Lucke, J., & Hall, W. (2014). „If you're Healthy you don't Need Drugs”: Public Attitudes towards „Brain Doping” in the Classroom and „Legalised Doping” in Sport. *Performance Enhancement & Health*.

Racine, E., & Forlini, C. (2010). Cognitive Enhancement, Lifestyle Choice or Misuse of Prescription Drugs? *Neuroethics, 3*, 1–4.

Rögener, W. (2014). *Hyperhirn. Durch Neuro-Enhancement klüger, wacher, effizienter?* München: Ernst Reinhardt Verlag.

Sahakian, B., & Morein-Zamir, S. (2007). Professor's Little Helper. *Nature, 450*, 1157–1159.

Schäfer, M. S. (2012). Taking Stock: A Meta-Analysis of Studies on the Media's Coverage of Science. *Public Understanding of Science, 21* (6), 650–663.

Scheufele, D. A. (1999). Framing as a Theory of Media Eeffects. *Journal of Communication, 49* (1), 103–122.

Schleim, S., & Walter, H. (2007). Cognitive Enhancement. Fakten und Mythen. *Nervenheilkunde, 1-2*, 83–86.

Schöne-Seifert, B. (2009). *Neuroenhancement: Ethik vor neuen Herausforderungen.* Paderborn: Mentis.

Schröder, H., Köhler, T., Knerr, P., Kühne, S., Moesgen, D., & Klein, M. (2015). *Einfluss psychischer Belastung am Arbeitsplatz auf das Neuroenhancement – empirische Untersuchungen an Erwerbstätigen.* Dortmund: Bundesanstalt für Arbeitsschutz und Arbeitsmedizin.

Weigold. M. F. (2001). Communicating Science. A Review of the Literature. *Science Communication, 23* (2), 164–193.

World Anti-Doping Agency. (2009). World Anti-Doping Code. Montreal: WADA.

II.
Theoretische und praktische Ansätze zur Gestaltung von Gesundheitskampagnen

Colette Schneider Stingelin

Welche Rezepte braucht es, damit (Schweizer) Kampagnenmanager im Gesundheitsbereich Kommunikationskampagnen theoretisch fundieren?

Information, Kommunikation und Dialog sind Mittel der Erklärung und Legitimation gesellschaftlicher Handlung und gesellschaftlicher Steuerung. Sie sind Teil der (halb-)öffentlichen Diskussion und grenzen gesellschaftlich wertvolle, nützliche Themen sowie Publika und Intentionen ein. Kommunikationskampagnen im Gesundheitsbereich können: Probleme benennen, Aufmerksamkeit schaffen, Interesse wecken, Informationen vermitteln, Probleme in Kontexte einbetten, Zusammenhänge aufzeigen, Verstehen und Lernen ermöglichen, Wissen schaffen, Sensibilisieren, Nähe schaffen, Emotionen anregen, Zustimmung und Akzeptanz ermöglichen, Motivieren, Nutzen ausweisen, Kommunikation anregen, Argumentieren helfen, Mobilisieren, Verhaltensweisen zeigen und Verhaltensänderungen präsentieren (Rice & Atkin, 2013; Bonfadelli & Friemel, 2010; Noar, 2006).

In den letzten 30 Jahren haben Kommunikationskampagnen in der Schweiz und anderen Ländern im Gesundheitsbereich zunehmend an Bedeutung gewonnen (Glanz, Rimer & Viswanath, 2015; Rauch & Mühlebach, 2005). In der Schweiz werden Kommunikationskampagnen von staatlichen Stellen wie dem Bundesamt für Gesundheit (BAG) oder von Organisationen/Stiftungen wie der Krebsliga Schweiz routinemässig als kommunikative Strategie zur Lösung von Problemen eingesetzt. Der Gesundheitsbereich ist bezüglich der eingesetzten Ressourcen und der Anzahl an Kommunikationskampagnen das bedeutendste Themenfeld (Rauch & Mühlebach, 2005). Die Anforderungen an eine öffentliche Kommunikationskampagne im Gesundheitsbereich sind in den letzten Jahren gestiegen. Je nach Zielsetzung und Art der Kommunikationskampagne sollte ein geeigneter theoretischer Rahmen ausgewählt werden. Dies sollte frühzeitig im Kampagnenmanagementprozess erfolgen, um die Theorie für die Planung nutzen zu können (Bonfadelli & Friemel, 2010). Die gewählten theoretischen Ansätze dienen zusätzlich als Grundlage für die Evaluation. Wichtig für die Kampagnenplanung ist, dass die theoretischen Ansätze anwendungsorientiert eingesetzt und damit für den Planungsprozess sinnvoll genutzt werden können (Rice & Atkin, 2013). Zudem ist die Informationskonkurrenz groß: Zeit und Aufmerksamkeit der Rezipienten sind knappe Ressourcen. Themen und Ereignisse sowie (publizistische) Medien stehen untereinander in Konkurrenz. Zudem können selektive Zuwendung sowie Ignoranz und Reaktanz der Rezipienten die gewünschten Kampagneneffekte einschränken (Bonfadelli & Friemel, 2010).

Die Kampagnenmanager in der Schweiz sehen sich zunehmend in der Verantwortung und gerade die von Bund und Kantonen bereitgestellten Mittel im Präventionsbereich werden von den Medien und von der Wirtschaft mit Argusaugen beobachtet und kritisch hinterfragt (Blick, 2015; NZZ, 2012; 20 Minuten, 2012; NZZ, 2012; Tages-Anzeiger, 2011). Dieser Legitimationsdruck gesundheitspolitischer Kommunikationskampagnen ist besonders vor dem Hintergrund des gesellschaftlichen Wandels in Richtung Individualisierung und verbreiteter Skepsis in Gesellschaft und Politik gegenüber Präventionsaktivitäten gestiegen (Bonfadelli & Friemel, 2010). Daher rücken die Konzeption, Evaluation und zunehmend die theoretische Fundierung der Kampagnentätigkeit in der Schweiz verstärkt ins Blickfeld des Interesses.

1 Forschungsstand zu Kommunikationskampagnen im Gesundheitsbereich

Was wird unter dem Begriff „Öffentliche Kommunikationskampagnen im Gesundheitsbereich“ verstanden? Der aktuelle Kampagnenbegriff hat sich von seiner historischen Herkunft gelöst und wird heute vorrangig für kommunikative Handlungen verwendet. Der Begriff wird in diesem Beitrag wie folgt verstanden (Bonfadelli & Friemel, 2010; Rice & Atkin, 1989; Rogers & Storey, 1987): Eine öffentliche Kommunikationskampagne im Gesundheitsbereich beinhaltet (1) das integrierte Management inklusive iterativer Planung und Umsetzung (2) auf der Basis von theoretischer Fundierung und Evaluation (3) von systematisch, zielgerichteten und dramaturgisch angelegten Kommunikationsaktivitäten (4) zur Förderung von Problembewusstsein und Beeinflussung von Einstellungen und Verhaltensweisen bestimmter Zielgruppen (5) in Bezug auf Gesundheit, und zwar im positiven, das heisst gesellschaftlich erwünschten Sinn.

Kampagnenprozesse haben sich über verschiedene Themen in verschiedenen Ländern und auch auf internationaler Ebene über das vergangene halbe Jahrhundert entwickelt und in den letzten Jahren professionalisiert (Rice & Atkin, 2013). Eine breite Vielfalt an kommunikationswissenschaftlichen Theorien und Modellen wurde im Laufe der Zeit entwickelt oder aus anderen Disziplinen für die Gesundheitskommunikation und auch für die Kommunikationskampagnen im Spezifischen fruchtbar gemacht (Glanz, Rimer & Viswanath, 2015; Mcdowall & Davies, 2011; Fromm, Lampert & Baumann, 2011). Gesundheitsthemen sind komplex und die Kampagnenkommunikation ist darüber hinaus mit noch mehr Komplexität verbunden, kann aber mit der Sozialwissenschaft auch Wissen generieren und für die Zukunft lernen (Paisley & Atkin, 2013).

In der Kommunikationswissenschaft ist heute anerkannt, dass Kommunikationskampagnen aufgrund kommunikationswissenschaftlicher Erkenntnisse und empirischer Evaluation durchaus erfolgreich sein können (Rice & Atkin, 2013; Snyder & LaCroix, 2013; Bonfadelli & Friemel, 2010; Wakefiel, Loken & Hornik, 2010; Noar, 2006). Zahlreiche empirische Evaluationsstudien belegen den Erfolg von Kommunikationskampagnen (siehe z.B. Rüefli & Schneider Stingelin 2013; Obregon & Waisbord, 2012). Meta-Studien sind hingegen noch immer rar im Kampagnenbereich; viel zitiert sind die Studien Snyder & Hamilton, 2002, Snyder, Hamilton & Mitchell, 2004 und Derzon & Lipsey 2002. Diese heben hervor, dass die Effektivität von Kommunikationskampagnen durch Beachtung folgender Punkte und mediatisierender Drittfaktoren gesteigert werden kann: (1) Kombination mit Regulierungen/Sanktionen, (2) Vermittlung von neuer Information für die Zielgruppen, (3) Zielgruppenspezifische Kommunikation.

Die neueren Meta-Studien von Snyder & LaCroix 2013 und Rauh, 2011 bestätigen diese Resultate. In der Meta-Studie von Rauh (2011) wurden 164 Evaluationen von staatlichen Kommunikationskampagnen zu verschiedenen Themen mit Gesundheitsfokus miteinander verglichen. Rauh kommt zu ähnlichen Effektstärken wie die anderen oben erwähnten Meta-Analysen im Gesundheitsbereich: 9,6% Wissenszuwachs, 7,5% Einstellungswandel und 5,8% Verhaltensänderung bei den bevölkerungs- bzw. zielgruppenrepräsentativ Befragten.

Rice und Atkin halten fest: „While campaigns are typically viewed as merely applied communication research, the most effective campaigns carefully review and apply relevant theories“ (Rice & Atkin, 2009,

S. 444). Aber wie ist die Situation in der Kampagnenpraxis? Backer und Kollegen schrieben Anfang der 90er Jahre: „Theoretical models of public communication are generally given lip service by campaign designers, but are not actually utilized in the day-to-day work of creating or running a campaign“ (Backer, Rogers & Sopory, 1992, S. 121).

2 Zielsetzung und Fragestellungen

Die Zielsetzung der Studie besteht darin, die Kampagnenplanung im Gesundheitsbereich in der Schweiz in Bezug auf die theoretische Fundierung zu untersuchen. Aufbauend auf den Resultaten wird eine Typenbildung der Kampagnenmanager vorgenommen. Vor diesem Hintergrund lauten die Fragestellungen:

FF1: Inwiefern wird in der Kampagnenpraxis im Gesundheitsbereich in der Schweiz eine theoretische Fundierung für Kommunikationskampagnen angewandt?

FF2: Ist die (fehlende) Verwendung von Theorien für die Kampagnengestaltung mit persönlichen oder organisatorischen Gründen zu erklären?

3 Experteninterviews von Schweizer Kampagnenmanagern

Für die Studie wurde die Form des Experteninterviews gewählt, das dem Feldzugang dient. Experten verfügen im Bereich der Kommunikationskampagnen über Wissen, das sich auf ihr spezifisches berufliches Handlungsfeld bezieht (Bogner, Littig & Menz, 2014; 2005). 20 Experten aus dem Bereich der Gesundheitskampagnen aus der Schweiz wurden in persönlichen Leitfadeninterviews befragt. Die Experteninterviews fanden zwischen dem 12.05.2011 und dem 12.03.2012 statt und dauerten im Durchschnitt ungefähr eine Stunde (59,6 Minuten), das kürzeste war 40 Minuten und das längste 1 Stunde 28 Minuten. Als Interviewpartner konnten Vertreter von sechs kantonalen Stellen für Gesundheitsförderung, vier Vertreter von nationalen Stellen für Gesundheitsförderung, vier themenfokussierte Non Profit Organisationen NPO (eine kantonal und drei national) sowie drei führende und drei kleinere auf Gesundheitskampagnen spezialisierte Werbeagenturen in der Deutschschweiz gewonnen werden. Im Kampagnenmanagement zeigt sich eine gebildete Workforce: Von 20 Befragten haben 17 ein Studium, davon vier im zweiten Bildungsgang.

Bezug nehmend auf den Forschungsstand zu Gesundheitskampagnen wurde ein Leitfaden entwickelt. Die Struktur des Leitfadens enthält bereits Kategorien wie z.B. theoretische Ansätze aus verschiedenen Disziplinen wie Sozialpsychologie und Kommunikationswissenschaft, die in die Auswertung aufgenommen und mittels der in den Interviews gewonnenen Erkenntnisse entsprechend differenziert wurden, wie dies Meuser & Nagel in ihrem Aufsatz zum Experteninterview vorschlagen (1991). Der Leitfaden diente damit einerseits als Gliederungshilfe und Orientierungsrahmen während des Interviews und andererseits der späteren Vergleichbarkeit der Aussagen verschiedener Experten zum Themenfeld (Scholl, 2014). Erstellt wurde der Leitfaden nach dem „SPSS-Prinzip“: „Sammeln“, „Prüfen“, „Sortieren“ und „Subsumieren“ (Helfferich, 2010). Im Rahmen des Interviews wurden den Experten 13 verschiedene Theorien präsentiert. Daraufhin sollten sie angeben, welche der Theorien sie kennen. Zu einem späteren Zeitpunkt wurde nachgehakt, wie sie die Theorien, die sie kennen, in ihrer Arbeit verwenden. Die Auswahl der Theorien erfolgte anhand zweier Kriterien: (1) Welche Theorien werden in der Kampagnenliteratur immer wieder erwähnt? Hier wurden aus den folgenden elf Werken die Ansätze herausgearbeitet; Rice & Atkin, 2013; Cho, 2012; Thaler, 2012; Fromm, Lampert & Baumann, 2011; Corcoran, 2011; Mcdowall & Davies, 2011; Bonfadelli & Friemel, 2010; DiClemente, Crosby & Kegler, 2009; Roski, 2008; Glanz, Rimer & Viswanath 2008; Wright, Sparks & O'Hair, 2008 (2) Welche Ansätze integrieren bereits mehrere der in (1) erwähnten Theorien?

Die Auswertung der in den Interviews gewonnenen Daten erfolgte in Anlehnung an die Verfahren von Gläser und Laudel (2010) und Meuser und Nagel (2009; 1991). In einem ersten Schritt wurden die aufgezeichneten Interviews transkribiert. Die Befragten wurden in den Transkripten mit den Buchstaben A bis T anonymisiert. Für die Auswertung der Daten kam das Programm MAXQDA zum Einsatz. Die für die Analyse qualitativer Daten entwickelte Software unterstützt den Anwender bei der systematischen Auswertung und Interpretation von Texten (Kuckartz, 2016). Nachdem die Transkripte in das Programm MAXQDA importiert waren, erfolgte die Festlegung der theoriegeleiteten Strukturdimensionen des Materials, für welche bereits im Leitfaden die Grundlage gebildet wurde.

Basierend auf den Angaben der interviewten Experten wurden Typologien von Kampagnenmanagern im Hinblick auf ihre Einstellungen und Vorgehensweisen bei der Kampagnengestaltung gebildet. Dabei wurde nach folgenden vier Stufen vorgegangen (Kelle & Kluge 2010): (1) Erarbeitung relevanter Vergleichsdimensionen und Merkmale zur Bildung von Typen, (2) Gruppierung der einzelnen Phänomene nach Ähnlichkeiten, (3) Analyse inhaltlicher Sinnzusammenhänge und Typenbildung sowie (4) Charakterisierung der gebildeten Typen anhand ihrer Merkmalskombinationen und inhaltlichen Sinnzusammenhänge. Im Datenkorpus wurde gezielt nach Unterschieden und Ähnlichkeiten bei den Antworten zur theoretischen Fundierung gesucht. Die gebildeten Kategorien wurden explorativ mehrmals neu kombiniert.

4 Ergebnisse: Unterschiedliche Haltung zu theoretischer Fundierung von Gesundheitskampagnen

Die Ergebnisse liefern Einblicke in die aktuelle Praxis der Gesundheitskampagnenplanung in Bezug auf die theoretische Fundierung in der Schweiz. Der Bekanntheitsgrad der vorgelegten Theorien war unter den befragten Experten unterschiedlich ausgeprägt (Abbildung 1). Das Agenda Setting war mit 80% Nennungen „Ja, kenne ich" das am bekannteste Modell – wobei hier nicht differenziert werden kann, ob tatsächlich das Modell gemeint ist oder das schon fast alltagssprachlich genutzte Agenda Setting im Sinne von „Setzen konkreter Themenschwerpunkte". Die Frage zu den Theorien ging bei den Experten zudem nicht immer mit positiven Gefühlen einher:

> „Wissen Sie, ich muss ganz persönlich sagen, ich bin mit den Modell-Namen … weil man sie ja häufig nachschlägt, sind diese manchmal gar nicht so geläufig." (G)
>
> „Ich hoffe das Erklären dieser Ansätze ist nicht die nächste Frage ... " (K).

Die in den Experteninterviews gewonnenen Erkenntnisse zur theoretischen Fundierung von Kommunikationskampagnen erweisen sich als sehr unterschiedlich. Aus dem Datenmaterial wurde eine Typologie zu den Experten entwickelt, wie sie zur theoretischen Fundierung von Kommunikationskampagnen stehen (Abbildung 2): Die erste Dimension der Typologie ist die Haltung der Experten zur theoretischen Fundierung von Kommunikationskampagnen. Insgesamt sind die Grundhaltungen zu theoretischer Fundierung gleichmäßig dreigeteilt: positiv, ambivalent oder negativ. Die zweite Dimension umfasst den Systembezug der Experten: Eine interne Systemreferenz bedeutet, dass sich die Experten primär an ihren eigenen Vorstellungen bezüglich theoretischer Fundierung orientieren. Bei einer externen Systemreferenz richten sich die Experten stark nach der Organisation und was in ihren Augen für diese ideal ist.

Abbildung 1: Theorien, die den Kampagnenexperten bekannt sind (n=20)

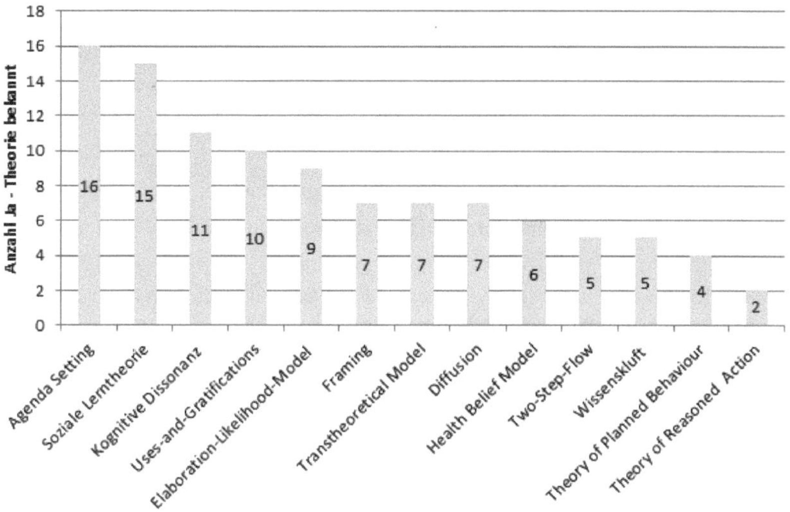

Quelle: eigene Darstellung.

Abbildung 2: Typologie der Kampagnenmanager

Dimension 1: Haltung zu theoretischer Fundierung von Kampagnen			
Positiv	Typ 1: Der Leidenschaftliche	Typ 2: Der Effiziente	
Ambivalent	Typ 3: Der Ambivalente	Typ 4: Der Pragmatiker	
Negativ	Typ 5: Der Erfahrene	Typ 6: Der Gegner	
	Intern	**Extern**	**Dimension 2: Systemreferenz**

Quelle: eigene Darstellung.

Unter den interviewten Experten lassen sich vier der gebildeten sechs Typen wiederfinden., auf die fehlenden zwei wird am Schluss des Kapitels eingegangen.

Acht von 20 Befragten ließen sich dem Typus „Der Effiziente" (Theorie-Befürworter aus organisatorischen Gründen) zuordnen. Diese acht Experten sind für die zukünftige theoriebasierte Kampagnenplanung offen. Ein für den Effizienten typisches Zitat:

> „Wir beobachten das sehr, sehr streng und merken, dass wir noch mehr solche Modelle hinterlegen wollen. [...] Wir werden nicht darum herum kommen, dies anzuwenden, wenn wir den Erfolg steigern wollen." (Q)

Neun von 20 Experten haben eine ambivalente Haltung gegenüber einer theoretisch fundierten Kampagnengestaltung. Zwei vom Typus „Der Ambivalente" sind ambivalent aufgrund persönlicher Faktoren:

> „Und je mehr ich mich wissenschaftlich damit befasst habe, hatte ich das Gefühl bei jedem Satz, den ich schreibe, muss ich jetzt schauen, woher ich den habe. Ich getraue mich in dem Sinne nicht mehr nicht wissenschaftlich fundierte Sätze in die Welt hinaus zu setzen." (E).

Sieben vom Typus „Der Pragmatiker" sind aus organisatorischen Gründen ambivalent:

> „Ich denke, das hängt mit Prioritätensetzungen und zeitlichen Ressourcen zusammen. Weil wenn ich mich sehr detailliert mit bestimmten Fragestellungen auseinandersetzen möchte, dann braucht das unglaublich viel Zeit." (A).

Bei beiden Typen ist unsicher, wie sie in Zukunft mit den Herausforderungen in der Kampagnenplanung umgehen werden, ob sie zukünftig mehr Theorien in die Kampagnenplanung integrieren oder nicht.

Die verbleibenden fünf Experten vom Typus „Der Erfahrene" sind Theorie-Gegner aus eigenem Antrieb und werden auch in Zukunft keine theoriebasierte Kampagnenplanung vornehmen:

> „Ich arbeite fast nicht mit theoretischen Ansätzen. Und das hat verschiedene Gründe. Ich bin persönlich eher der Praktiker, nicht der Wissenschaftler." (I).

Die fehlenden zwei Typen lassen sich mit der Auswahl der Befragten folgendermaßen erklären: Der Typ 1 „Der Leidenschaftliche" ist in der Schweiz eher im Wissenschaftssystem zu finden als bei den Kampagnenmanagern. Beim Typ 6 „Der Gegner" lassen sich keine Experten zuordnen, weil in der Schweiz bei der Kampagnenplanung die Wichtigkeit der Evaluation zugenommen hat (Bonfadelli & Friemel 2010) und dadurch die theoretische Fundierung der Kampagnen mehr in den Fokus der Kampagnenmanager gekommen ist. Zudem könnte die soziale Erwünschtheit im Kontext der Fragen eine Rolle bei den Antworten gespielt haben.

5 Diskussion und Ausblick: Rezepte für theoretische Fundierung von Gesundheitskampagnen

Die vorliegende Studie ist explorativ, die gewonnenen Daten im Rahmen der Experteninterviews haben eine eingeschränkte Aussagekraft. Die Ergebnisse zu FF1, inwiefern in der Kampagnenpraxis im Gesundheitsbereich in der Schweiz eine theoretische Fundierung angewendet wird, weisen darauf hin, dass im Schweizer Kontext sehr unterschiedlich mit Theorien im Kampagnenbereich gearbeitet wird. Die Antworten der Experten rund um die Theoriefundierung von Gesundheitskampagnen zeigen, dass von 20 befragten Experten drei negativ gegenüber der Theoriefundierung eingestellt sind, neun Experten ambivalent eingestellt sind und acht positiv eingestellt sind Um die FF2 zu beantworten, ob die (fehlende) Verwendung von Theorien für die Kampagnengestaltung mit persönlichen oder organisatorischen Gründen zu erklären ist, wurde eine Typenbildung gewählt, welche den heterogenen Befunden Rechnung trägt. Als fruchtbar für die Professionalisierung der Kampagnenpraxis erweist sich das Ergebnis, dass acht von 20 Kampagnenmanagern eine positive Haltung gegenüber der theoretischen Fundierung der Gesundheitskampagne aufgrund von organisatorischen Gründen haben. „Der Effiziente" – so wird dieser Typus genannt – will mit der Kommunikationskampagne seiner Organisation das Optimum herauszuholen. Ihm ist bewusst, dass dem Handeln bei der Kampagne ein Wirkungsmodell zugrunde liegt. Zudem beobachtet er bei der internationalen Konkurrenz eine Entwicklung in die Richtung der theoretischen Fundierung der Kampagnen.

Es besteht weiterer Forschungsbedarf, um die theoretische Fundierung von Gesundheitskampagnen vertieft zu analysieren. Interessant wäre, das vorhandene Forschungsdesign auf andere Länder auszuweiten. Hier wäre ein Vergleich von Gesundheitskampagnen innerhalb des deutschsprachigen Raums, also von der Schweiz, Deutschland und Österreich denkbar. Eine weitere Möglichkeit für eine ergänzende Studie wäre ein Vergleich zwischen dem Kampagnenmanagement des Bundesamts für Gesundheit BAG (Schweiz), der Bundeszentrale für gesundheitliche Aufklärung BZgA (Deutschland) und des Bundesministeriums für

Gesundheit BMG (Österreich). Diese haben eine langjährige Erfahrung in der Planung und Durchführung von Gesundheitskampagnen. Da die Kampagnen von der öffentlichen Hand finanziert werden, ist die Legitimierung der Kampagnen wichtig. Zudem können diese Studien eine gute Basis für weiteren Wissenstransfer im Bereich Gesundheitskampagnen zwischen Wissenschaft und Praxis legen. Ein Rezept für die Kampagnenpraxis um die theoretische Fundierung zu stärken und zu systematisieren, wäre, bei jeder geplanten Kommunikationskampagne im Gesundheitsbereich folgende Fragen bezüglich theoretischer Fundierung zu stellen: (1) Sind die Kenntnisse für eine Theorieauswahl intern vorhanden?, (2) Ist die Auswahl der Theorie/n ausreichend problembezogen begründet?, und (3) ist/sind die gewählte/n Theorie/n genügend konkretisiert in Bezug auf die Problemanalyse, Zielsetzung, Zielgruppenwahl, Botschaften und Kanal- bzw. Medienwahl?

Literaturverzeichnis

20 Minuten (2012). Syphilis und Tripper. Viele kratzt vor allem die Kampagne. *20 Minuten* (26.11.2012).

Backer, T., Rogers, E. M.& Sopory, P. (1992). *Designing Health Communication Campaigns: What Works?* London, New Delhi: Thousand Oaks.

Blick (2015). Neue Anti-Tabak-Kampagne: Hier gehen neun Millionen in Rauch auf. In: *Blick* (16.02.2015).

Bogner, A., Littig, B. & Menz, W. (2014). *Interviews mit Experten. Eine praxisorientierte Einführung.* Wiesbaden: VS Verlag für Sozialwissenschaften.

Bogner, A., Littig, B. & Menz, W. (2005). *Das Experteninterview. Theorie, Methode, Anwendung.* 2. Aufl. Wiesbaden: VS Verlag für Sozialwissenschaften.

Bonfadelli, H. & Friemel, T. N. (2010). *Kommunikationskampagnen im Gesundheitsbereich. Grundlagen und Anwendungen.* 2., völlig überarbeitete und erweiterte Aufl. Konstanz: UVK.

Cho, H. (2012). *Health Communication Message Design. Theory and Practice.* Thousand Oaks, Calif: SAGE Publications.

Corcoran, N. (2011). *Working on Health Communication.* Los Angeles, Calif., London: Sage.

Derzon, J. & Lipsey, M. W. (2002). A Meta-Analysis of the Effectiveness of MassCommunication for Changing Substanceuse Knowledge, Attitudes and Behavior. In: Crano, W. D. & Burgoon, M. (Hrsg.), *Mass Media and Drug Prevention: Classic and Contemporary Theories and Research* (S. 231–258). Mahwah NJ/London: Erlbaum.

DiClemente, R. J., Crosby, R. A. & Kegler, M. C. (2009). *Emerging Theories in Health Promotion Practice and Research.* 2. Aufl. San Francisco, CA: Jossey-Bass.

Fromm, B., Lampert, C. & Baumann, E. (2011). *Gesundheitskommunikation und Medien. Ein Lehrbuch.* 1. Aufl. Stuttgart: Kohlhammer.

Glanz K., Rimer B.K. & Viswanath K.V. (2015). *Health Behavior and Health Education: Theory, Research and Practice.* 5. Aufl. San Francisco: Jossey-Bass.

Gläser, J. & Laudel, G. (2013). *Life With and Without Coding: Two Methods for Early-Stage Data Analysis in Qualitative Research Aiming at Causal Explanations* [96 paragraphs]. Forum Qualitative Sozialforschung / Forum: Qualitative Social Research, 14(2), Art. 5. Abgerufen von http://nbn-resolving.de/urn:nbn:de:0114-fqs130254 (01.04.2016).

Kelle, U. & Kluge, S. (1999). *Vom Einzelfall zum Typus. Fallvergleich und Fallkontrastierung in der qualitativen Sozialforschung.* Opladen: Leske und Budrich.

Kelle, U. & Kluge, S. (2010). *Vom Einzelfall zum Typus. Fallvergleich und Fallkontrastierung in der qualitativen Sozialforschung.* 2. Aufl. Wiesbaden: VS, Verlag für Sozialwissenschaften.

Kluge, S. (1999). *Empirisch begründete Typenbildung. Zur Konstruktion von Typen und Typologien in der qualitativen Sozialforschung.* Opladen: Leske und Budrich.

Helfferich, C. (2010). *Die Qualität qualitativer Daten. Manual für die Durchführung qualitativer Interviews.* 4. Aufl. Wiesbaden: VS, Verl. für Sozialwissenschaften

Kuckartz, Udo (2016). *Qualitative Inhaltsanalyse. Methoden, Praxis, Computerunterstützung.* 3. Aufl. Weinheim, Bergstr: Juventa.

Mcdowall, W. & Davies, M. (2011). *Health Promotion Theory.* Reprinted. Maidenhead: Open University Press.

Noar, S. M. (2006). A 10-Year Retrospective of Research in Health Mass Media Campaigns: Where Do We Go from Here? *Journal of Health Communication 11* (S. 21–42).

NZZ (2012). Tabakprävention: Prävention mit politischen Schleichwegen. *Neue Zürcher Zeitung* (16.09.2012).

NZZ (2012). Kritik von Fachleuten: Kantone wollen Prävention neu organisieren. *Neue Zürcher Zeitung* (24.12.2012).

Obregon, R. & Waisbord, S. R. (2012). *The Handbook of Global Health Communication.* Chichester: Wiley-Blackwell.

Paisley, W. J. & Atkin, C. K. (2013). Public Communication Campaigns – The American Experience. In: R. E. Rice & C.K. Atkin (Hrsg.). *Public Communication Campaigns* (S. 21-33). 4. Aufl. Thousand Oaks, London, New Delhi: SAGE.

Rauch, S. & Mühlebach, S. (2005). *Kampagnenlandschaft Schweiz. Nationale Kommunikationskampagnen der letzten 20 Jahre (1984–2004).* Zürich.

Rauh, C. A. (2011). *Einsatz und Wirkung öffentlicher Kommunikationskampagnen auf Wissen, Einstellungen und Verhalten. Eine international vergleichende Mata-Analyse von Evaluationsberichten.* Abschlussbericht des MACC-Projekts.

Rice, R. E./Atkin, C. K. (1989). *Public Communication Campaigns.* 2. Aufl. Beverly Hills, London: SAGE.

Rice, R. E. & Atkin, C. K. (2009). Public Communication Campaigns: Theoretical Principles and Practical Applications. In: J. Bryant. & M. B. Oliver(2008), *Media effects. Advances in Theory and Research* (S. 436–468). 3. Aufl. Hillsdale, NJ: Lawrence Erlbaum.

Rice, R. E. & Atkin, C. K. (2013). *Public Communication Campaigns.* 4. Aufl. Los Angeles, CA: SAGE Publications.

Rogers, E. M.& Storey, D. J. (1987). Communication Campaigns. In: C. R. Berger & S. H. Chaffee (Hrsg.), *Handbook of Communication Science* (S. 817-846). Beverly Hills, London, New Delhi: Newbury Park.

Rüefli, C. & Schneider Stingelin, C. (2013). *Evaluation der Kommunikationskampagnen des BAG und seiner Partner 2005-2012.* Bern.

Scholl, Armin (2014): *Die Befragung.* 3. Aufl. Konstanz: UVK-Verl.-Ges.

Snyder, L. B. & Hamilton, M. A. (2002). A Meta-Analysis of U.S. Health Campaign Effects on Behavior: Emphasize Enforcement, Exposure and New Information, and Beware the Secular Trend. In R. C. Hornik (Hrsg.): *Public Health Communication. Evidence for Behavior Change* (S. 357–383). Mahwah, New Jersey.

Snyder, L. B./Hamilton, M. A. & Mitchell, E. W. et al. (2004). A Meta-Analysis of the Effect of Mediated Health Communication Campaigns on Behavior Change in the United States. *Journal of Health Communication 9* (1), S. 71–96.

Snyder, L. B. & LaCroix, J. M. (2013). How Effective are Mediated Health Campaigns? A Synthesis of Meta-Analyses. In: R. E. Rice & C. K. Atkin (Hrsg.), *Public Communication Campaigns* (S. 113–129). 4. Aufl. Thousand Oaks, London, New Delhi: SAGE.

Tages-Anzeiger (2011). «Ein leeres Zigarettenpäckchen sagt mir nichts». *Tages-Anzeiger* (11.01.2011).

Tages-Anzeiger (2011). Frage des Tages: zu viel Prävention? *Tages-Anzeiger* (11.04.2011).

Thaler, Julia (2012). *Verhaltensbeeinflussung durch Sozialmarketing. Eine Analyse der Gestaltungsmöglichkeiten.* Wiesbaden: Springer Gabler.

Wakefiel, M. A., Loken, B. & Hornik, R. C. (2010). Use of mass media campaigns to change health behaviour. *Lancet. 376*; S. 1261–1271.

Wingen, S. & Wildförster, R. (2002). *Projekte in Forschung und Beratung. Ergebnisse einer systematischen Untersuchung von Problemen, Ursachen, Folgen und Lösungsmustern.* Dortmund: GfAH-Verl.

Wright, K. B., Sparks, L. & O'Hair, D. (2008). *Health Communication in the 21st Century.* Malden, MA, Oxford: Blackwell Pub.

Claudia Poggiolini & Urte Scholz

Unrealistischer Optimismus bei Rauchenden – Implikationen für Kampagnengestaltung

1 Einleitung

Weltweit stellt Tabakkonsum die Hauptursache für vermeidbare frühzeitige Todesfälle dar (WHO, 2015). Laut Bundesamt für Statistik starben in der Schweiz im Jahr 2012 ungefähr 9500 Personen frühzeitig an den Folgen des Tabakkonsums, das sind 15% der gesamten Todesfälle in der Schweiz (BfS, 2015). Aus diesen Gründen werden vom Bundesamt für Gesundheit Maßnahmen ergriffen, um die Anzahl der Rauchenden in der Schweiz – aktuell sind es 25% der Schweizer Wohnbevölkerung ab 15 Jahren (BfS, 2015) – weiter zu reduzieren. Eine dieser Maßnahmen ist die Lancierung von Tabakpräventionskampagnen (BAG, 2008). Als wirksame Methode hat sich zum Beispiel die Kombination von Furchtappellen mit Lösungsvorschlägen bzw. selbstwirksamkeitsstärkenden Informationen gezeigt, die auf dem erweiterten Modell der parallelen Prozesse (Witte, 1992) und der Theorie der Schutzmotivation (Maddux & Rogers, 1983) basieren.

Dies wurde in vielen bekannten Tabakpräventionskampagen entsprechend umgesetzt, zum Beispiel in der ersten nationalen Tabakpräventionskampagne in Australien „every cigarette is doing you damage" (Australien, 1997–2000) oder der Kampagne „Tips from former smokers" (USA, 2012–2016). Dennoch ist die Wirksamkeit von Tabakpräventionskampagnen im Allgemeinen eher gering (Snyder et al., 2004) und kann sogar in gegenteiligen Effekten resultieren. Z.B. konnten Glock und Kneer (2009) zeigen, dass Rauchende sich nach der Präsentation von Warnhinweisen als geringer gefährdet einschätzten als vor deren Präsentation.

Die eher geringe Wirksamkeit von Tabakpräventionskampagnen könnte unter anderem darauf zurückzuführen sein, dass Rauchende sich selbst als geringer gefährdet erachten als andere Rauchende und auch als weniger gefährdet, als sie tatsächlich sind, was unrealistischer Optimismus genannt wird (Weinstein, Marcus & Moser, 2005). Obschon unrealistischer Optimismus bei Rauchenden ein gut erforschtes Phänomen ist (z.B. Chapman, Wong & Smith, 1993; Weinstein, Marcus & Moser, 2005), zeigte bislang keine Studie einen Gesamtüberblick über die Wahrnehmung der Gesundheitsrisiken des Rauchens bei unterschiedlich stark gefährdeten Gruppen, also von stark Rauchenden bis zu Nichtrauchenden unterschiedlichen Alters, im Vergleich auf. Mit der vorliegenden Studie wurden bestehende Befunde repliziert, neue Aspekte des unrealistischen Optimismus untersucht und erstmals alle Befunde direkt verglichen. Aus den Ergebnissen werden Implikationen für die Gestaltung von Tabakpräventionskampagnen im Hinblick auf eine zielgruppenspezifische Ansprache abgeleitet.

2 Unrealistischer Optimismus bei Rauchenden

Im vorliegenden Kapitel wird der Forschungsstand zu wahrgenommener Gesundheitsgefährdung als Prädiktor des Rauchstopps vorgestellt. Bisherige Erkenntnisse zur Unterschätzung dieser Gefährdung, also zum unrealistischen Optimismus, werden aufgeführt und daraus Hypothesen zu den noch fehlenden Befunden abgeleitet.

2.1 Wahrgenommene Gesundheitsgefährdung als Prädiktor des Rauchstopps

Gemäß den einschlägigen Gesundheitsverhaltensmodellen wie dem *Health Belief Model* (HBM; Janz & Becker, 1984), dem *Health Action Process Approach* (HAPA, Schwarzer, 2008) oder der Theorie der Schutzmotivation (Maddux & Rogers, 1983) ist die wahrgenommene persönliche Gefährdung nebst anderen Faktoren eine wesentliche Komponente für eine Änderung in Richtung gesundheitsförderndes Verhalten.

Im Bereich des Tabakkonsums wurde zum Beispiel von Borelli et al. (2009) gefunden, dass bei höherer wahrgenommener Gesundheitsgefährdung die Aufhörbereitschaft kranker Rauchender größer war und auch mehr Rauchstopps durchgeführt wurden als bei niedriger wahrgenommener Gefährdung. Jacobson et al. (2014) zeigten auf, dass bei Studierenden die anfängliche wahrgenommene Gesundheitsgefährdung die Wahrscheinlichkeit von Rauchstoppversuchen erhöhte, und sich bei erhöhter Wahrnehmung der persönlichen Gefährdung die Wahrscheinlichkeit eines Rauchstopps weiter verstärkte. McCaul et al. (2006) stellten in einem Review fest, dass die Besorgnis über die eigene Gesundheit der Hauptgrund für die Intention zum Rauchstopp und der Durchführung/ Umsetzung des Rauchstopps darstellte. Dies zeigte sich unabhängig von der Zielgruppe der befragten Rauchenden (z.B. bei unterschiedlich starkem Zigarettenkonsum), bei unterschiedlichen Erhebungsmethoden und in der Retroperspektive von Ex-Rauchenden (McCaul et al., 2006).

2.2 Unrealistischer Optimismus bei Rauchenden

Das Konzept des unrealistischen Optimismus wurde unter anderem von Weinstein (1980) entwickelt und besagt, dass Menschen das Eintreten positiver Ereignisse für sich selbst als wahrscheinlicher und das Eintreten negativer Ereignisse für sich selbst als unwahrscheinlicher als für andere sehen.

Empirisch gut belegt ist der unrealistische Optimismus für das Eintreten von negativen Ereignissen, zum Beispiel für die Einschätzung, Opfer von Verbrechen oder Autounfällen zu werden oder bestimmte Krankheiten zu bekommen (Helweg-Larsen & Shepperd, 2001).

Auch im Bereich des Tabakkonsums konnte belegt werden, dass Rauchende raucherbedingte Gesundheitsrisiken für ihre eigene Person als weniger gefährlich einschätzten als das allgemeinen Gesundheitsrisiko des Rauchens (Weinstein et al., 2005).

Als weitere Aspekte des unrealistischen Optimismus konnte belegt werden, dass stark Rauchende sich zwar als gefährdeter betrachteten als schwach Rauchende, die Einschätzung der persönlichen Gefährdung jedoch bei allen Rauchenden signifikant tiefer lag als die Einschätzung des allgemeinen Risikos (Hahn & Renner, 1998). Zudem nahmen Rauchende das allgemeine Risiko des Rauchens geringer wahr als Ex- oder Nichtrauchende (Chapman, Wong & Smith, 1993; Slovic, 2000). Einige Studien konnten belegen, dass ältere Rauchende, die meist auch schon viele Jahre rauchen, einen stärkeren unrealistischen Optimismus zeigten als jüngere Rauchende (Borelli et al., 2009; Dillard et al., 2007), was andere Studien aber nicht bestätigen konnten (z.B. Kreuter & Strecher, 1995).

Wie erwähnt ist die wahrgenommene Gesundheitsgefährdung ein wesentlicher Faktor im Rauchstoppprozess, (McCaul et al., 2006), doch wie die Forschung zum unrealistischen Optimismus zeigt, fühlen sich die meisten Rauchenden weniger gefährdet als andere Rauchende und als sie tatsächlich sind. Tabakpräventionskampagnen können deshalb, selbst wenn sie gesundheitliche Risiken ansprechen, ihre Wirkung verfehlen, da die angesprochene Zielgruppe die Gesundheitsrisiken auf andere anstatt auf sich selbst attribuiert – dementsprechend wenige Raucher hören aufgrund von Tabakpräventionskampagnen auf zu rauchen (Weinstein et al., 1988). Damit in Tabakpräventionskampagnen dem unrealistischen Optimismus in der Bevölkerung gezielt entgegengewirkt werden kann, also Zielgruppen adäquat angesprochen werden, muss bekannt sein, inwiefern und wie stark ein unrealistischer Optimismus bezüglich der Wahrnehmung von raucherbedingten Gesundheitsrisiken in unterschiedlich gefährdeten Bevölkerungsgruppen vorliegt. Unsere Forschungsfrage lautete deshalb:

FF: Welche Personen sind bezüglich der Einschätzung von tabakbedingten Gesundheitsrisiken vom unrealistischen Optimismus betroffen?

Zur Beantwortung dieser Forschungsfrage wurde in einem ersten Schritt der Effekt der Unterschätzung des persönlichen Risikos gegenüber der Einschätzung des allgemeinen Risikos des Rauchens gemäß Weinstein et al. (2005) überprüft. Die entsprechende Hypothese lautete:

H1: Rauchende nehmen ihre persönlichen Gesundheitsrisiken geringer wahr als allgemeine Gesundheitsrisiken des Rauchens.

Folgt man dem Forschungsstand, so nehmen Rauchende die allgemeinen Gesundheitsrisiken des Rauchens geringer wahr als Ex-Rauchende (Chapman et al., 1993) und Nichtrauchende (Slovic, 2000). Dies sollte mit folgenden Hypothesen überprüft werden.

H2a: Rauchende nehmen die allgemeinen Gesundheitsrisiken geringer wahr als Ex-Rauchende.

H2b: Rauchende nehmen die allgemeinen Gesundheitsrisiken geringer wahr als Nichtrauchende.

Aus der obigen Herleitung kann geschlossen werden, dass bei stärkerer realer Risikoaussetzung die allgemeine Einschätzung des Gesundheitsrisikos sinkt. Da das Gesundheitsrisiko von Ex-Rauchenden geringer ist als das von Rauchenden, aber höher als das von Nichtrauchenden, wurde des Weiteren davon ausgegangen, dass Ex-Rauchende die allgemeinen durch den Tabakkonsum bedingen Gesundheitsrisiken als geringer wahrnehmen als Nicht-Rauchende.

H2c: Ex-Rauchende nehmen die allgemeinen Gesundheitsrisiken geringer wahr als Nichtrauchende.

Frühere Studien haben gezeigt, dass bei höherer Risikoaussetzung das Risiko für die eigene Gesundheit stärker unterschätzt wird (z.B. Weinstein et al., 2005). Daraus kann abgeleitet werden, dass die allgemeine Risikoeinschätzung mit wachsendem Tabakkonsum sinkt.

H3: Täglich Rauchende nehmen das allgemeine Gesundheitsrisiko des Rauchens geringer wahr als nicht täglich Rauchende.

Obschon die Einschätzung der persönlichen Gefährdung generell unter der allgemeinen Risikoeinschätzung liegt, wissen stark Rauchende, dass sie gefährdeter sind als schwach Rauchende (Hahn & Renner, 1998). Demnach steigt die wahrgenommene persönliche Gefährdung mit zunehmendem Tabakkonsum.

H4: Täglich Rauchende schätzen ihr persönliches Gesundheitsrisiko höher ein als nicht täglich Rauchende.

Kognitive Verzerrungen können sich im Alter im Sinne von „Mir ist bis jetzt nichts passiert, also wird es auch so bleiben“ verstärken (Borelli et al., 2009). Dieser Logik folgend wurde davon ausgegangen, dass der unrealistische Optimismus im Alter steigt.

H5: Ältere Rauchende schätzen ihr persönliches Risiko geringer ein als mittelalte und junge Rauchende.

3 Methode

3.1 Stichprobe

Vom 28.02. bis zum 15.03.2015 wurde in Zusammenarbeit mit dem Link Institut Schweiz eine schweizweite Online-Bevölkerungsumfrage zur Erfassung des unrealistischen Optimismus durchgeführt. Gemäß den Vorgaben der Forscher betreffend die Alters- Geschlechts- und Bildungsquote und die Anzahl Rauchender, Ex-Rauchender und Nichtrauchender, rekrutierte das Link Institut Schweiz Versuchspersonen aus ihrem Panel per E-Mail. Dabei wurden 4826 Personen befragt. Es nahmen 2176 Männer (45%) und 2650 Frauen (55%) im Alter von 18–75 Jahren teil (M = 46,17; SA = 14,31). Von den Befragten hatten 561 (11,6%) einen primären Bildungsabschluss (obligatorische Schule, z.B. Sekundar- oder Realschule), 2773 (57,5%) einen sekundären (Berufslehre, Berufsschule, Maturität oder höhere Fachschule) und 1492 (30,9%) einen tertiären Bildungsabschluss (Fachhochschule oder Universität). Damit war die Stichprobe gemäß BfS (2012) annähernd repräsentativ bezüglich Geschlecht, Alter und Bildung.

Da vor allem die Wahrnehmung von Rauchenden interessierte, wurde eine disproportionale Stichprobe von zwei Drittel Rauchenden (n = 3179), und einem Drittel Ex- und Nichtrauchenden ($n_{Ex\text{-}R}$ = 805, n_{NR} = 842) gezogen. Täglich Rauchende (n = 2760) konsumierten im Durchschnitt 15 Zigaretten pro Tag, nicht täglich Rauchende (n = 419) rauchten ein bis mehrmals pro Woche.

3.2 Messung

Da unrealistischer Optimismus in bisherigen Studien für tödliche Gesundheitsrisiken, wie zum Beispiel für Lungenkrebs, erhoben wurde (Weinstein et al., 2005), wurde zum Vergleich mit der bisherigen Forschung die Risikoeinschätzung ebenfalls in Bezug auf Lungenkrebs abgefragt. Zum unrealistischen Optimismus bezüglich nicht tödlicher raucherbedingter Gesundheitsrisiken gab es bislang keine Erkenntnisse. Daher wurde zusätzlich die Risikoeinschätzung in Bezug auf Hautalterung und Fitnessreduktion erhoben.

Die Erhebung der Wahrnehmung der Gesundheitsrisiken erfolgte in Anlehnung an Weinstein et al. (2005). Alle Teilnehmenden wurden zunächst nach dem *allgemeinen Gesundheitsrisiko* des Rauchens gefragt, zum Beispiel „Rauchen erhöht das Risiko, an Lungenkrebs zu erkranken“. Später in der Befragung schätzten die Rauchenden *ihr persönliches Gesundheitsrisiko* ein, zum Beispiel „Aufgrund meines Rauchverhaltens erhöht sich mein Risiko, an Lungenkrebs zu erkranken.“ Die Einschätzungen erfolgten auf einer Likert-Skala von 1 „trifft überhaupt nicht zu“ bis 6 „trifft voll und ganz zu“.

Zusätzlich gaben die Teilnehmenden ihr Alter in ganzen Zahlen an und wurden in Anlehnung an die Kategorisierung des Bundesamtes für Statistik in eine ältere Gruppe (55 bis 75-Jährige), eine mittlere Gruppe (35 bis 54-Jährige) und eine jüngere Gruppe (18 bis 34-Jährige) eingeteilt (BfS, 2012).

4 Ergebnisse

Mit T-Tests für verbundene Stichproben wurde die allgemeine Risikowahrnehmung des Rauchens im Vergleich zur persönlichen Risikowahrnehmung für alle Rauchenden überprüft. Bezüglich des Lungenkrebs wurde das allgemeine Risiko (M = 4,99; SA = 1,19) signifikant höher eingeschätzt als das persönliche Risiko des Lungenkrebs (M = 4,18; SA = 1,43) t(3178) = 37,34, p <.001. Ebenso wurde das allgemeine Risiko der Hautalterung (M = 4,61; SA = 1,33) als signifikant höher wahrgenommen als das persönliche Risiko der Hautalterung (M = 3,66; SA = 1,55) t(3178) = 41,42, p <.001. Auch das allgemeine Risiko der Fitnessreduktion (M = 4,72; SA = 1,29) wurde als signifikant höher eingeschätzt als das persönliche Risiko der Fitnessreduktion (M = 4,10; SA = 1,53) t(3178) = 28,32, p <.001. H1 konnte damit bestätigt werden.

Zur Überprüfung von H2a bis H2c wurden einfaktorielle Varianzanalysen mit der unabhängigen Variablen Raucherstatus und der abhängigen Variablen Wahrnehmung der allgemeinen Gesundheitsrisiken bei Rauchenden, Ex-Rauchenden und Nichtrauchenden für die drei Kontexte Lungenkrebs, Hautalterung und Fitnessreduktion durchgeführt (vgl. Tabelle 1).

Tabelle 1: Einfaktorielle Varianzanalysen von Raucherstatus auf die Wahrnehmung der allgemeinen Gesundheitsrisiken des Rauchens

	Lungenkrebs			Hautalterung			Fitnessreduktion		
	M	*SA*	*F*	*M*	*SA*	*F*	*M*	*SA*	*F*
			104,98***			101,49***			96,34***
R	4,95	1,19		4,61	1.33		4,72	1,29	
Ex-R	5,32	1,10		5,06	1.18		5,18	1,12	
NR	5,58	0,83		5,23	1.09		5,29	1,09	

Anmerkung: R = Rauchende (n = 3179); Ex-R = Ex-Rauchende (n = 805); NR = Nichtrauchende (n = 842); M = Mittelwert; SA = Standardabweichung; ***p <. 001.

Es wurde ein signifikanter Effekt von Raucherstatus auf die Wahrnehmung von Lungenkrebs gefunden, F(2/4823) = 104,98, p <.001), η^2= . 04. Post-hoc-Vergleiche nach Games Howell zeigten, dass Rauchende das allgemeine Risiko für Lungenkrebs als signifikant geringer wahrnahmen als Ex-Rauchende und als Nichtrauchende. Weiterhin nahmen Ex-Rauchende das Risiko für Lungenkrebs als signifikant geringer wahr als Nichtrauchende (p <.001). Dasselbe Muster wurde für Hautalterung,

$F(2/4832) = 101,49$; $p < .001$, $\eta^2 = .04$, und Fitnessreduktion, $F(2/4832) = 96,34$; $p < .001$; $\eta^2 = .04$ gefunden, wobei für Letzteres der Unterschied zwischen Ex-Rauchenden und Nichtrauchenden nicht signifikant war. Damit konnten H2a und H2b ganz und H2c teilweise bestätigt werden (vgl. Tabelle 1 und Abbildung 1).

Abbildung 1: Allgemeine und persönliche Risikoeinschätzungen der verschiedenen Gruppen im Gesamtüberblick

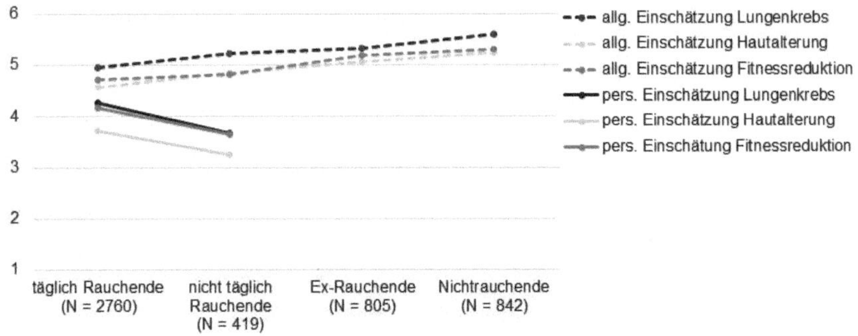

Zur Überprüfung von H3 wurden einfaktorielle Varianzanalysen mit der unabhängigen Variablen Rauchhäufigkeit und der abhängigen Variablen Wahrnehmung der allgemeinen Gesundheitsrisiken bei den Rauchenden durchgeführt. Täglich Rauchende ($M = 4,95$; $SA = 1,20$) nahmen das allgemeine Risiko von Lungenkrebs signifikant geringer wahr als nicht täglich Rauchende ($M = 5,22$; $SA = 1,09$), $F(1/3177) = 18.50$; $p < .001$; $\eta^2 = .01$. Ebenso nahmen täglich Rauchende ($M = 4,57$; $SA = 1,33$) das allgemeine Risiko von Hautalterung signifikant geringer wahr als nicht täglich Rauchende ($M = 4,85$; $SA = 1,31$), $F(1/3177) = 15,59$; $p < .001$; $\eta^2 = .01$ Weiterhin schätzten täglich Rauchende ($M = 4,71$, $SD = 1,29$) das allgemeine Risiko von Fitnessreduktion geringer ein als nicht täglich Rauchende ($M = 4,80$; $SA = 1,32$), $F(1/3177) = 1,60$, ns, wobei dieser Unterschied nicht signifikant wurde. H3 konnte somit teilweise bestätigt werden (vgl. Abbildung 1).

Zur Überprüfung von H4 wurden einfaktorielle Varianzanalysen mit der unabhängigen Variablen Rauchhäufigkeit und der abhängigen Variablen Wahrnehmung der persönlichen Gesundheitsrisiken bei Rauchenden durchgeführt. Täglich Rauchende ($M = 4,26$; $SA = 1,40$) nahmen ihr persönliches Gesundheitsrisiko bezüglich Lungenkrebs signifikant höher wahr als nicht täglich Rauchende (M = 3,66; SA = 1,53), F(1/3177) = 65,62; p <.001; η^2= .02. Ebenso nahmen täglich Rauchende (M = 3.72; SA = 1.53) ihr persönliches Risiko bezüglich Hautalterung signifikant höher wahr als nicht täglich Rauchende (M = 3.24; SA = 1.60), F(1/3177) = 35.3; p <.001; η^2= .01; auch das persönliche Risiko der Fitnessreduktion wurde von täglich Rauchenden (M = 4.17; SA = 1.49) als signifikant höher eingeschätzt als von nicht täglich Rauchenden (M = 3.63; SA = 1.67); F(1/3177) = 46.74; p <.001; η^2= .01. H4 konnte damit bestätigt werden (vgl. Abbildung 1).

Zur Überprüfung der H5 wurden ebenfalls einfaktorielle Varianzanalysen mit der unabhängigen Variablen Alterskategorie und der abhängigen Variable Wahrnehmung des persönlichen Gesundheitsrisikos bei den Rauchenden durchgeführt (vgl. Tabelle 2).

Tabelle 2: Einfaktorielle Varianzanalysen zum Einfluss des Alters auf die Einschätzung des persönlichen Gesundheitsrisikos

	Lungenkrebs			Hautalterung			Fitnessreduktion		
Alter	*M*	*SA*	*F*	*M*	*SA*	*F*	*M*	*SA*	*F*
			26,11***			28,36***			20,00***
55–75	3,91	1,46		3,35	1,57		3,85	1,56	
35–54	4,30	1,40		3,76	1,51		4,21	1,47	
18–34	4,30	1,42		3,84	1,52		4,22	1,56	

Anmerkung: n 55–75-Jährige = 972; n 35–54-Jährige = 1406; n 18–34-Jährige = 801; M = Mittelwert; SA = Standardabweichung; ***p < .001

Wie aus Tabelle 2 hervorgeht, hatte das Alter einen signifikanten Einfluss auf die persönliche Gefährdungseinschätzung von Lungenkrebs, F(2/3167) = 26,11; p <. 001; η^2= .02. Auch bezüglich der persönlichen Risikoeinschätzung von Hautalterung zeigte sich ein signifikanter Einfluss des Alters, F(2/3167) = 28,36; p <. 001; η^2= .02. Dasselbe Muster zeigte sich für die persönliche Einschätzung von Fitnessreduktion F(2/3167) = 20,00; p <. 001; η^2= .02. Post-hoc Tests nach Games Howell zeigten, dass die älteste Gruppe ihr persönliches Risiko jeweils signifikant geringer einschätzte als die beiden jüngeren Altersgruppen (p <. 001). Damit konnte H5 bestätigt werden.

5 Diskussion

Mit der vorliegenden Studie wurden anhand einer repräsentativen Stichprobe in der Schweiz neue Aspekte des unrealistischen Optimismus untersucht und im Zusammenhang mit bisherigen Befunden beleuchtet. Dabei gibt diese Studie einen Überblick über die allgemeine und persönliche Risikowahrnehmung – also das Ausmaß des unrealistischen Optimismus – bei unterschiedlich gefährdeten Gruppen. Dadurch liefert die Studie wertvolle Informationen für die Kampagnengestaltung in Massenmedien.

Wir konnten einen Anstieg der allgemeinen Gefährdungswahrnehmung von täglich Rauchenden bis zu Nichtrauchenden aufzeigen. Oder anders ausgedrückt: Die Gefährdungswahrnehmung sinkt bei zunehmendem tabakbedingtem Risiko. Persönliche Risiken werden von den Rauchenden zusätzlich unterschätzt. Dieses Muster zeigte sich für jedes Gesundheitsrisiko, also auch für nichttödliche Risiken. Zudem unterschätzt die Gruppe der 55- bis 75-Jährigen ihre persönlichen Gesundheitsrisiken am stärksten, wobei die objektive Gefährdung bei dieser Gruppe aber höher als bei Jüngeren ist, da sie schon längere Zeit Tabak konsumiert als jüngere Rauchende.

Aufgrund der Befunde ist für die Gestaltung zukünftiger Kampagnen zu empfehlen, Rauchende, und speziell die älteren und langjährigen Rauchenden, unter Berücksichtigung ihres unrealistischen Optimismus anzusprechen oder sie eben genau auf ihren unrealistischen Optimismus hinzuweisen.

Ex-Rauchende schätzen das Gesundheitsrisiko des Rauchens geringer ein als Nichtrauchende. Obschon die Wahrnehmung der Nichtrauchenden nicht zwingend dem „realen" Risiko entspricht, sollten Ex-Rauchende im Hinblick auf Rückfallprävention und interpersoneller Kommunikation mit Rauchenden in die massenmediale Ansprache einbezogen werden.

Es stellt sich nun die Frage, wie Tabakpräventionskampagnen gestaltet werden können, um die erwähnten Zielgruppen auf ihren unrealistischen Optimismus hinzuweisen. Dabei ist zu empfehlen, den Fokus auf die persönliche Betroffenheit bezüglich der Gesundheitsrisiken zu lenken, da eine direkte Ansprache einer verzerrten Wahrnehmung entgegenwirken kann (Wegener & Petty, 1997). Weiterhin ergab frühere Forschung, dass es sich beim unrealistischen Optimismus um eine Form der Selbsterhöhung (engl. *self-enhancement*) handelt und damit eine Selbsterhaltungsstrategie darstellt (Regan, Snyder & Kassin, 1995). Individuen versuchen also, die Integrität ihres Selbst aufrechtzuerhalten (Sherman & Cohen, 2002). Wenn unrealistischer Optimismus durch Kampagneninhalte reduziert werden soll, ist deshalb die massenmediale Ansprache von selbsterhaltenden und selbstbestätigenden Alternativen zu empfehlen (z.B. Sherman & Cohen, 2002).

Auch Ruiter et al. (2014) fanden in einer Überblicksstudie unter Einbezug von sechs Metaanalysen über Furchtappelle, dass die beste Wirksamkeit auf Rauchstopps und Rauchstoppintentionen erzielt werden konnte, wenn selbstwirksamkeitsstärkende und selbst-bejahende Informationen mit klaren Verhaltensanleitungen abgegeben wurden und gleichzeitig darauf hingewiesen wurde, dass das gesundheitsfördernde Verhalten (Rauchstopp) zum erwünschten Ergebnis (z.B. verbesserter Gesundheit) führt und der Fokus auf der persönlichen Relevanz lag. Damit gaben Ruiter et al. (2014) Empfehlungen ab, die für die Reduktion von unrealistischem Optimismus genutzt werden können.

Die Haupt-Limitierung der vorliegenden Studie besteht darin, dass es sich um eine einmalige Befragung handelt. Deshalb können Zusammenhänge nur aufgezeigt und keine Kausalschlüsse gezogen werden. Weiterhin handelt es sich um eine rein psychologische Studie mit Implikationen für die Gestaltung von Kampagnen; die tatsächliche Umsetzung dieser Empfehlung und deren Wirksamkeit müsste basierend auf den vorliegenden Ergebnissen separat überprüft werden.

Um Kausalschlüsse ziehen zu können und die Wirksamkeit der genannten Empfehlungen zu überprüfen, sollten in zukünftiger Forschung die genannten Faktoren (Informationen zur Unterstützung der Selbstwirksamkeit, Informationen zu den Vorteilen des Rauchstopps und der Fokus auf die persönliche Relevanz) experimentell untersucht werden. Dabei sollte geklärt werden, welche dieser Faktoren ausschlaggebend für eine erhöhte Intention zum Rauchstopp und tatsächlich durchgeführten Rauchstopps sind, und ob diese Informationen einzeln oder in Kombination wirksamer sind. Um eine zielgruppenspezifische Kommunikation zu gewährleisten, sollte die Wirkung für unterschiedlich stark Rauchende und für verschiedene Alterskategorien untersucht werden.

Literaturverzeichnis

BAG (2008). *Nationales Programm Tabak* (2008–2016).

BfS (2012): Tabakkonsum. Abgerufen von www.bfs.admin.ch/bfs/portal/de/index/themen/14/02/02/key/03.html (11.10.2015).

BfS (2015). *Tabakbedingte Todesfälle in der Schweiz, 1995 bis 2012*. Neuchâtel: BFS Aktuell.

Borrelli, B., Hayes, R. B., Dunsiger, S., & Fava, J. L. (2009). Risk Perception and Smoking Behavior in Medically Ill Smokers: A Prospective Study. *Addiction (Abingdon, England), 105*(6), 1100–1108.

Chapman, S., Wong, W. L., & Smith, W. (1993). Self-Exempting Beliefs about Smoking and Health: Differences Between Smokers and Ex-Smokers. *American Journal of Public Health, 83*(2), 215–219.

Dillard, A. J., McCaul, K. D., & Klein, William M P. (2006). Unrealistic Optimism in Smokers: Implications for Smoking Myth Endorsement and Self-Protective Motivation. *Journal of health communication, 11 Suppl. 1*, 93–102.

Glock, S., & Kneer, J. (2009). Are Deterrent Pictures Effective? The Impact of Warning Labels on Cognitive Dissonance in Smokers. *Applied Psychology: Health and Well-Being, 1*(3), 356–373.

Hahn, A., & Renner, B. (1998). Perception of Health Risks: How Smoker Status Affects Defensive Optimism. *Anxiety, Stress & Coping, 11*(2), 93–112.

Helweg-Larsen, M., & Shepperd, J. A. (2001). Do Moderators of the Optimistic Bias Affect Personal or Target Risk Estimates? A Review of the Literature. *Personality and Social Psychology Review, 5*(1), 74–95.

Jacobson, J. D., Catley, D., Lee, H. S., Harrar, S. W., & Harris, K. J. (2014). Health Risk Perceptions Predict Smoking-Related Outcomes in Greek College Students. *Journal of the Society of Psychologists in Addictive Behaviors, 28*(3), 743–751.

Janz, N. K., & Becker, M. H. (1984). The Health Belief Model: A Decade Later. *Health Education & Behavior, 11*(1), 1–47.

Kreuter, M. W., & Strecher, V. J. (1995). Changing Inaccurate Perceptions of Health Risk: Results from a Randomized Trial. *Health Psychology, 14*(1), 56–63.

Maddux, J. E., & Rogers, R. W. (1983). Protection Motivation and Self-Efficacy: A Revised Theory of Fear Appeals and Attitude Change. *Journal of Experimental Social Psychology, 19*(5), 469–479.

McCaul, K. D., Hockemeyer, J. R., Johnson, R. J. & Glasgow, R. E. (2006). Motivation to Quit Using Cigarettes: A Review. *Addictive Behaviors, 31*(1), 42–56.

Regan, P. C., Snyder, M., & Kassin, S. M. (1995). Unrealistic Optimism: Self-Enhancement or Person Positivity? *Personality and Social Psychology Bulletin, 21*(10), 1073–1073.

Ruiter, R. A., Kessels, L. T., Peters, G. J. Y., & Kok, G. (2014). Sixty Years of Fear Appeal Research: Current State of the Evidence. *International Journal of Psychology, 49*(2), 63–70.

Schwarzer, R. (2008). Modeling Health Behavior Change: How to Predict and Modify the Adoption and Maintenance of Health Behaviors. *Applied Psychology, 57*(1), 1–29.

Slovic, P. (2000). What does it Mean to Know a Cumulative Risk? Adolescents' Perceptions of Short-Term and Long-Term Consequences of Smoking. *Journal of Behavioral Decision Making, 13*(2), 259–266.

Snyder, L. B., Hamilton, M. A., Mitchell, E. W…& Proctor, D. (2004). A Meta-Analysis of the Effect of Mediated Health Communication Campaigns on Behavior Change in the United States. *Journal of Health Communication, 9*(1), 71–96.

Wegener, D. T., & Petty, R. E. (1997). The Flexible Correction Model: The Role of Naive Theories of Bias in Bias Correction. *Advances in Experimental Social Psychology, 29*, 142–208.

Weinstein, N. D. (1980). Unrealistic Optimism about Future Life Events. *Journal of Personality and Social Psychology, 39*(5), 806–820.

Weinstein, N. D., Klotz, M. L., & Sandman, P. M. (1988). Optimistic Biases in Public Perceptions of the Risk from Radon. *American Journal of Public Health, 78*(7), 796–800.

Weinstein, N. D., Marcus, S. E., & Moser, R. P. (2005). Smokers' Unrealistic Optimism about their Risk. *Tobacco Control, 14*(1), 55–59.

Witte, K. (1992). Putting the Fear back into Fear Appeals: The Extended Parallel Process Model. *Communications Monographs*, 59(4), 329–349.

WHO (2015). Fact Sheet Nr °339. Abgerufen von www.who.int/mediacentre/factsheets/fs339/en/(17.02.2016).

Alexander Ort

Spiel mit der Angst – Der Einfluss von Bedrohung und Wirksamkeit auf Einstellungen und Handlungsintentionen gegenüber einer Ebola-Schutzimpfung

1 Einleitung

Die Einflussnahme auf gesundheitsrelevantes Verhalten ist eines der zentralen Ziele von Gesundheitskommunikation. In einer zunehmend mediatisierten und digitalisierten Welt spielen Medien, neben persönlichen Interaktionen, bei gesundheitsbezogenen Entscheidungsprozessen eine wichtige Rolle (Fromm, Baumann & Lampert, 2011, S. 85 ff.). Aktuelle Kampagnen versuchen durch Nutzung verschiedener Kanäle wie Plakate (z.B. „Runter vom Gas" für mehr Sicherheit im Straßenverkehr), Werbespots (z.B. „Klicksafe" zur Sicherheit im Internet) oder Produktverpackungen (z.B. Warnhinweise und abschreckende Bilder auf Zigarettenschachteln) die entsprechenden Zielgruppen zu erreichen und zu beeinflussen. Hierfür setzen die Initiatoren in den letzten Jahren immer häufiger auf crossmediale Strategien, bei denen mehrere inhaltlich, gestalterisch oder redaktionell aufeinander abgestimmte Kanäle zum Einsatz kommen (Grodke-Bried & Ort, 2016).

Zur Erreichung persuasiver Ziele in der Gesundheitskommunikation kommen verstärkt emotionale Botschaften und Appelle als stilistisch-formales Merkmal ebendieser medial vermittelten Maßnahmen zum Einsatz (Neurauter, 2005). Emotionale Appelle setzen dabei im Gegensatz zu rational-argumentativen Botschaften verstärkt auf die Betonung bedrohlicher bzw. furchterregender Inhalte (Porter & Golan, 2006; Ruiter, Kessels, Peters & Kok, 2014). Persuasive Botschaften mit solchen Inhalten sind im Laufe der Zeit zu einem festen Bestandteil gesundheitskommunikativer Maßnahmen geworden (ebd.). Der häufige Einsatz erweckt den Anschein, dass solche provokativen Formen der Zielgruppenansprache sowohl von Institutionen und Akteuren im Gesundheitswesen als auch vonseiten der Kampagnenplaner als legitime und mitunter sogar notwendige Strategie zur Durchsetzung gesundheitskommunikativer Ziele antizipiert werden (Maloney, Lapinski & Witte, 2011; Meitz, Ort, Kalch, Zipfel & Zurstiege, 2016; Ruiter, et al., 2014; Witte, 1994).

2 Theoretischer Hintergrund

Die wissenschaftliche Auseinandersetzung mit der Rezeption und Wirkung von furchterregenden Bestandteilen persuasiver Gesundheitsbotschaften erfolgt bereits seit Mitte des 20. Jahrhunderts. Erste Ansätze basieren auf lerntheoretischen und psychoanalytischen Annahmen und gründen auf den Untersuchungen von Janis und Feshbach (1953), Hovland, Janis und Kelley (1953) sowie Miller (1963). Um die Wirkungen von persuasiven und insbesondere bedrohlichen sowie furchterregenden Botschaften im Gesundheitsbereich besser zu verstehen, beschäftigt sich die kommunikationswissenschaftliche Forschung seitdem in einer Vielzahl weiterer Studien mit diesem Gegenstandsbereich. Neben allgemeineren Ansätzen, wie dem *Elaboration Likelihood Model* (*ELM*; Petty & Cacioppo, 1986) oder der *Theory of Planned Behavior* (*TPB*; Ajzen, 1991) wurden, gerade anlässlich des verstärkten Einsatzes von bedrohlichen und furchterregenden Botschaften in der Gesundheitskommunikation, spezielle Modelle zur Erklärung der Wirkung ebendieser Appelle auf das gesundheitsrelevante Verhalten entwickelt. Neben dem *Health Belief Model* (*HBM*; Rosenstock, 1960) und der *Protection Motivation Theory* (*PMT*; Rogers, 1975) wird aktuell vor allem das *Extended Parallel Process Model* (*EPPM*; Witte, 1992) eingesetzt, um die Wirkung furchterregender Gesundheitsbotschaften zu untersuchen.

Das *EPPM* geht von einem positiven Zusammenhang zwischen dem durch eine Gesundheitsbotschaft vermittelten Grad an Bedrohung sowie der Wirksamkeit und deren Einfluss auf verhaltensrelevante Einstellungen und Intentionen aus. Witte (ebd.) versuchte durch die Entwicklung des Modells die Schwächen der bis dato verfügbaren Ansätze zu beseitigen, indem sie deren Annahmen unter Berücksichtigung bereits vorliegender Forschungsresultate miteinander kombinierte, um so ein möglichst exaktes Abbild der Verarbeitung von Furchtappellen abzuleiten. Auf Botschaftsebene sind die bereits aus den Vorgängermodellen bekannten Merkmale einer furchterregenden Botschaft – *Schweregrad, Vulnerabilität, Selbstwirksamkeit und Ergebniswirksamkeit* – relevant. Diese tragen zur Einschätzung der wahrgenommenen Bedrohung sowie zur Einschätzung der wahrgenommenen Wirksamkeit durch den Rezipienten bei. Laut Modell bewerten Rezipienten nach Wahrnehmung einer furchterregenden Botschaft in einem ersten Schritt die potenzielle Bedrohung (*Bedrohungseinschätzung*). Wird diese als gering (*Schweregrad*) und/oder irrelevant (*Vulnerabilität*) wahrgenommen, erfolgt keine weitere Verarbeitung der Botschaft und sie bleibt ohne Folgen. Wird die Information jedoch als bedrohlich und relevant für die eigene Person wahrgenommen, resultiert dies in einer emotionalen Reaktion (Furcht, Angst) und führt zur weiteren Verarbeitung der Botschaft. Im nächsten Schritt beurteilen Individuen schließlich die Möglichkeiten zur Bewältigung der Bedrohung (*Bewältigungseinschätzung*), die persönliche Fähigkeit zur Bewältigung durch entsprechendes Handeln (*Selbstwirksamkeit*) sowie die Wirksamkeit der Handlung zur Abwendung der Bedrohung (*Ergebniswirksamkeit*). Dieser zweite Bewertungsprozess bestimmt nun, ob der Furchtappell zu einer Abwehr- oder Schutzmotivation führt. Bei gegebener Bedrohung und gleichzeitig hoher Selbstwirksamkeitseinschätzung wird ein Gefahrenkontrollprozess angestoßen. Dieser begünstigt eine adaptive Änderung des Verhaltens, ausgelöst durch eine *Schutzmotivation* des Individuums. In der Praxis erhöht sich demnach die Chance, dass die in der persuasiven Botschaft vorgeschlagene Verhaltensänderung akzeptiert und umgesetzt wird. Eine als unmöglich bzw. ineffektiv empfundene Verhaltensänderung resultiert in einem *Furchtkontrollprozess*. Dieser begünstigt eine defensive Reaktion gegenüber dem Inhalt der Botschaft und führt zu einer ablehnenden Haltung gegenüber der Information, defensiver Vermeidung und Verdrängung oder auch Reaktanz. Im Extremfall resultiert dies in einer maladaptiven Verhaltensänderung, die entgegengesetzt zur intendierten Verhaltensempfehlung steht.

In der über zwanzigjährigen Geschichte des Modells hat sich ein umfangreicher Bestand an Forschungsarbeiten in verschiedenen Wissenschaftsdisziplinen angesammelt, die sich nicht nur in der theoretischen und methodischen Herangehensweise stark unterscheiden, sondern auch zum Teil widersprüchliche Ergebnisse zur Verarbeitung von Furchtappellen sowie deren Wirkung postulieren. Aus diesem Grund wird immer wieder der Versuch unternommen, die Ergebnisse metaanalytisch aufzubereiten und zusammenzufassen (siehe z.B.: Carey, McDermott & Sarma, 2013; De Hoog, Stroebe & de Wit, 2007; Earl & Albarracín, 2007; Mongeau, 1998; Roberto, 2013; Ruiter, et al., 2014; Tannenbaum et al., 2015; Witte & Allen, 2000). Trotz zum Teil unterschiedlicher Ergebnisse finden sich zumindest richtungsweisende Tendenzen in den Studien; etwa mit Bezug auf die in der Botschaft enthaltene Bedrohung. So scheint für das Auslösen eines Bedrohungsgefühls die potenzielle Betroffenheit (*Vulnerabilität*) wichtiger zu sein als der *Schweregrad*. Im Gegenzug hat eine in der Botschaft enthaltene Wirksamkeitskomponente ein mindestens genauso großes, wenn nicht sogar stärkeres, Wirkungspotenzial als die Bedrohungskomponente. Es wird immer wieder betont, dass der positive Einfluss von Furchtappellen auf das Persuasionsziel durch die Kombination mit hohen Wirksamkeitsbotschaften noch verstärkt wird (Witte & Allen, 2000). Darüber hinaus warnen Studien immer wieder vor den negativen Folgen von Furchtappellen, wie z.B. *Reaktanz*, wenn die präsentierten Informationen zu wenig Wirksamkeit vermitteln (Ruiter, et al., 2014). Einheitlich sind darüber hinaus die Ergebnisse zu den Effektstärken. Demnach haben Furchtappelle eine schwache bis moderate Wirkung auf nachgelagerte Verarbeitungsprozesse sowie Einstellungs- und Verhaltensänderungen (Mongeau, 1998).

Trotz des umfangreichen Forschungsstands verweisen die meisten Studien einstimmig auf den bestehenden Forschungsbedarf – vor allem in Bezug auf verschiedene mediale Vermittlungskanäle und Zielgruppenspezifika sowie die moderierende und mediatisierende Rolle dieser und anderer Drittvariablen. So steht eine abschließende Bewertung der Wirksamkeit von Furchtappellen in Aufklärungs- und Gesundheitskampagnen, trotz intensiver Forschung, weiterhin aus (Popova, 2012). Darüber hinaus stammt ein überwiegender Teil der Untersuchungen aus angloamerikanischen Ländern, weshalb sich die Ergebnisse, etwa aufgrund kultureller, gesellschaftlicher, gesundheitspolitischer oder wirtschaftlicher Spezifika, nicht ohne Weiteres auf andere Länder und Kulturkreise übertragen lassen (siehe hierzu z.B.: Hastall, 2015; Pfister, 2012).

3 Forschungsinteresse

Wie soeben beschrieben, existiert, trotz intensiver Forschungsbemühungen, weiterhin eine inkonsistente und zum Teil widersprüchliche Befundlage. Vor diesem Hintergrund war das Ziel der vorliegenden Studie, die zentralen Annahmen des *EPPM* zu überprüfen und somit einen Beitrag zur Überwindung bestehender Defizite und Unklarheiten zu leisten.

Auf Grundlage des zum Zeitpunkt der Erhebung (Januar bis Februar 2015) aktuellen Themas Ebola und einer potenziellen Möglichkeit zur

Immunisierung durch eine entsprechende Schutzimpfung[1], soll die Studie die Grundannahmen des *EPPM* überprüfen. Zentral ist dabei die Frage, welchen Einfluss die Botschaftsmerkmale *Bedrohung* und *Wirksamkeit* auf die Einstellung gegenüber der Schutzimpfung und den damit zusammenhängenden Intentionen zur Impfung haben.

In Anlehnung an die Annahmen des Modells und die Ergebnisse der vorliegenden Meta-Analysen (siehe oben) sollen folgende Hypothesen geprüft werden:

H1: Je höher die in einer Botschaft enthaltene *Bedrohung*, (a) desto positiver ist die *Einstellung* gegenüber der Impfung und (b) desto stärker ist die *Impfintention.*

H2: Je höher die in einer Botschaft enthaltene *Wirksamkeit*, (a) desto positiver ist die *Einstellung* gegenüber der Impfung und (b) desto größer ist die *Impfintention.*

H3: Eine hohe, durch die Botschaft vermittelte, *Wirksamkeit* hat, im Vergleich zu einer hohen *Bedrohung*, eine stärkere Wirkung auf die (a) *Einstellung* gegenüber der Impfung und die (b) *Impfintention.*

4 Methode, Durchführung & Operationalisierung

Insgesamt konnten durch Rekrutierung im Schneeballverfahren durch Studierende einer deutschen Hochschule insgesamt 447 Personen für die Teilnahme an der Studie gewonnen werden. Das Durchschnittsalter der Teilnehmer lag etwas über 30 Jahren (M = 32,0; SA = 13,29; 64% weiblich). Die Befragten wiesen formal einen relativ hohen Bildungsgrad auf (über 75% der Teilnehmer besaßen eine Hochschulreife oder einen höheren Bildungsabschluss), was mitunter der Rekrutierung durch Studierende geschuldet ist.

1 Ende 2014 veröffentlichte die *Weltgesundheitsorganisation* (*WHO*) ihren ersten Lagebericht zur jüngsten Ebola-Epidemie in Westafrika (WHO, 2014). Nachdem zuerst nur einige Einzelfälle bekannt wurden, stieg die Zahl der Neuinfektionen ab Mitte Juli 2014 drastisch an und erreichte Anfang bis Mitte 2015 ihren Höhepunkt. Bis zu diesem Zeitpunkt wurden über 28.000 Menschen infiziert, mehr als 11.000 davon starben an den Folgen der Infektion. Damit ist die jüngste Ebola-Epidemie mit Abstand die schlimmste seit der Entdeckung der Krankheit im Jahr 1976. Die Bemühungen der betroffenen Länder und die Unterstützung der internationalen Staatengemeinschaft führten schließlich zum gewünschten Erfolg. Ende März 2016 wurde der von der *WHO* ausgerufene internationale Gesundheitsnotstand schließlich für beendet erklärt (WHO, 2016). Angesichts der enormen Ausmaße des jüngsten Ausbruchs wuchs auch der Druck, geeignete Behandlungsmöglichkeiten zu entwickeln. Zum Zeitpunkt der Datenerhebung wurden die ersten klinischen Tests mit einem potenziellen Impfstoff durchgeführt, dessen Verfügbarkeit nicht mehr lange auf sich warten lassen sollte (WHO, 2015).

Im Rahmen eines 2x2 Between-Subject Online-Experiments wurden die Teilnehmer mit je einer von insgesamt vier Versionen einer Stimulus-Seite konfrontiert, welche die Gefahren bzw. Folgen einer Ebola-Infektion sowie die Möglichkeit zum Schutz durch eine Impfung thematisierte. Design und Struktur der Seiten entsprachen denen einer bekannten deutschen Gesundheitsinstitution. Die Texte bestanden aus einer Überschrift und einem kurzen Einleitungstext, der generelle Informationen zum Thema Ebola und den Bemühungen einen passenden Impfstoff zu entwickeln enthielt. Anschließend folgten zwei manipulierte Textblöcke, die die Bedrohung durch eine Ebola-Infektion (niedrig vs. hoch) sowie die Wirksamkeit einer Impfung (niedrig vs. hoch) thematisierten. Am Ende des Textes wurde die Empfehlung ausgesprochen, sich möglichst bald gegen Ebola impfen zu lassen. Alle Texte hatten eine Länge von etwa 470 Wörtern.

Nach Rezeption der manipulierten Seiten wurden die zentralen Konstrukte des *EPPM* (u.a.: wahrgenommene Bedrohung, wahrgenommene Wirksamkeit sowie Einstellung und Verhaltensintention gegenüber einer Ebola-Schutzimpfung) sowie weitere soziodemografische Variablen mittels eines Online-Fragebogens erfasst.

Die *wahrgenommene Bedrohung* durch Ebola und die *wahrgenommene Wirksamkeit* der Schutzimpfung wurden in Anlehnung an Witte (1994) mit jeweils sechs Items auf einer fünfstufigen Likert-Skala (1 = stimme überhaupt nicht zu; 5 = stimme voll und ganz zu) erhoben. Items zur Messung der *wahrgenommenen Bedrohung* erfassten den *wahrgenommenen Schweregrad* („Ich denke, Ebola ist eine gravierende Krankheit") und die *wahrgenommene Vulnerabilität* („Ich halte es für möglich, dass ich mich mit Ebola infiziere"; M = 2,56; SA = 0,56; α = .66). Die Items zur Messung der *wahrgenommenen Wirksamkeit* erfassten das Selbstwirksamkeitsempfinden der Teilnehmer („Ich kann mich problemlos impfen lassen, um einer Ebola-Infektion vorzubeugen") als auch ihre Vorstellungen bezüglich der Ergebniswirksamkeit („Wenn ich mich impfen lasse, sinkt das Risiko, dass ich mich mit Ebola infiziere"; M = 3,11; SA = 0,90; α = .79).

Die *Einstellung* gegenüber der empfohlenen Schutzimpfung wurde, wie auch in anderen Untersuchungen zum *EPPM,* in Anlehnung an die *TPB* (Ajzen, 1991) gemessen. Die sechs Items des siebenstufigen semantischen Differentials erfassten die Bewertung der Schutzimpfung durch die Teilnehmer, z.B. „schlecht – gut" oder „vorteilhaft – nicht vorteilhaft" (M = 4,04; SA = 1,25; α = .90). Die *Intention* zur Impfung wurde ebenfalls in Anlehnung an die *TPB* durch drei Items auf einer siebenstufigen Likert-Skala (1 = stimme überhaupt nicht zu; 7 = stimme voll und ganz zu) abgefragt ($M = 2{,}05$; $SA = 1{,}40$; $\alpha = .95$).

5 Ergebnisse

Der Treatment-Check bestätigte, dass sich die Gruppen in intendierter Weise hinsichtlich der Wahrnehmung der Bedrohung (niedrig: $M_{N1} = 2{,}73$; $M_{N2} = 2{,}81$; hoch: $M_{H1} = 3{,}16$; $M_{H2} = 3.23$) sowie der Wirksamkeit (niedrig: $M_{N1} = 2{,}84$; $M_{N2} = 2{,}92$; hoch: $M_{H1} = 3{,}38$; $M_{H2} = 3{,}52$) signifikant voneinander unterscheiden [Bedrohung: $F(3, 443) = 24{,}63$; $p < .001$; Wirksamkeit: $F(3, 443) = 12{,}46$; $p < .001$].

Um zu prüfen, ob die Botschaftsmerkmale (Bedrohung und Wirksamkeit) einen Einfluss auf die Einstellung gegenüber der vorgeschlagenen Ebola-Schutzimpfung ausüben, wurden Varianzanalysen durchgeführt. In Bezug auf die wahrgenommene Bedrohung zeigen die Daten einen signifikanten Einfluss auf die Einstellung [$F(28, 418) = 1{,}88$; $p = .01$; $\eta^2 = .11$]. Darüber hinaus kann ein positiver Einfluss der wahrgenommenen Wirksamkeit auf die Einstellung der Teilnehmer festgestellt werden [$F(16, 430) = 7{,}63$; $p < .001$; $\eta^2 = .22$]; Hypothese 1(a) und 2(a) werden somit bestätigt. Der direkte Vergleich der Effektstärken zeigt, dass sich die wahrgenommene Wirksamkeit stärker auf die Einstellung gegenüber der Ebola-Schutzimpfung auswirkt als die wahrgenommene Bedrohung. Demzufolge kommt der Wirksamkeit eines empfohlenen gesundheitsrelevanten Handelns in gesundheitskommunikativen Maßnahmen eine größere Bedeutung zu, als der Betonung der Bedrohung, wodurch Hypothese 3(a) bestätigt wird.

Da die Daten zur Intention rechtsschief verteilt sind, die Teilnehmer sich also tendenziell eher nicht impfen lassen würden, wurden durch Teilung am Mittelwert zwei Gruppen mit sehr geringer und höherer Impfintention gebildet. Anschließend wurden die Gruppen durch Mittelwertvergleiche auf Unterschiede hinsichtlich der wahrgenommenen Bedrohung und wahrgenommenen Wirksamkeit geprüft. Es zeigt sich, dass in der Gruppe der Personen mit höherer Impfintention sowohl das Niveau der wahrgenommenen Bedrohung ($M_{niedrig} = 2{,}84$; $SA = 0.56$; $M_{hoch} = 3{,}21$; $SA = 0.53$) als auch der wahrgenommen Wirksamkeit ($M_{niedrig} = 2{,}91$; $SA = 1{,}05$; $M_{hoch} = 3{,}51$; $SA = 0.91$) signifikant höher ist, als in der Gruppe der Personen mit geringer Impfintention [Bedrohung: $t(445) = -6;93$; $p < .001$; $d = .66$; Wirksamkeit: $t(445) = -6{,}29$; $p < .001$; $d = .60$].

Hypothese 1(b) und 2(b) werden somit bestätigt. Der direkte Vergleich der Effektstärken zeigt jedoch einen marginal stärkeren Einfluss der Bedrohung gegenüber der Wirksamkeit, wodurch Hypothese 3(b) widerlegt wird.

Abbildung 1: Einstellung und Intention (inkl. Fehlerbalken) nach Stimulus-Seiten

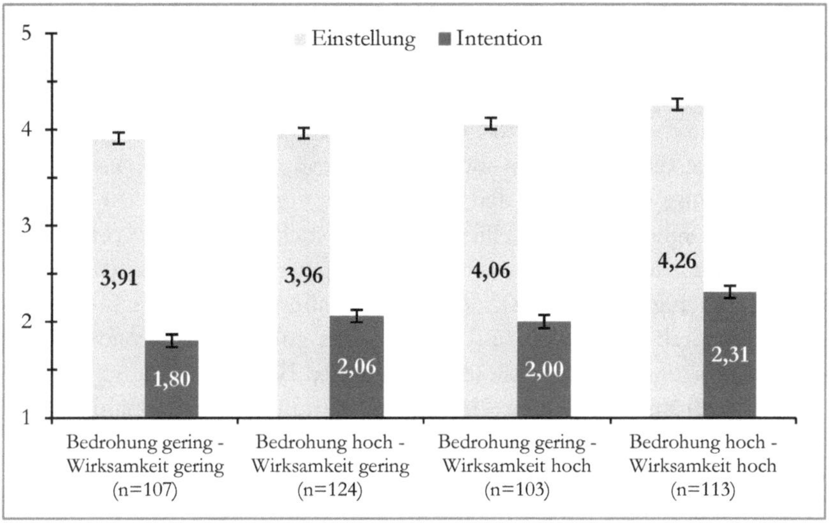

6 Fazit

Die Ergebnisse der vorliegenden Untersuchung bestätigen im Kern die Grundannahmen des *EPPM*. Hinsichtlich der zentralen Modellkomponenten, wahrgenommene Bedrohung und wahrgenommene Wirksamkeit, konnte für beide Faktoren ein signifikant positiver Einfluss auf gesundheitsrelevante Einstellungen und Intentionen nachgewiesen werden. Während die wahrgenommene Wirksamkeit im Vergleich mit der wahrgenommenen Bedrohung einen stärkeren Einfluss auf die Einstellungen gegenüber der untersuchten Ebola-Schutzimpfung hatte, nivelliert sich der Unterschied hinsichtlich der Impfintentionen. Insgesamt hatte eine Kombination aus beiden Botschaftsmerkmalen (hoch) den größten Effekt auf Einstellungen und Intentionen und bestätigt damit den Tenor der bis dato vorliegenden Ergebnisse anderer Analysen (siehe hierzu die Meta-Analyse von Peters, Ruiter & Kok, 2013).

Limitationen hinsichtlich der Generalisierbarkeit der Ergebnisse ergeben sich zum einen aus der Zusammensetzung der vorwiegend jungen und hoch gebildeten Stichprobe. Darüber hinaus ist die zu vermutende geringe Relevanz des untersuchten Themas für die Zielgruppe kritisch zu sehen, da hierdurch die wahrgenommene Bedrohung (insbesondere in Bezug auf die Vulnerabilität) deutlich hinter anderen Themen zurückbleibt. Dies zeigt sich vor allem in den stark unterschiedlichen Einstellungen und Intentionen in Bezug auf die Schutzimpfung. Vor diesem Hintergrund müssten Folgeuntersuchungen prüfen, ob die festgestellten Effekte auch für andere Themen repliziert werden können. Weiterhin wäre es wünschenswert, wenn Folgestudien das Modell im gesamten und insbesondere die Interaktion zwischen Bedrohungs- und Wirksamkeitswahrnehmung, etwa durch den Einsatz von strukturprüfenden Verfahren (Strukturgleichungsmodellierung), untersuchen. Da die vorliegende Untersuchung jedoch bisher eine der wenigen Studien zum *EPPM* im deutschsprachigen Raum ist, leistet sie insbesondere hinsichtlich der Übertragbarkeit der Skalen und des Modells auf nicht anglo-amerikanische Sprach- und Kulturkreise einen wichtigen Beitrag.

Für die Gestaltung entsprechender Kommunikationsmaßnahmen liefert die vorliegende Studie verschiedene Implikationen. Wenngleich sowohl Bedrohung als auch Wirksamkeit alleine eine Wirkung auf die Einstellungen und Verhaltensintentionen der Teilnehmer hatten, erscheint es am effizientesten, wenn beide Faktoren in einer Botschaft integriert werden. Dennoch ist Vorsicht geboten: Sowohl bei der Vermittlung von Wirksamkeit in Bezug auf ein Gesundheitsrisiko als auch bei der Bedrohung gibt es zumindest potenziell kritische Punkte, die bei der Gestaltung zu berücksichtigen sind. Sowohl ein zu hohes Maß an Wirksamkeit als auch eine zu starke Bedrohung bergen das potenzielle Risiko, ab einem gewissen Punkt unerwünschte Reaktanz-Reaktionen (z.B. die Vermeidung der Botschaft oder das Herunterspielen von Informationen) auszulösen (Dillard & Shen, 2005). An dieser Stelle sei auch auf die Bedeutung einer genauen Zielgruppendefinition und -analyse *vor* und *während* der Gestaltung und Implementierung einer Kampagne verwiesen. Darüber hinaus sollte verstärkt auf eine angemessene und systematische Evaluation der Kampagnen und deren Bestandteile geachtet werden (Valente & Patchareeya, 2013). In der Praxis finden Evaluationen in den meisten Fällen, wenn überhaupt, nur oberflächlich statt (Schneider Stingelin, 2014). Gerade hinsichtlich der Planung und Evaluation von Kampagnen wären deshalb eine engere Verzahnung und Zusammenarbeit von Wissenschaft und Praxis wünschenswert.

Literaturverzeichnis

Ajzen, I. (1991). The Theory of Planned Behavior. *Organizational Behavior and Human Decision Processes, 50*(2), 179–211.

Carey, R. N., McDermott, D. T., & Sarma, K. M. (2013). The Impact of Threat Appeals on Fear Arousal and Driver Behavior: A Meta-Analysis of Experimental Research 1990–2011. *PLoS ONE, 8*(5), e62821.

De Hoog, N., Stroebe, W., & de Wit, J. B. (2007). The Impact of Vulnerability to and Severity of a Health Risk on Processing and Acceptance of Fear-Arousing Communications: A Meta-Analysis. *Review of General Psychology, 11*(3), 258–285.

Dillard, J. P., & Shen, L. (2005). On the Nature of Reactance and its Role in Persuasive Health Communication. *Communication Monographs, 72*(2), 144–168.

Earl, A., & Albarracín, D. (2007). Nature, Decay, and Spiraling of the Effects of Fear-Inducing Arguments and HIV Counseling and Testing: A Meta-Analysis of the Short- and Long-Term Outcomes of HIV-Prevention Interventions. *Health Psychology, 26*(4), 496–506.

Fromm, B., Baumann, E., & Lampert, C. (2011). *Gesundheitskommunikation und Medien.* Stuttgart: Kohlhammer.

Grodke-Bried, L., & Ort, A. (2016). Kommunikationsmaßnahmen im Gesundheitsbereich. In: D. Schlütz & G. Zurstiege (Hrsg.), *Sozialität und Werbung* (S. 172-186). Köln: Halem.

Hastall, M. R. (2015). Wirkung von Furchtappellen in der Werbung. In: G. Siegert, W. Wirth, J. A. Lischka & P. Weber (Hrsg.), *Handbuch Werbeforschung* (S. 493–513). Wiesbaden: Springer VS.

Hovland, C. I., Janis, I. L., & Kelley, H. H. (1953). *Communication and Persuasion; Psychological Studies of Opinion Change.* New Haven, CT: Yale University Press.

Janis, I. L., & Feshbach, S. (1953). Effects of Fear-Arousing Communications. *The Journal of Abnormal and Social Psychology, 48*(1), 78.

Maloney, E. K., Lapinski, M. K., & Witte, K. (2011). Fear Appeals and Persuasion: A Review and Update of the Extended Parallel Process Model. *Social and Personality Psychology Compass, 5*(4), 206–219.

Meitz, T. G. K., Ort, A., Kalch, A., Zipfel, S., & Zurstiege, G. (2016). Source does Matter: Contextual Effects on Online Media-Embedded Health Campaigns against Childhood Obesity. *Computers in Human Behavior, 60*, 565–574.

Miller, G. R. (1963). Studies on the Use of Fear Appeals: A Summary and Analysis. *Central States Speech Journal, 14*, 117–124.

Mongeau, P. A. (1998). Another Look at Fear-Arousing Persuasive Appeals. In: M. Allen & R. W. Preiss (Hrsg.), *Persuasion: Advances through Meta-Analysis* (S. 53–68). Cresskill: Hampton Press.

Neurauter, M. (2005). *Who is Afraid of Fear Appeals?* Dissertation, Institut für Sprachen und Literaturen der Universität Innsbruck, Innsbruck.

Peters, G.-J. Y., Ruiter, R. A., & Kok, G. (2013). Threatening Communication: A Critical Re-Analysis and a Revised Meta-Analytic Test of Fear Appeal Theory. *Health Psychology Review, 7*(sup1), 8–31..

Petty, R. E., & Cacioppo, J. T. (1986). The Elaboration Likelihood Model of Persuasion. *Advances in Experimental Social Psychology, 19*, 124–181.

Pfister, T. (2012). *Mit Fallbeispielen und Furchtappellen zu erfolgreichen Gesundheitsbotschaften?* Dissertation, Ludwig-Maximilians-Universität München. Abgerufen von http://edoc.ub.uni-muenchen.de/14178/1/Pfister_Tanja.pdf (18.11.2015).

Popova, L. (2012). The Extended Parallel Process Model: Illuminating the Gaps in Research. *Health Education & Behavior, 39*(4), 455–473.

Porter, L., & Golan, G. J. (2006). From Subservient Chickens to Brawny Men: A Comparison of Viral Advertising to Television Advertising. *Journal of Interactive Advertising, 6*(2), 30–38.

Roberto, A. J. (2013). The Extended Parallel Process Model: Two Decades Later [Special Issue]. *Health Communication, 28*(1).

Rogers, R. W. (1975). A Protection Motivation Theory of Fear Appeals and Attitude Change. *Journal of Psychology, 91*(1), 93–114.

Rosenstock, I. M. (1960). What Research in Motivation Suggests for Public Health. *American Journal of Public Health and the Nations Health, 50*(3 Pt 1), 295–302.

Ruiter, R. A. C., Kessels, L. T. E., Peters, G.-J. Y., & Kok, G. (2014). Sixty Years of Fear Appeal Research: Current State of the Evidence. *International Journal of Psychology, 49*(2), 63–70.

Schneider Stingelin, C. (2014). *Gesundheitskampagnen in der Schweiz: Integriertes Kampagnenmanagement mit theoretischer Fundierung und Evaluation.* Konstanz: UVK.

Tannenbaum, M. B., Hepler, J., Zimmerman, R. S., Saul, L., Jacobs, S., Wilson, K., & Albarracín, D. (2015). Appealing to Fear: A Meta-Analysis of Fear Appeal Effectiveness and Theories. *Psychological Bulletin, 141*(6), 1178–1204.

Valente, T. W., & Patchareeya, K. P. (2013). Evaluating Communication Campaigns. In: R. E. Rice & C. K. Atkin (Hrsg.), *Public Communication Campaigns* (4. Aufl., S. 83–97). Thousand Oaks, London, New Delhi: SAGE.

WHO (2014). *Ebola Response Roadmap Situation Report 1.* Abgerufen von http://apps.who.int/iris/bitstream/10665/131974/1/roadmapsitrep1_eng.pdf?ua=1 (30.05.2015).

WHO (2015). *World on the Verge of an Effective Ebola Vaccine.* Abgerufen von http://www.who.int/mediacentre/news/releases/2015/effective-ebola-vaccine/en/# (31.07.2015).

WHO (2016). *Statement on the 9th Meeting of the IHR Emergency Committee regarding the Ebola Outbreak in West Africa - 29 March 2016.* Abgerufen von http://www.who.int/mediacentre/news/statements/2016/end-of-ebola-pheic/en/ (30.03.2016).

Witte, K. (1992). Putting the Fear Back into Fear Appeals: The Extended Parallel Process Model. *Communications Monographs, 59*(4), 329–349.

Witte, K. (1994). Fear Control and Danger Control: A Test of the Extended Parallel Process Model (EPPM). *Communication Monographs, 61*(2), 113–134.

Witte, K., & Allen, M. (2000). A Meta-Analysis of Fear Appeals: Implications for Effective Public Health Campaigns. *Health Education & Behavior, 27*(5), 591–615.

Jascha Wiehn, Jana Männel, Constanze Rossmann & Cornelia Betsch

Entwicklung evidenzbasierter Gesundheitsbotschaften: Zur Identifikation elterlicher MMR-Impfdeterminanten [1]

1 Einleitung

Obwohl Schutzimpfungen nachweislich zu den effektivsten Präventivmaßnahmen gehören (Andre et al., 2008), wird dieses – in Deutschland kostenfreie[2] – Angebot nicht von allen Menschen gleichermaßen in Anspruch genommen. Durch die daraus entstehenden Impflücken kommt es immer wieder zu Ausbrüchen innerhalb unzureichend geimpfter Populationen bzw. Regionen, so auch im Falle der hochansteckenden Masernviren (RKI, 2015a). Gesundheitsinstitutionen wie etwa die Bundeszentrale für gesundheitliche Aufklärung (BZgA) setzen daher häufig massenmediale Kommunikationskampagnen ein, um die Impfraten zu steigern. Auf diesem Weg sollen mit vergleichsweise geringen Ressourcen relativ große Teile der Bevölkerung erreicht werden (Obregon & Waisbord, 2012). Allerdings wird die Wirksamkeit von Gesundheitskampagnen gerade in Bezug auf Verhaltens- und Einstellungsänderungen häufig infrage gestellt, da diese aufgrund ihrer breiten Ausrichtung eher einen „one-size-fits-all" Ansatz verfolgen, anstatt auf konkrete Impfhindernisse in spezifischen Zielgruppen eingehen zu können (Silk, Atkin & Salmon, 2011; Snyder & Hamilton, 2002). Die vorliegende Studie identifiziert daher wesentliche Determinanten der elterlichen Intention, das eigene Kind gegen Masern, Mumps und Röteln (*MMR*) impfen zu lassen, um damit eine Evidenzbasis für die Entwicklung zukünftiger Kampagnen zu schaffen. Darauf basierend lassen sich Kommunikationsmaßnahmen ableiten, die zur Erhöhung der Masernimpfquoten beitragen können.

---

1 Diese Studie wurde im Rahmen der Projektstudienphase der Studierenden Tanja Bächle, Peter Benkoff, Alexander Fink, Lukas Fricke, Thea Heun, Isabell Hoffmann, Jana Männel und Jascha Wiehn durchgeführt. Die Arbeit wurde von Prof. Dr. Constanze Rossmann und PD Dr. Cornelia Betsch betreut.

2 In Deutschland sind die gesetzlichen Krankenkassen zur Kostenübernahme aller durch den Gemeinsamen Bundesausschuss (G-BA) festgelegten Impfungen verpflichtet (§ 20d Gesetz zur Stärkung des Wettbewerbs in der gesetzlichen Krankenversicherung).

2 Theoriebasierte Gesundheitskampagnen

Der Begriff *Gesundheitskampagne* beschreibt

> *„1) die Konzeption, Durchführung und Kontrolle von 2) systematischen und zielgerichteten 3) Kommunikationsaktivitäten zur 4) Förderung von Problembewusstsein und Beeinflussung von Einstellungen und Verhaltensweisen gewisser 5) Zielgruppen in Bezug auf 6) soziale Ideen, Aufgaben oder Praktiken, und zwar im 7) positiven d.h. gesellschaftlich erwünschten Sinn“* (Bonfadelli & Friemel, 2010, S. 16).

Zentral für die Entwicklung effektiver Kampagnen ist eine theoriegeleitete und evidenzbasierte Kampagnenplanung, die Erkenntnisse unterschiedlicher sozialwissenschaftlicher Disziplinen einbezieht (etwa Psychologie, Soziologie, Kommunikationswissenschaft) und zielgruppenspezifisch vorgeht (Michie et al., 2014; Rossmann, 2015).

3 Theory of Planned Behavior und Impfintention

Um Gesundheitskampagnen evidenzbasiert und zielgruppengerecht zu gestalten, wird häufig auf die *Theory of Planned Behavior* (*TPB*; Ajzen 1985) zurückgegriffen (Painter et al., 2008). Dies lässt sich unter anderem auf die starke empirische Befundlage zur Erklärungskraft der Theorie für die unterschiedlichsten Gesundheitsverhaltensweisen zurückführen (vgl. Rossmann, 2011).

Die *TPB* postuliert, dass Verhalten (z.B. Impfen) unmittelbar durch die Verhaltensabsicht (Intention) bestimmt wird (Ajzen & Fishbein, 1980). Die Intention ergibt sich wiederum aus einem Zusammenspiel der Konstrukte Einstellung (negative oder positive Bewertung des Impfens), subjektive Norm (wahrgenommene Bewertung des Impfens durch die Umwelt und die Wichtigkeit, die man dieser Bewertung beimisst) und wahrgenommene Verhaltenskontrolle (wahrgenommene Fähigkeiten und Ressourcen, sich impfen zu lassen). Diese Konstrukte werden ihrerseits durch diesen vorgelagerte verhaltens-, norm- und kontrollspezifische Vorstellungen beeinflusst.

Um die *TPB* sinnvoll auf den Impfkontext übertragen zu können, sind einige Änderungen des Modells notwendig (siehe Abbildung 1). So dürfte bei diesem Thema nicht nur die subjektive Norm eine Rolle spielen, sondern auch die soziale Norm (empfundener sozialer Druck, eine Impfung durchführen zu lassen), weshalb diese mit aufgenommen wurde. Zusätzlich wurden aus der einschlägigen Literatur einige verhaltensrelevante Hintergrundfaktoren abgeleitet, welche sich auf die verhaltens-, norm- und kontrollspezifischen Vorstellungen auswirken können (vgl. im Überblick Brown et al., 2010; Kriwy, 2007). Hierzu zählen soziodemographische Merkmale, Lebensführung (Otte, 2004), interpersonale Kommunikation, Mediennutzung, Risikowahrnehmung, Wissen, Vertrauen in das Gesundheitssystem und vergangenes *MMR*-Impfverhalten beim eigenen Kind.

Abbildung 1: Modell zur Erklärung elterlicher MMR-Impfintention

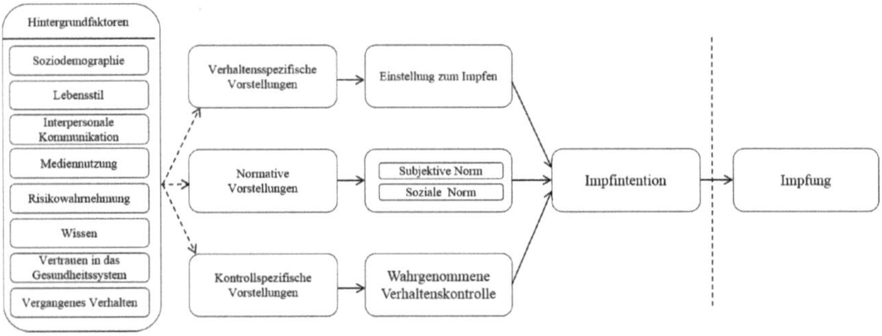

Anmerkung: Die Modifikationen der *Theory of Planned Behavior* wurden in Anlehnung an Ajzen (2005, S. 126) vorgenommen.

Das modifizierte *TPB*-Modell in Abbildung 1 dient als Grundlage, um die verhaltensrelevanten Determinanten der elterlichen Impfintention zu identifizieren. Konkret werden die folgenden Forschungsfragen untersucht:

FF1: Welche der Primärdeterminanten (Einstellung, subjektive Norm, soziale Norm oder wahrgenommene Verhaltenskontrolle) beeinflusst die Impfintention am stärksten?

FF2: Welche verhaltens-, norm- und kontrollspezifischen Vorstellungen über die *MMR*-Impfung beeinflussen die jeweils nachgelagerten Modellkomponenten (Einstellung, subjektive Norm, soziale Norm und wahrgenommene Verhaltenskontrolle) am stärksten?

FF3: Welche Hintergrundfaktoren beeinflussen die verhaltens-, norm- und kontrollspezifischen Vorstellungen am stärksten?

Die Beantwortung dieser Forschungsfragen erlaubt es, die für eine Verhaltensänderung – und damit für eine Kampagnengestaltung – relevanten Konstrukte zu identifizieren.

4 Methode

4.1 Qualitative Vorstudie

In Einklang mit Ajzens (2006) Empfehlungen zur Konstruktion eines *TPB*-Fragebogens wurden vor der Hauptbefragung zunächst qualitative Interviews durchgeführt. Ziel der Vorstudie war es, die entscheidenden verhaltens-, norm- und kontrollspezifischen Vorstellungen zu identifizieren und operationalisierbar zu machen. Hierfür wurden insgesamt 22 Leitfadeninterviews durchgeführt. Da es vornehmlich Mütter sind, die gesundheitsrelevante Entscheidungen für ihre Kinder treffen (Ranji & Salganicoff, 2014), wurden Mütter (n = 15) im Vergleich zu Vätern (n = 7) in der Stichprobe überproportional repräsentiert. Die persönlichen Interviews wurden schriftlich transkribiert, kategorisiert und schließlich zusammengefasst.

Im Hinblick auf die als relevant wahrgenommenen Verhaltenskonsequenzen (verhaltensspezifische Vorstellungen) zeigte sich, dass vor allem die Angst vor der Überforderung des Immunsystems durch den *MMR*-Kombinationsimpfstoff und der Schutz vor Infektionskrankheiten eine Rolle spielen. Als normative Bezugspersonen (normspezifische Vorstellungen) wurden insbesondere (Kinder-)Ärzte, (Ehe-)Partner, sowie die eigenen Eltern genannt. Im Hinblick auf mögliche erleichternde bzw. hemmende äußere Faktoren (kontrollspezifische Vorstellungen) nannten die Interviewten vor allem die Praxisöffnungszeiten, die räumliche Nähe und die Vertrauenswürdigkeit der behandelnden (Kinder-)Ärzte.

4.2 Quantitative Befragung

Die Hauptstudie basiert auf einer quantitativen, schriftlichen Querschnittsbefragung. Das hierfür benötigte Messinstrument wurde ebenfalls in Anlehnung an Ajzens (2006) Empfehlungen erstellt. So wurden die *TPB*-Konstrukte mit geschlossen formulierten Items, siebenstufigen-bipolaren Likert-Skalen und verbalen Ausprägungen erfasst: Die Intention, das eigene Kind gegen *MMR* impfen zu lassen, wurde mit einem hypothetisch formulierten Einzelitem („Stellen Sie sich vor, Sie haben ein ungeimpftes Kind und es stehen zwei *MMR*-Impfungen an. Würden Sie diese durchführen lassen?") auf einer siebenstufigen Antwortskala von 1 „nein, auf keinen Fall" bis 7 „ja, auf jeden Fall" gemessen (M = 6,12; SA

= 1,62). Die Einstellung gegenüber der MMR-Impfung wurde mit einem semantischen Differenzial bestehend aus drei instrumentellen (z.B. „schädlich“ vs. „nützlich“) und drei erfahrungsbezogenen (z.B. „unangenehm“ vs. „angenehm“) Adjektivpaaren erfasst (M = 5,57; SA = 1,48; α = .85). Die Abfrage der subjektiven Norm erfolgte mit einem Item zur deskriptiven und zwei Items zur injunktiven Norm. Das Item zur deskriptiven Norm („Die meisten Menschen, deren Meinung mir wichtig ist, lassen ihr[e] Kind[er] gegen *MMR* impfen“) wurde auf einer siebenstufigen Antwortskala von 1 „trifft überhaupt nicht zu“ bis 7 „trifft voll und ganz zu“ gemessen (M = 5,66; SA = 1,66). Die zwei Items zur injunktiven Norm (z.B. „Die meisten Menschen, deren Meinung mir wichtig ist, denken, ich sollte mein Kind gegen *MMR* impfen lassen“) wurden auf derselben siebenstufige Antwortskala gemessen (M = 5,30; SA = 1,52; α = .80). Entsprechend wurde die soziale Norm operationalisiert (deskriptiv: „Die Mehrheit der Gesellschaft impft das eigene Kind gegen *MMR*“; injunktiv: „Die Mehrheit der Gesellschaft denkt, man sollte das eigene Kind gegen *MMR* impfen lassen“; M = 5,34; SA = 1,10; α = .87). Die wahrgenommene Verhaltenskontrolle wurde aufgrund zu geringer Reliabilität (α = .21) lediglich durch ein Einzelitem zur wahrgenommenen eigenen Fähigkeit („Wenn ich wollte, könnte ich mein Kind problemlos gegen *MMR* impfen lassen“) (M = 6,56; SA = 1,21) erfasst.

Die verhaltens-, norm- und kontrollspezifischen Vorstellungen wurden aus den Ergebnissen der qualitativen Vorstudie abgeleitet und analog zu den anderen Konstrukten mit Likert-Skalen erfasst. Für die Operationalisierung der Hintergrundfaktoren wurde auf bestehende Skalen zurückgegriffen, die – sofern nötig – an den Impfkontext angepasst wurden (Lebensstil, vgl. Otte 2013; 2004; interpersonale Kommunikation, vgl. Metag, 2013; Risikowahrnehmung, vgl. Betsch & Wicker, 2014; Wissen, vgl. Zingg & Siegrist, 2012; weitere Merkmale: Soziodemographie, Mediennutzung, Vertrauen in das Gesundheitssystem und vergangenes Verhalten).

Aufgrund der altersbezogenen Impfempfehlungen der Ständigen Impfkommission (STIKO)[3] wurden Eltern mit Kindern im Alter zwischen 0 und 7 Jahre(n), bei welchen die Impfentscheidung nicht allzu weit zurückliegt, als zu erreichende Zielgruppe identifiziert. Da ein Großteil der vier- bis sechsjährigen Kinder in Deutschland einen Kinder-

3 Dem aktuellen Impfkalender der STIKO zufolge (RKI, 2015b), sollen Kinder im Alter von 11 bis 14 Monaten die erste und zwischen 15 und 23 Monaten die zweite MMR-Impfdosis erhalten, um so eine nahezu vollständige Immunisierung aufzuweisen.

garten besucht (Konrad, 2012), eignen sich Kindertagesstätten als Rekrutierungsorte, um möglichst viele Erziehungsberechtigte bei der Stichprobenziehung zu berücksichtigen. Um gesicherte Aussagen über nicht-impfende Eltern treffen zu können, war es notwendig, einen ausreichend großen Anteil der Gruppe mit in die Stichprobe aufzunehmen.

Im deutschlandweiten Vergleich zeigt sich, dass Baden-Württemberg relativ geringe Masernimpfquoten aufweist[4]. Da zudem die Raten innerhalb Baden-Württembergs stark variieren (vgl. Landesgesundheitsamt Baden-Württemberg, 2014), fand die Erhebung in vier Stadt- und Landkreisen (Stuttgart, Freiburg, Konstanz und Ravensburg) mit vergleichsweise niedrigen Impfquoten statt. Basierend auf Listen aller Kindertagesstätten wurden 56 Kindergärten aus diesen Kreisen per Zufallsverfahren ausgewählt. Einschlusskriterium war somit die Unterbringung der eigenen Kinder in einer Kindertagesstätte innerhalb der ausgewählten Kreise. Während der Feldphase wurden 1.203 Fragebögen persönlich an Eltern ausgehändigt, wovon insgesamt 612 Fragebögen ausgefüllt zurückgegeben wurden (Rücklauf 51%). Aufgrund unvollständig ausgefüllter Fragebögen oder des zu hohen Alters der Kinder (> 8 Jahre) wurden weitere 49 Fragebögen ausgeschlossen, wodurch sich ein bereinigter Datensatz von 563 Probanden ergab.

5 Ergebnisse

Mit den im Fragebogen erhobenen Konstrukten wurden multivariate Regressionsanalysen durchgeführt. Dies ermöglichte es, die Determinanten zu identifizieren, welche den stärksten Einfluss auf die elterliche *MMR*-Impfentscheidung haben. Gemäß den Forschungsfragen, wurden zunächst die durch die *TPB* gegebenen Konstrukte Einstellung, subjektive Norm, soziale Norm und wahrgenommene Verhaltenskontrolle als Einflussvariablen für die Impfintention untersucht. 68% der Varianz lassen sich durch die vier Primärdeterminanten erklären ($R^2 = .68$, $F(4,538) = 284.25$; $p < .001$). Den stärksten Einfluss hat dabei das Konstrukt der

4 Die Erfassung der Impfquoten erfolgt in Deutschland durch den Schulärztlichen Dienst. Im Rahmen dieser Schuleingangsuntersuchungen im Jahr 2013 wurde festgestellt, dass in Deutschland 92,6% der Kinder mit vorgelegtem Impfausweis einen vollständigen Impfschutz gegen Masern (mindestens zwei injizierte Impfdosen) vorweisen konnten (Stand: März 2015; RKI, 2015c). Dagegen lag die Rate in Baden-Württemberg bei lediglich 88,8% (ebd.).

Einstellung (ß = .70; p < .001). Je positiver die Einstellung gegenüber der *MMR*-Impfung ist, desto höher ist auch die Intention, diese durchführen zu lassen. Den zweitgrößten Einfluss (ß = .12; p < .001 weist die wahrgenommene Verhaltenskontrolle auf), d. h. je eher sich Eltern in der Lage sehen, ihr Kind impfen zu lassen, desto eher haben sie auch vor, das zu tun.

Auch die subjektive und soziale Norm hängen signifikant mit der Impfintention zusammen. Die subjektive Norm korreliert dabei positiv mit der Impfintention (ß = .10; p < .001). Je eher wahrgenommen wird, dass die relevante persönliche soziale Umwelt ihre Kinder impft bzw. denkt, man solle sein Kind impfen, desto höher ist auch die Impfintention. Der Zusammenhang zwischen Impfintention und sozialer Norm ist hingegen negativ (ß = -.10; p < .001). Die Impfintention ist demnach umso niedriger, je eher wahrgenommen wird, dass viele Mitglieder der Gesellschaft ihre Kinder impfen lassen bzw. denken, man solle sie impfen lassen. Demnach weisen Personen, die eine hohe Durchimpfung in der Gesellschaft vermuten, selbst eine niedrigere Impfintention auf. Dies lässt sich möglicherweise auf einen „Trittbrettfahrer-Effekt" zurückführen (vgl. Betsch, Böhm & Korn, 2013; Bauch, Bhattacharyya & Ball, 2010). Dieser kann auftreten, wenn das Vorherrschen von Herdenimmunität, also der Tatsache, dass Krankheiten in einer ausreichend geimpften Gesellschaft nicht übertragen werden und so einzelne ungeimpfte Individuen durch die Impfung der anderen mitgeschützt sind, ausgenutzt wird.

In einem weiteren Schritt wurde die Wirkung der einstellungs-, norm- und kontrollspezifischen Vorstellungen auf die Primärdeterminanten untersucht. Zunächst wurde mit einer linearen Regression der Einfluss der verhaltensspezifischen Vorstellungen auf die Einstellung ermittelt. Diese erklärten 51% der Varianz (F(9,471) = 54,69; p < .001)[5]. Es zeigt sich, dass der Schutz vor einer Erkrankung (ß = .33; p < .001) und die potenzielle Ausrottung der Krankheiten (ß = .12; p = .005) bei Eltern mit positiver Impfeinstellung eine besonders große Rolle spielen. Sind Eltern also davon überzeugt, dass Impfen schützt und zur Ausrottung beitragen kann, bewerten sie die Impfung auch besser. Umgekehrt ist die Einstellung zur Impfung negativer, wenn starke Nebenwirkungen, wie z.B. Hirnschäden (ß = -.21; p < .001) oder Allergien (ß = -.29; p < .001),

5 Zusätzlich erhobene Variablen der verhaltensspezifischen Vorstellungen waren der Ausrottungsgedanke (ß = .12; p = .005), Fieber (ß = .11; p = .004), Schädigung des Immunsystems (ß = -.18; p < .001), Kindstod (ß = .16; p = .003), Autismus (ß = .09; p = .211), und Krebs (ß = -.01; p = .879).

durch eine Impfung erwartet werden. Um herauszufinden, welche normspezifischen Vorstellungen sich am stärksten auf den Normbereich auswirken, wurde erneut eine lineare Regression gerechnet. Über ein Drittel der Varianz der subjektiven Norm lässt sich durch die Normvorstellungen erklären ($R^2 = .36$; $F(8,93) = 6.65$; $p < .001$,)[6]. Den größten Einfluss haben dabei die Meinung des behandelnden (Kinder-)Arztes (ß = .23, p = .039) und die der eigenen Eltern (ß = .25; p = .020). Die kontrollspezifischen Vorstellungen erklären insgesamt 21% der Varianz der wahrgenommenen Verhaltenskontrolle ($R^2 = .21$; $F(16,433) = 7,22$; $p <.001$)[7]. Dabei spielen vor allem schlechte Impferfahrungen aus dem Umfeld (ß = -.24, p < .001), negative Berichte aus dem Internet (ß = -.20; p < .001) und die Öffnungszeiten des behandelnden Arztes (ß = -.14; p < .01) eine Rolle.

Um zu überprüfen, welchen Einfluss die Hintergrundfaktoren auf die oben genannten Zusammenhänge haben, wurden in einem nächsten Schritt hierarchische Regressionen gerechnet. Das Gesamtmodell erklärt 77% der Varianz in der Impfintention ($R^2 = .77$; $F(24,394) = 55.982$); p < .001), durch Hinzunahme der Hintergrundfaktoren konnten also zusätzliche 9% der Varianz erklärt werden. Auch hier bleibt die Einstellung die wichtigste Determinante (ß = .53; p < .001), gefolgt von der wahrgenommenen Verhaltenskontrolle (ß = .10; p < .001). Der Einfluss der subjektiven und sozialen Norm entfällt jedoch nach Kontrolle der Hintergrundfaktoren. Den stärksten Hintergrundfaktor stellt das Vertrauen in das Gesundheitssystem dar (ß = .22; p <.001). Je mehr Eltern dem deutschen Gesundheitssystem vertrauen, desto höher ist ihre Bereitschaft zur Impfung. Auch das bisherige Verhalten wirkt sich negativ auf die Intention aus (ß = -.14; p < .001). Das bedeutet, dass Eltern, die bereits in der Vergangenheit nicht ihre Kinder gegen *MMR* haben impfen

6 Weitere erhobene, allerdings nicht signifikante Variablen der normspezifischen Vorstellungen waren Partner (ß = .16; p = .168), Heilpraktiker/Homöopath (ß = -.13; p = .183), Gynäkologe (ß = -.01; p = .959), Hebamme (ß = .93; p = .356), Freunde (ß = .26; p = .070), andere Eltern (ß = -.02; p = .894), Erzieher (ß = .10; p = .370).

7 Bei den kontrollspezifischen Vorstellungen wurden zudem die Kompetenz des Arztes (ß = .09; p = .125), Kosten einer Impfung (ß = .04; p = .391), Behandlungszeit (ß = -.05; p = .345), Wohlfühlfaktor (ß = .07; p = .367), Freundlichkeit des Arztes (ß = -.06: p = .467), eigene schlechte Erfahrungen (ß = -.09; p = .127), Informationen des Arztes (ß = .04; p = .520), negative Informationen aus den Medien (ß = .01; p = .909), Offenheit des Arztes (ß = .06; p = .241), Terminvereinbarung (ß = .04; p = .432), Anfahrt zum Arzt (ß = .03; p = .527), Leiden des Kindes (ß = -.05; p = .347) und keine Zeit für den Arztbesuch (ß = -.02; p = .759) erhoben.

lassen, dies auch bei zukünftigen Impfentscheidungen eher nicht tun würden.

6 Diskussion

Die Ergebnisse zeigen, dass alle durch die *TPB* vorgeschlagenen Konstrukte einen Einfluss auf die *MMR*-Impfintention haben und das Zusammenspiel aus Einstellung, subjektiver Norm und wahrgenommener Verhaltenskontrolle die Unterschiede in der Impfintention von Eltern in Baden-Württemberg zufriedenstellend erklären können. Vor allem wird die Bereitschaft, das eigene Kind gegen *MMR* impfen zu lassen, von der elterlichen Einstellung zur *MMR*-Impfung beeinflusst und diese wiederum von dem durch Impfung erzielbaren Schutz vor Krankheiten. Eine zielgruppenspezifische Kampagne zur Steigerung der Impfbereitschaft in Baden-Württemberg sollte somit den Fokus auf die Schutzvorstellungen in Bezug auf die *MMR*-Impfung legen (z.B. „Sie schützen ihr Kind vor den Gefahren des Alltags – auch vor denjenigen, die man nicht sieht? – Nur Impfen schützt effektiv vor Masern“). Eine weitere Möglichkeit zur Einflussnahme auf die elterliche Einstellung gegenüber dem Impfen bietet der Appell an Solidarität, also daran, dass eine *MMR*-Impfung durch Gemeinschaftsschutz zur Ausrottung der Krankheit beiträgt (z.B. „Ein kleiner Pieks für ihr Kind. Ein großer Schritt für die Menschheit – Sie schützen nicht nur ihr Kind, Sie helfen dabei die Masern auszurotten“). Bei diesen beiden Varianten der Darstellung werden die positiven Aspekte des auszuführenden Verhaltens in den Vordergrund gestellt.

Allerdings hat die vorliegende Studie ebenfalls gezeigt, dass auch negative Verhaltenskonsequenzen (Impfnebenwirkungen) die Einstellung determinieren. So können Informationsangebote (wie z.B. die *MMR*-Entscheidungshilfe der Bundeszentrale für gesundheitliche Aufklärung, www.impfen-info.de; Cook & Lewandowsky, 2012) dabei helfen, Falschwissen effektiv zu entkräften (wie etwa den Mythos, *MMR*-Impfungen könnten Hirnschäden auslösen) sowie über die Risiken des Nicht-Impfens zu informieren (siehe *MMR* Entscheidungshilfe der BZgA).

Auch die normspezifischen Vorstellungen bieten Ansätze zur Botschaftsgestaltung. So können sich Kampagnenplaner die Vorbildfunktion relevanter Bezugspersonen (z.B. Ärzte, prominente Eltern) zunutze machen. Die daraus resultierende Identifikation mit der dargestellten Person kann dabei helfen, ablehnende Haltungen gegenüber der Kernbotschaft abzubauen (Moyer-Gusé, 2008) und so die Impfbereitschaft zu fördern. Hier können z.B. „Prozess-Geschichten" eingesetzt werden, also Berichte darüber, wie sich Personen informiert, Zweifel abgebaut und für eine Impfung entschieden haben (Shaffer & Zikmund-Fisher, 2013).

Die vorliegende Studie weist methodische Limitationen auf, die berücksichtigt werden sollten. Zunächst ist die Stichprobe nicht repräsentativ (Alter, Geschlecht, städtisch/ländlich) für die deutsche Bevölkerung. Idealerweise gilt es, in einer größer angelegten Studie zu prüfen, inwieweit sich auch in anderen Bundesländern dieselben Zusammenhänge zeigen. Jedoch ist aufgrund des theoriegeleiteten Vorgehens zu erwarten, dass die basalen Zusammenhänge auch in anderen vergleichbaren Stichproben auftreten. Eine weitere wichtige Einschränkung liegt in der möglichen Diskrepanz zwischen der Intention und dem tatsächlichen Verhalten (Intention-Behavior-Gap; Sheeran, 2002). Auch wenn Determinanten der Verhaltensabsicht erfasst und daraus Kampagnenstrategien abgeleitet wurden, ist nicht sicher, dass der Einsatz dieser Strategien auch tatsächlich zu einer Verhaltensveränderung führen wird. Die vorliegende Querschnittstudie erlaubt es ferner nicht, den Zusammenhang zwischen Intention und Verhalten zu untersuchen. Zwar deutet eine ganze Reihe von Studien aus dem Kontext der *TPB* darauf hin, dass Intentionen ein verlässlicher Prädiktor für Verhalten sind (vgl. hierzu Albarracín et al., 2001; Hagger et al., 2002; Garcia & Mann, 2003), jedoch scheitert Gesundheitsverhalten häufig gerade an der Umsetzung, nicht an der Absicht (vgl. Sniehotta, Scholz & Schwarzer, 2005). Auch dies wäre in weiteren Studien zu prüfen. Ein weiterer wesentlicher Aspekt, welchen es bei der Betrachtung der Ergebnisse zu berücksichtigen gilt, ist der Zeitpunkt der Erhebung, da kurz zuvor größere Masernausbrüche – insbesondere in Berlin – gemeldet wurden (RKI, 2015d). Somit könnten die erhobenen Daten dem Einfluss einer erhöhten Medienresonanz unterliegen und die Eltern dahingehend sensibilisiert haben. Schließlich sei auf die Möglichkeit eines „Confirmation Bias" verwiesen, da die befragten Eltern ihre Impfintention eventuell konform zu ihrem vergangenen *MMR*-Impfverhalten und nicht ihrer aktuellen Wahrnehmung geäußert haben.

Im Kontext des Impfverhaltens deuten einige Studien darauf hin, dass nicht unbedingt die Umsetzung des Verhaltens problematisch ist, sondern die Schwierigkeiten oftmals im Bereich von Wissen und Überzeugungen liegen (vgl. Ernsting et al., 2012). Hier gilt es, Falschwissen und Lücken im Impfwissen zu identifizieren und zu schließen. So kann ein vorherrschender Grund, sein Kind nicht gegen *MMR* impfen zu lassen, im fehlenden Wissen über die Risiken der Infektionskrankheiten begründet sein (complacency; vgl. Betsch, Böhm & Chapman, 2015), wie es sich auch in der vorliegenden Studie zeigte. So sollte also in diesem Fall am ehesten über den Schutz der Kinder vor Erkrankung argumentiert werden, um die Wissenslücken direkt zu adressieren und eine informierte Entscheidung zu ermöglichen.

Diese Studie unterstreicht den Wert von evidenz-informierter Gesundheitskommunikation und zeigt, wie mit einfachen Möglichkeiten relativ komplexe Zusammenhänge identifiziert werden können, um Interventionen oder Kampagnen darauf aufzubauen.

Literaturverzeichnis

Ajzen, I. (1985). From Intentions to Actions: A Theory of Planned Behavior. In: J. Kuhl, & J. Beckmann (Hrsg.), *Action-Control: From Cognition to Behavior* (S. 11–39). Heidelberg: Springer.

Ajzen, I. (2005). *Attitudes, Personality and Behavior.* New York, NY: Open University Press.

Ajzen, I. (2006). *Constructing a Theory of Planned Behavior Questionnaire.* Icek Ajzen. Theory of Planned Behavior: Abgerufen von http://people.umass.edu/aizen/tpb.html (16.04.2016).

Ajzen, I., & Fishbein, M. (1980). *Understanding Attitudes and Predicting Social Behavior.* Englewood Cliffs, NJ: Prentice-Hall.

Albarracín, D., Johnson, B. T., Fishbein, M., & Muellerleile, P. A. (2001). Theories of Reasoned Action and Planned Behavior as Models of Condom Use: A Meta-Analysis. *Psychological Bulletin, 127*(1), 142–161.

Andre, F. E., Booy, R., Bock, H. L., Clemens, J., Datta, S. K., John, T. J., Schmitt, H. J. (2008). Vaccination Greatly Reduces Disease, Disability, Death and Inequity Worldwide. *Bulletin of the World Health Organization, 86*(2), 140–146.

Bauch, C. T., Bhattacharyya, S., & Ball, R. F. (2010). Rapid Emergence of Free-Riding Behavior in New Pediatric Immunization Programs. *PLoS One, 5*(9), e12594.

Betsch, C., & Wicker, S. (2014). Personal Attitudes and Misconceptions, not Official Recommendations Guide Occupational Physicians' Vaccination Decisions. *Vaccine, 32*(35), 4478–4484.

Betsch, C., Böhm, R., & Chapman, G. B. (2015). Using Behavioral Insights to Increase Vaccination Policy Effectiveness. *Policy Insights from the Behavioral and Brain Sciences, 2*(1), 61–73.

Betsch, C., Böhm, R., & Korn, L. (2013). Inviting Free-Riders or Appealing to Prosocial Behavior? Game-Theoretical Reflections on Communicating Herd Immunity in Vaccine Advocacy. *Health Psychology,* 32(9), 978–985.

Bonfadelli, H., & Friemel, T. N. (2010). *Kommunikationskampagnen im Gesundheitsbereich.* Konstanz: UVK Verlagsgesellschaft.

Brown, K. F., Kroll, J. S., Hudson, M. J., Ramsay, M., Green, J., Long, S. J., Sevdalis, N. (2010). Factors Underlying Parental Decisions about Combination Childhood Vaccinations Including MMR: A Systematic Review. *Vaccine, 28*(26), 4235–4248.

Cook, J., & Lewandowsky, S. (2011). *The Debunking Handbook.* St. Lucia, Australia: University of Queensland.

Davies, P., Walker, A. E., & Grimshaw, J. M. (2010). A Systematic Review of the Use of Theory in the Design of Guideline Dissemination and Implementation Strategies and Interpretation of the Results of Rigorous Evaluations. *Implementation Science, 5*(14).

Ernsting, A., Schwarzer, R., Lippke, S., & Schneider, M. (2012). "I Don't Need a Flu Shot Because I Lead a Healthy Lifestyle": Compensatory Health Beliefs Make Vaccination Less Likely. *Journal of Health Psychology, 18*(6), 825–836.

Garcia, K., & Mann, T. (2003). From 'I Wish' to 'I Will': Social-Cognitive Predictors of Behavioral Intentions. *Journal of Health Psychology, 8*, 347–360.

Hagger, M. S., Chatzisarantis, N. L., & Biddle, S. J. (2002). A Meta-Analytic Review of the Theories of Reasoned Action and Planned Behavior in Physical Activity: Predictive Validity and the Contribution of Additional Variables. *Journal of Sport and Exercise Psychology, 24*, 3–32.

Konrad, F. M. (2012). *Der Kindergarten: Seine Geschichte von den Anfängen bis in die Gegenwart.* Freiburg im Breisgau: Lambertus-Verlag.

Kriwy, P. (2007). *Gesundheitsvorsorge bei Kindern. Eine empirische Untersuchung des Impfverhaltens bei Masern, Mumps und Röteln.* Wiesbaden: VS Verlag für Sozialwissenschaften.

Landesgesundheitsamt Baden-Württemberg. (2014). *Impfquoten (Daten aus den Einschulungsuntersuchungen).* Gesundheitsatlas Baden-Württemberg. Abgerufen von http://www.gesundheitsatlas-bw.de/dataviews/view?viewId=112 (11.04.2016).

Metag, J. (2013). Lokal kompetenter? Einflüsse von Kommunikations- und Informationsverarbeitungsprozessen auf die Kompetenz bei lokal- und bundespolitischen Entscheidungen. *Studies in Communication I Media, 3*, 335–365.

Michie, S., West, R., Campbell, R., Brown, J., & Gainforth, H. (2014). *ABC of Behaviour Change Theories.* London: Silverback Publishing.

Moyer-Gusé, E. (2008). Toward a Theory of Entertainment Persuasion: Explaining the Persuasive Effects of Entertainment-Education Messages. *Communication Theory, 18*(3), 407–425.

Obregon, R., & Waisbord, S. (2012). *The Handbook of Global Health Communication* (Vol. 29). West Sussex: John Wiley & Son.

Otte, G. (2004). *Sozialstrukturanalysen mit Lebensstilen. Eine Studie zur theoretischen und methodischen Neuorientierung der Lebensstilforschung.* Wiesbaden: VS Verlag für Sozialwissenschaften.

Otte, G. (2013). Die Lebensführungstypologie von Gunnar Otte – Hinweise zur Datenerhebung und Personenklassifikation. Abgerufen von http://www.zap-bochum.de/content/otte_lft-11.pdf (11.04.2016).

Painter, J. E., Borba, C. P., Hynes, M., Mays, D., & Glanz, K. (2008). The Use of Theory in Health Behavior Research from 2000 to 2005: A Systematic Review. *Annals of Behavioral Medicine, 35*(3), 358–362.

Ranji, U., & Salganicoff, A. (2014). *Balancing on Shaky Ground: Women, Work, and Family Health.* Menlo Park, CA: The Henry J. Kaiser Family Foundation.

RKI. (2015a). Überblick über die Epidemiologie der Masern in 2014 und aktuelle Situation in 2015 in Deutschland. *Epidemiologisches Bulletin, 10*, 69–74.

RKI. (2015b). Mitteilung der Ständigen Impfkommission am Robert Koch-Institut (RKI). Emfehlungen der Ständigen Impfkommission (STIKO) am Robert Koch-Institut/ Stand: August 2015. *Epidemiologisches Bulletin*, 34, 237–362.

RKI. (2015c). Impfquoten bei der Schuleingangsuntersuchung in Deutschland 2013. *Epidemiologisches Bulletin, 16*, 131–135.

RKI. (2015d). Berliner Masernausbruch 2014/2015. Stationär im Otto-Heubner-Centrum für Kinder- und Jugendmedizin der Charité behandelte Patienten. *Epidemiologisches Bulletin, 47*(48), 499–514.

Rossmann, C. (2011). *Theory of Reasoned Action. Theory of Planned Behavior.* Baden-Baden: Nomos.

Rossmann, C. (2012). „Gemeinsam ist es leichter" – Zur Relevanz der Psychologie und Kommunikationswissenschaft für die Planung einer Kampagne zur Förderung körperlicher Aktivität. In: S. Fengler, T. Eberwein, & J. Jorch, *Theoretisch Praktisch?! Anwendungsoptionen und gesellschaftliche Relevanz der Kommunikations- und Medienforschung* (S. 255-269). Konstanz: UVK Verlagsgesellschaft.

Rossmann, C. (2015). Strategic Health Communication: Theory- and Evidence-Based Campaign Development. In: D. Holtzhausen, & A. Zerfass (Hrsg.), *The Routledge Handbook of Strategic Communication* (S. 409–423). New York: Routledge.

Shaffer, V. A., & Zikmund-Fisher, B. J. (2013). All Stories Are Not Alike A Purpose-, Content-, and Valence-Based Taxonomy of Patient Narratives in Decision Aids. *Medical Decision Making, 33*(4), 4–13.

Sheeran, P. (2002). Intention – Behavior Relations: A Conceptual and empirical Review. *European Review of Social Psychology, 12* (1), 1–36.

Silk, K. J., Atkin, C. K., & Salmon, C. T. (2011). Developing effective media campaigns for health promotion. In T. L. Thompson, R. Parrott, & J. F. Nussbaum (Hrsg.), *The Routledge Handbook of Health Communication* (2 Aufl., S. 203–251). New York, London: Routledge.

Sniehotta, F., Scholz, U., & Schwarzer, R. (2005). Bridging the Intention-Behaviour Gap: Planning, Self-Efficacy, and Action Control in the Adoption and Maintenance of Physical Exercise. *Psychology and Health, 20*(2), 143–160.

Snyder, L. B., & Hamilton, M. A. (2002). A Meta-Analysis of U.S. Health Campaign Effects on Behavior: Emphasize Enforcement, Exposure, and New Information. In: R. C. Hornik (Hrsg.), *Public Health Communication. Evidence for Behavior Change* (S. 357–383). Mahwah, NJ: Erlbaum.

WHO. (in Druck). *Vaccine Safety Communications. A Guidance and Theoretical Basis Document.* Copenhagen: WHO Regioanl Office for Europe.

Zingg, A., & Siegrist, M. (2012). Measuring People's Knowledge about Vaccination: Developing a One-Dimensional Scale. *Vaccine*, 30(25), 3771–3777.

Anja Kalch, Alexander Ort, Guido Zurstiege & Tino Meitz

Gefühlt zu dick! Negative Effekte einer stereotypisierenden Anti-Adipositaskampagne auf das gewichtsbezogene Selbstbild von Kindern

1 Einleitung

Kinder und Jugendliche schätzen ihr eigenes Gewicht subjektiv häufig verzerrt zu ihrem Realgewicht ein (Jackson, Johnson, Croker & Wardle, 2015; Kurth & Ellert, 2008). Ergebnisse der Studie zur Gesundheit von Kindern und Jugendlichen in Deutschland (KiGGS) zeigen gegenläufige Wahrnehmungen für normal- und übergewichtige Kinder: Einerseits halten sich normalgewichtige Kinder häufig für zu dick, während gleichzeitig viele stark übergewichtige Kinder dazu tendieren, sich als nur leicht übergewichtig einzuschätzen (Kurth & Ellert, 2008). Ein solch subjektiv wahrgenommenes Übergewicht beeinflusst die Lebensqualität von Kindern in stärkerem Maße negativ als ein tatsächliches Übergewicht (Armstrong, Westen & Janicke, 2013; Kurth & Ellert, 2008). Diese gegenläufige Wahrnehmung für das gesundheitliche Wohlbefinden stellt die Gesundheitskommunikation vor die Herausforderung, Übergewicht bei Kindern und Jugendlichen zu thematisieren, ohne gleichzeitig die eigene Selbstwahrnehmung des Gewichts negativ zu beeinflussen (Jackson, Johnson, Croker & Wardle, 2015, Kurth & Ellert, 2008).

Dennoch vermitteln Gesundheitskampagnen zur Bekämpfung von Übergewicht im Kindes- und Jugendalter neben der eigentlichen Gesundheitsbotschaft häufig nicht-intendiert auch ein stereotypisiertes Bild übergewichtiger Kinder (Deuschle & Sonnberger, 2011). Übergewicht wird relativ einfach als Ursache von falscher Ernährung und mangelnder Bewegung dargestellt und damit weitgehend als selbstverschuldetes Problem betrachtet (Brettschneider, Naul, Bünemann, & Hoffmann, 2006). Eine Kampagne, die eine solche Stereotypisierung zuspitzt, ist die strong4life Kampagne „*Stop Childhood Obesity: Taking the Fun Out of Being a Kid*“ aus dem Jahr 2012. Die Kampagne sah sich aufgrund der stereotypisierenden Vorgehensweise einem intensiven und kontroversen Medienecho ausgesetzt: Einerseits wurde die Stereotypisierung als Vorteil für eine hohe Aufmerksamkeit bewertet, während andererseits die eigene Selbstdiffamierung der Kinder in der Kampagne aus ethischen Gründen ablehnt wurde (Zurstiege, Meitz & Ort, 2014).

Die vorliegende Studie untersucht, welchen Effekt eine stereotyp-zustimmende oder stereotype-ablehnende mediale Kontextualisierung dieser Kampagne auf die gewichtsbezogene Selbsteinschätzung von Kindern hat und wie dieser Effekt durch soziodemografische und gewichtsbezogene Faktoren beeinflusst wird.

2 Reales und selbstwahrgenommenes Übergewicht bei Kindern und Jugendlichen

Übergewicht bei Kindern und Jugendlichen ist seit den 1980er Jahren ein wachsendes Problem nahezu aller westlichen Industriestaaten (Kurth & Schaffrath Rosario, 2007; Wabitsch, 2015). Für Deutschland weisen die Daten der vom Robert-Koch Institut (RKI) durchgeführten bundesweiten KiGGS-Studie einen Anteil übergewichtiger Kinder zwischen 3 und 17 Jahren von 15 % und adipöser Kinder von 6,3 % aus (Kurth & Schaffrath Rosario, 2007). Besonders betroffen sind Kinder und Jugendliche zwischen 14 und 17 Jahren, mit niedrigem Sozialstatus und Migrationshintergrund (Kurth & Schaffrath Rosario, 2007). Geschlechtsbezogene Unterschiede konnten nicht festgestellt werden.

Neben körperlichen Einschränkungen und möglichen langfristigen medizinischen Folgeerkrankungen, wirkt sich Übergewicht auch auf das psychische Wohlbefinden, die Lebensqualität und das eigene Körperbild der Kinder aus (Hölling, Schlack, Dippelhofer & Kurth, 2008; Ottova, Erhart, Rajmil, Dettenborn-Betz & Ravens-Sieberer, 2012). Studien zeigen, dass übergewichtige Kinder häufiger Bedenken über ihr Gewicht und Aussehen haben als normalgewichtige Kinder und insgesamt ein negativeres körperbezogenes Selbstbild besitzen (Burrows & Cooper, 2002; Dyer, Blomeyer, Laucht, & Schmidt, 2007).

Gleichzeitig steigt die psychosoziale Belastung übergewichtiger Kinder aufgrund zunehmender Diskriminierung und Stereotypisierung durch Gleichaltrige (de Vries, Koletzko, & Petermann, 2007, Latner & Stunkard, 2003; Zubrägel & Settertobulte, 2000). Während sich für reales Übergewicht in der KiGGS-Studie keine geschlechtsspezifischen Unterschiede finden, neigen vor allem Mädchen dazu, sich subjektiv als zu dick einzuschätzen (Kurth & Ellert, 2008, siehe auch Galante-Gottschalk

& Erb, 2007, Schneider et al., 2013). Vor dem Hintergrund dieser Befunde lassen sich die folgenden Arbeitshypothesen formulieren:

H1: Die Rezeption einer stereotyp-zustimmenden Berichterstattung führt, im Gegensatz zu einer stereotyp-ablehnenden Berichterstattung, vor allem bei übergewichtigen Kindern zu einer Verschlechterung des gewichtsbezogenen Selbstbildes.

H2: Die Rezeption einer stereotyp-zustimmenden Berichterstattung verschlechtert, im Gegensatz zu einer stereotyp-ablehnenden Berichterstattung, das gewichtsbezogene Selbstbild von Mädchen stärker als von Jungen.

H3: Die Rezeption einer stereotyp-zustimmenden Berichterstattung verschlechtert, im Gegensatz zu einer stereotyp-ablehnenden Berichterstattung, das gewichtsbezogene Selbstbild bei übergewichtigen Mädchen stärker als bei übergewichtigen Jungen.

3 Methode

In Rahmen einer Experimentalstudie mit zwei Erhebungszeitpunkten wurde die Wirkung einer stereotyp-zustimmenden versus einer stereotyp-ablehnenden Kampagnen-Berichterstattung auf die körperbezogene Selbstwahrnehmung von Kindern untersucht (Meitz, Ort, Kalch, Zipfel & Zurstiege, 2016). Verwendet wurde die US-amerikanische Kampagne zur Prävention von Übergewicht und Adipositas im Kindes- und Jugendalter *„Stop Childhood Obesity: Taking the Fun Out of Being a Kid"* (Childrens's Healthcare of Atlanta, 2012). Verschiedene Motive der Kampagne wurden für die Experimentalstudie in deutscher Sprache übersetzt und die Videos synchronisiert. Die Kampagne wurde entweder in einen Bericht (350 Wörter) eingebettet, der die Stereotypisierung in der Kampagne zur Bekämpfung von Übergewicht bei Kindern unterstützt oder diese ablehnt. Beide Darstellungsformen betonten dabei die Notwendigkeit, Übergewicht bei Kindern präventiv entgegenzuwirken. Die zustimmende Darstellung bewertete die Diffamierung und Stereotypisierung der Kinder als positiv (z.B. „Dass der Verband mit dieser Aktion das richtige Mittel ergriffen hat, ist seit den letzten beiden Kampagnen klar"). Die ablehnende Darstellung forderte jedoch eine ethisch korrekte Vorgehensweise ohne Stereotypsierungen (z.B. „Ist es in Ordnung, in einer solchen Art und Weise um mediale Aufmerksamkeit zu feilschen? Die Spots und Plakate der Kampagne verstärken Vorurteile gegenüber übergewichtigen Kindern und Jugendlichen und machen ihnen das Leben noch schwerer"). Um die argumentative Einbindung möglichst valide zu realisieren, wurden die ablehnenden und zustimmenden Argumente den Ergebnissen der quantitativen Inhaltsanalyse entnommen (Zurstiege, et al. 2014). Beide Formen der Kontextualisierung wurden jeweils für einen Gesundheitsblog, eine Facebook-Seite und eine Onlinezeitung umgesetzt, da angenommen wurde, dass die verschiedenen Erwartungen und Glaubwürdigkeitseinschätzungen der Plattformen einen Effekt auf die Wahrnehmung der Kampagnen haben. Dieser Effekt wurde gesondert, unter Berücksichtigung verschiedener Glaubwürdigkeitsindikatoren, ausgewertet (Meitz, Ort, Kalch, Zipfel, & Zurstiege, 2016). Da für den vorliegenden Beitrag die gewichtsbezogene Selbsteinschätzung in Abhängigkeit soziodemographischer Merkmale im Vordergrund steht, werden die Medientypen in der Auswertung nicht berücksichtigt.

3.1 Stichprobe

Insgesamt nahmen 748 Schüler (337 Jungen; 410 Mädchen; 1 Wert fehlend) der Klassenstufen 7 und 8 in Baden-Württemberg an beiden Befragungszeitpunkten im Juni 2014, im Abstand von zwei Wochen, teil.

Abbildung 1: BMI-Kategorien nach besuchtem Schultyp.

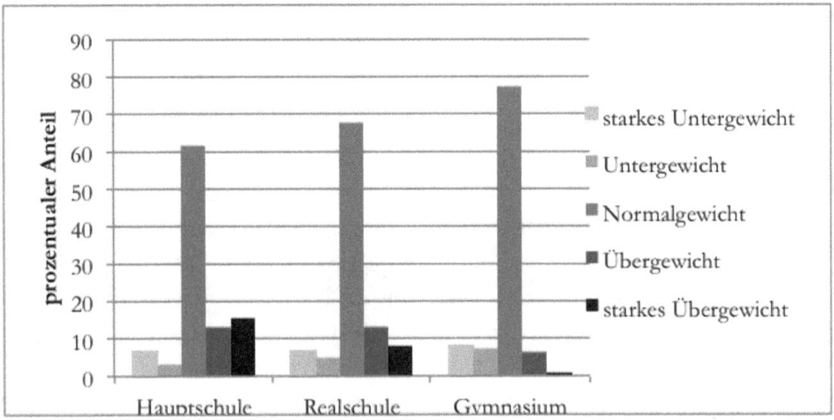

Davon besuchten 12 % eine Hauptschule (n = 93), 43 % eine Realschule (n = 323) und 43 % ein Gymnasium (n = 322). Dies entspricht in etwa der realen Verteilung der Schüler auf die drei Schultypen in Baden-Württemberg zu den Befragungszeitpunkten: Hauptschüler 17 %, Realschüler 35 %, Gymnasiasten 47% (Statistisches Bundesamt, 2015).

Für den Body-Mass-Index (BMI) zeigen sich in der Stichprobe keine Unterschiede zwischen Jungen und Mädchen, χ^2 (4; n = 725) = 5,74; p = .21. Betrachtet man den Einfluss der Schulbildung auf den BMI, zeigt sich jedoch ein signifikanter Unterschied aller drei Schultypen χ^2 (8; n = 719) = 43,81; p < .001; V = .18. Unter Berücksichtigung der Variablen Alter und Geschlecht ist der Anteil normalgewichtiger Kinder unter den Gymnasiasten am höchsten. Während bei Hauptschülern der Anteil von übergewichtigen und stark übergewichtigen Kindern größer ist als in den beiden anderen Gruppen, finden sich Kinder mit leichtem Untergewicht häufiger bei Gymnasiasten (Tabelle 1). Für das Alter zeigt sich ein marginal signifikanter, leicht größerer Anteil übergewichtiger Kinder unter den älteren Schülern, $r_s(725) = .07$; p = .056.

3.2 Durchführung und Operationalisierung

Die Befragung erfolgt in zwei Stufen im Abstand von zwei Wochen. In der ersten Stufe der Befragung wurden gewichtsbezogene und soziodemografische Variablen erhoben, die eine Berechnung und Kategorisierung des BMI der Kinder (Kromeyer-Hauschild et al., 2001) ermöglichten. In der zweiten Stufe wurde den Kindern randomisiert entweder die stereotyp-ablehnende (n = 356) oder die stereotyp-zustimmende (*N* = 392) Berichterstattung auf einem PC in einem Klassenzimmer gezeigt. Die Kinder wurden gebeten, sich die Webseite anzusehen und anschließend einen Onlinefragebogen auszufüllen. Die Befragungen zu beiden Zeitpunkten fanden im Rahmen regulärer Unterrichtsstunden statt. Die Schüler wurden umfassend über das Vorgehen informiert und die Einwilligungen aller Beteiligten eingeholt. Nach beiden Befragungszeitpunkten fand ein umfassendes Debriefing zu den Inhalten der Studie statt. Außerdem wurde die Problematik von Übergewicht bei Kindern und sozialer Stereotypisierung im Unterricht behandelt. Zu diesem Zweck wurde den teilnehmenden Schulen ein Unterrichtsbesuch zur Vorstellung und Diskussion der Ergebnisse angeboten.

Zu beiden Erhebungszeitpunkten wurden die affektive und kognitive Selbsteinschätzung des eigenen Gewichts erhoben. Die affektive Selbsteinschätzung des Gewichts der Kinder wurde mit einer emotionsbasierten 6-Item Skala erhoben (Sassenberg, Fetterman, Krebs, & Neugebauer, 2014). Die Schüler wurden gebeten, ihre Gefühle gegenüber ihrem Körper und ihrem eigenen Gewicht (z.B. „stolz“, „besorgt“ (-)) auf einer

Skala von „ganz wenig" bis „äußerst" anzugeben ($M_{t1} = 3{,}77$; $SD_{t1} = 0{,}88$; $\alpha_{t1} = .84$; $M_{t2} = 3{,}84$; $SD_{t2} = 0{,}81$; $\alpha_{t2} = .83$).

Die kognitive Selbsteinschätzung des eigenen Gewichts wurde mit einer 6-Item Skala nach Deusinger (1998) erhoben. Die Schüler wurden gebeten, den Grad ihrer Zustimmung mit körper- und gewichtsbezogenen Aussagen (z.B. „Ich bin mit meinem Aussehen zufrieden", „Ich habe mehr körperliche Mängel als andere") von „trifft gar nicht zu" bis „trifft voll und ganz zu" anzugeben ($M_{t1} = 4{,}00$; $SD_{t1} = 0{,}98$; $\alpha_{t1} = 72$; $M_{t2} = 4{,}03$; $SD_{t2} = 0{,}95$; $\alpha_{t2} = 71$).

Um die zeitbasierte Veränderung der gewichtsbezogenen Selbsteinschätzung abzubilden, wurde für beide Skalen die Differenz aus beiden Erhebungszeitpunkten gebildet (affektive Selbsteinschätzung: $M_{t2t1} = 0{,}07$; $SD = 0{,}73$; kognitive Selbsteinschätzung: $M_{t2-t1} = 0{,}03$; $SD = 0{,}78$).

Die Studie wurde vom Ministerium für Kultus, Jugend und Sport Baden-Württemberg zur Verwendung an Schulen freigegeben und vom Ethikkomitee des Leibniz Instituts für Wissensmedien geprüft. Um negative Effekte der Studie für die teilnehmenden Kinder zu vermeiden, wurde umfassende Aufklärung in Form von Unterrichtsbesuchen im Anschluss an die Studie gewährleistet.

4 Ergebnisse

4.1 Voranalyse zur Selbstwahrnehmung des eigenen Gewichts von Kindern in Abhängigkeit soziodemografischer und gewichtsbezogener Merkmale

Um den Einfluss soziodemografischer und gewichtsbezogener Faktoren sowie des Gesundheitsbewusstseins auf die affektive und kognitive Selbsteinschätzung des Gewichts vor der Kampagnenbetrachtung zu überprüfen, wurden zwei ANCOVAs gerechnet. Dabei gingen das Geschlecht, die BMI-Klassifizierung und der Schultyp jeweils als unabhängige Variablen und das Alter als Kovariate ein.

Für die affektive und kognitive Selbsteinschätzung zeigt sich jeweils ein signifikanter Haupteffekt für das Geschlecht sowie den BMI. Verglichen mit Mädchen ($M = 3{,}68$; $SD = 0{,}98$) bewerten Jungen ($M = 4{,}37$; $SD = 0{,}85$) ihr eigenes Gewicht kognitiv positiver, $F(1, 688) = 36{,}64$; $p < .001$. Ein vergleichbarer Effekt zeigt sich auch für die affektive

Selbsteinschätzung, bei der Mädchen (M = 3,56; SD = 0,93) ein negativeres Selbstbild besitzen als Jungen (M = 4,02; SD = 0,74); $F(1, 686) = 12{,}56$; $p < .001$. Dies steht im Einklang mit Ergebnissen aus einer früheren Studie zur Wahrnehmung des eigenen Gewichts bei Mädchen (Kurth & Ellert, 2008).

Kinder mit leichtem Untergewicht weisen insgesamt die positivste affektive Selbsteinschätzung auf, gefolgt von normalgewichtigen Kindern, $F(4, 686) = 6{,}96$; $p < .001$. Beide Gruppen unterscheiden sich signifikant von übergewichtigen und stark übergewichtigen Kindern, deren affektive Selbsteinschätzung leicht unter dem Skalenmittelpunkt liegt (Tabelle 1).

Die kognitive Selbsteinschätzung weist einen marginal signifikanten Haupteffekt auf, $F(4, 688) = 2{,}33$; $p = .055$. Insgesamt ist die kognitive Selbsteinschätzung bei übergewichtigen Kindern am schlechtesten und unterscheidet sich signifikant von der Selbsteinschätzung normalgewichtiger Kinder (Tabelle 1). Stark übergewichtige Kinder schätzen ihr eigenes Gewicht ähnlich ein wie normalgewichtige und untergewichtige Kinder.

Tabelle 1: Selbsteinschätzung des eigenen Gewichts in Abhängigkeit des BMI

	starkes Unter-gewicht	Unter-gewicht	Normal-gewicht	Über-gewicht	Starkes Über-gewicht
Affektive Selbsteinschätzung	3,77 (.14)^{ab}	4,27 (.19)^{a}	3,78 (.04)^{b}	3,32 (.11)^{b}	3,33 (.19)^{ab}
Kognitive Selbsteinschätzung	3,91 (.16)^{ab}	4,14 (.22)^{ab}	4,09 (.05)^{a}	3,69 (.13)^{b}	3,95 (.22)^{ab}

Anmerkungen: M (SE), Mittelwerte mit verschiedenen Kennungen unterscheiden sich signifikant mit $p < .05$.

Das Alter und der Schultyp sowie die Interaktionsterme weisen keinen signifikanten Einfluss auf die kognitive und affektive Selbsteinschätzung auf.

4.2 Kampagneneffekte auf die Selbsteinschätzung des Gewichts in Abhängigkeit des Geschlechts und des BMI

Zur Überprüfung der angenommenen moderierenden Effekte von Geschlecht (H1), BMI (H2) sowie des gemeinsamen Einflusses von Geschlecht und BMI (H3) auf den Effekt der stereotyp-zustimmenden

Kontextualisierung auf die affektive und kognitive Selbsteinschätzung des Gewichts wurden zwei Moderationsanalysen mit PROCESS für SPSS gerechnet (10.000 Bootstrap-Samples, Model 3 mit Berücksichtigung des Interaktionsterms von unabhängiger Variable (UV) und Moderator, Moderator und Moderator, sowie UV, Moderator und Moderator), $R^2 = .02$; $F(7, 710) = 2{,}22$; $p = .031$. Es zeigen sich, entgegen der Annahmen von H1–H3, keine signifikanten Effekte für die Änderung der affektiven Selbsteinschätzung. In den einzelnen Konditionen zeigt sich jedoch ein negativer Effekt der Kontextualisierung auf die affektive Selbsteinschätzung des eigenen Gewichts für normalgewichtige Mädchen, $B = -.20$; $SE = .07$; $t = -2.76$; $p = .005$; 95 % CI [-0.34, -0.06]. Das affektive Selbstbild des eigenen Gewichts verschlechtert sich bei normalgewichtigen Mädchen durch eine stereotyp-zustimmende Kontextualisierung mehr, als bei einer stereotyp-ablehnenden Darstellung (Abbildung 2). Für unter- und übergewichtige Kinder zeigen sich keine signifikanten Einflüsse der Kampagnenberichterstattung. Für die Veränderung der kognitiven Selbstwahrnehmung liegen keine signifikanten Effekte vor.

Abbildung 2: Veränderung der affektiven Selbsteinschätzung bei normalgewichtigen Jungen und Mädchen

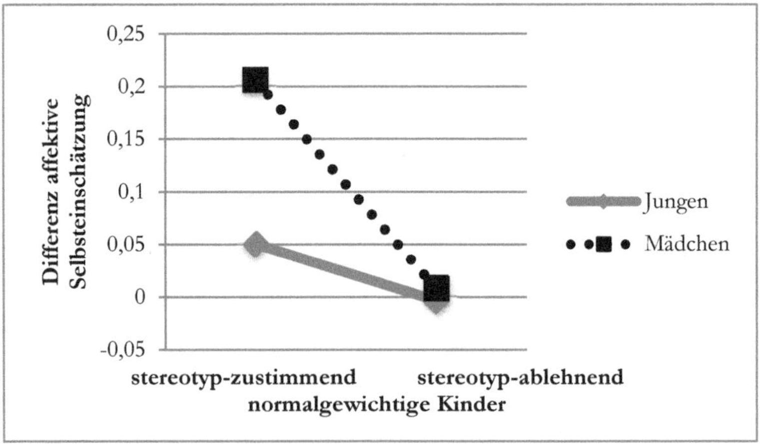

5 Fazit

Präventive Maßnahmen gegen Übergewicht bei Kindern und Jugendlichen sind zwingend erforderlich. Einige Maßnahmen, wie die hier analysierte stereotypisierende Kampagne, müssen jedoch angesichts der möglichen negativen Konsequenzen kritisch hinterfragt werden. Ebenso ist die Durchführung einer solchen Studie ethisch zu reflektieren. Prinzipiell sind Kinder im Alltag einer Vielzahl ähnlich stereotypisierender Kampagnen und Berichterstattungen ausgesetzt. Dennoch sollten vor allem bei Kindern negative Effekte prinzipiell vermieden werden.

In der vorliegenden experimentellen Studie zeigen sich Untergruppeneffekte der Kampagnenkontextualisierung auf das affektive Selbstbild des eigenen Gewichts sowohl in Abhängigkeit des Geschlechts als auch des BMI. Das affektive Selbstbild des eigenen Gewichts wird bei übergewichtigen Kindern nicht durch eine entsprechende Kontextualisierung der stereotypisierenden Kampagne beeinflusst. Eine Verschlechterung des affektiven Selbstbildes des eigenen Gewichts findet jedoch bei normalgewichtigen Mädchen bei einer stereotyp-zustimmenden Kampagnendarstellung statt. Dieser Effekt ist kritisch zu betrachten, da vorhandene Studienergebnisse zeigen, dass vor allem für Mädchen, die sich selbst als zu dick einschätzen, die Lebensqualität verringert ist (Kurth und Ellert, 2008). Eine mediale Thematisierung von Übergewicht bei Kindern, die Stereotype unterstützt, erreicht damit nicht-intendiert Kinder, die eigentlich nicht betroffen sind und kann deren eigenes Körperbild verschlechtern. Übergewichtige Kinder, also die eigentlich relevante Zielgruppe, werden von der Berichterstattung jedoch nicht erreicht.

Maßnahmen gegen Übergewicht bei Kindern sollten demzufolge deutlich zielgruppenorientierter angelegt sein und auf stereotypisierende Darstellungen und Stigmatisierungen verzichten (siehe auch Riiser, Løndal, Ommundsen, Misvær, & Helseth, 2015). Das Ziel sollte sein, übergewichtige Kinder in einem positiven Gesundheitsverhalten zu bestärken.

Die vorgelegten Ergebnisse beziehen sich auf die Wahrnehmung einer sehr kontroversen und bewusst stereotypisierenden Kampagne. Offen ist, inwiefern die Ergebnisse auf andere problemorientierte Kampagnen zur Adipositas-Prävention bei Kindern und Jugendlichen übertragen werden können. Ebenso kann die Studie keine Aussagen über langfristige Effekte der hier getesteten Berichterstattung auf die gewichtsbezogene Selbstwahrnehmung der Kinder treffen. Offen bleibt ferner, inwiefern

Eltern übergewichtiger Kinder durch eine zugespitzte Kampagne dieser Art auf die Problematik aufmerksam gemacht werden können.

Literaturverzeichnis

Armstrong, B., Westen, S.C., & Janicke, D.M. (2013). The Role of Overweight Perception and Depressive Symptoms in Child and Adolescent Unhealthy Weight Control Behaviors: A Mediation Model. *Journal of Pediatric Psychology*, 39(3), 340–348.

Brettschneider, W.-D., Naul, R., Bünemann, A., & Hoffmann, D. (2006). Übergewicht und Adipositas bei Kindern und Jugendlichen. Ernährungsverhalten, Medienkonsum und körperliche (In-)Aktivität im europäischen Vergleich. *Spectrum der Sportwissenschaften, 18*(2), 25–45.

Burrows, A., & Cooper, M. (2002). Possible Risk Factors in the Development of Eating Disorders in Overweight Pre-Adolescent Girls. *International Journal of Obesity & Related Metabolic Disorders, 26*(9), 1268–1274.

Children's Healthcare of Atlanta (2012). Stop Childhood Obesity: Taking the Fun Out of Being a Kid. *Strong4Life.* Abgerufen von: www.strong4life.com/default.aspx (11.04.2016).

de Vries, U., Koletzko, B., & Petermann, F. (2007). Adipositas im Kindes- und Jugendalter. Elternzentrierte Interventionen. *Monatsschrift Kinderheilkunde Zeitschrift für Kinder- und Jugendmedizin, 156*(2), 177–186.

Deuschle, J., & Sonnberger, M. (2011). Zum Stereotypus des übergewichtigen Kindes. In M. M. Zwick, J. Deuschle & O. Renn (Hrsg.), *Übergewicht und Adipositas bei Kindern und Jugendlichen* (S. 160–180). Wiesbaden: Springer.

Deusinger, I. M. (1998). *Die Frankfurter Körperkonzeptskalen (FKKS). Handanweisung.* Göttingen, DE: Hogrefe.

Dyer, A. S., Blomeyer, D., Laucht, M., & Schmidt, M. H. (2007). Psychische Folgen des Übergewichts im Grundschulalter. *Kindheit und Entwicklung, 16*(3), 190–197.

Galante-Gottschalk, A., & Erb, J. (2007). Selbsteinschätzung des Körpergewichts bei Jugendlichen und Body Mass Index. *Gesundheitswesen, 69*(10), 560–564.

Hölling, H., Schlack, R., Dippelhofer, A., & Kurth, B.-M. (2008). Personale, familiäre und soziale Schutzfaktoren und gesundheitsbezogene Lebensqualität chronisch kranker Kinder. *Bundesgesundheitsblatt – Gesundheitsforschung – Gesundheitsschutz, 51*(6), 606–620.

Jackson, S.E., Johnson, F., Croker, H., & Wardle, J. (2015). Weight Perceptions in a Population Sample of English Adolescents: Cause for Celebration or Concern? *International Journal of Obesity, 39*(10), 1488–1493.

Kurth, B.-M., & Ellert, U. (2008). Gefühltes oder tatsächliches Übergewicht: Worunter leiden Jugendliche mehr? Ergebnisse der Kinder- und Jugendgesundheitssurveys KiGGS. *Deutsches Ärzteblatt, 105*(23), 406–412.

Kurth, B.-M., & Schaffrath Rosario, A. (2007). Die Verbreitung von Übergewicht und Adipositas bei Kindern und Jugendlichen in Deutschland. Ergebnisse des bundesweiten Kinder- und Jungendgesundheitssurveys (KiGGS). *Bundesgesundheitsblatt – Gesundheitsforschung – Gesundheitsschutz, 50*(5/6), 736–743.

Kromeyer-Hauschild, K., Wabitsch, M., Kunze, D., Geller, F., Geiß, H.C., Hesse, V., & Hebebrand, J. (2001) Perzentile für den Body-mass-Index für das Kindes- und Jugendalter unter Heranziehung verschiedener deutscher Stichproben. *Monatsschrift Kinderheilkunde 149*(8), 807–818.

Latner, J. D., & Stunkard, A. J. (2003). Getting Worse: The Stigmatization of Obese Children. *Obesity Research, 11*(3), 452–456.

Lobstein, T., Rigby, N., & Leach, R. (2005). *International Obesity Task Force EU Platform Briefing Paper.* Abgerufen von http://ec.europa.eu/health/ph_determinants/life_style/nutrition/documents/iotf_en.pdf (17.03.2016).

Meier, S., Kohlmann, C.-W., Eschenbeck, H., & Gross, C. (2010). Coping in Children and Adolescents with Obesity: The Costs and Benefits of Realistic versus Unrealistic Weight Evaluations. *Applied Psychology: Health and Well-Being, 2*(2), 222–240.

Meitz, T. G. K., Ort, A., Kalch, A., Zipfel, S., & Zurstiege, G. (2016). Source does Matter: Contextual Effects on Online Media-Embedded Health Campaigns against Childhood Obesity. *Computers in Human Behavior, 60*, 565–574.

Ottova, V., Erhart, M., Rajmil, L., Dettenborn-Betz, L., & Ravens-Sieberer, U. (2012). Overweight and its Impact on the Health-Related Quality of Life in Children and Adolescents: results from the European KIDSCREEN survey. *Quality of Life Research, 21*(1), 59–69.

Puhl, R. M., & Heuer, C. A. (2010). Obesity Stigma: Important Considerations for Public Health. *American Journal of Public Health, 100*(6), 1019–1028.

Richardson, S. A., Goodman, N. , Hastorf, A. H., & Dornbusch, S. M. (1961). Cultural Uniformity in Reaction to Physical Disabilities. *American Sociological Review, 26*(2), 241–247.

Riiser, K., Løndal, K., Ommundsen, Y., Misvær, N., & Helseth, S. (2015). Targeting and Tailoring an Intervention for Adolescents who are Overweight: Some Ethical Concerns. *Nursing Ethics, 22*, 237–247.

Sassenberg, K., Fetterman, A., Krebs, M., & Neugebauer, J. (2014). *Skala zur Erfassung von Emotionen gegenüber dem eigenen Gewicht bei Kindern.*Tübingen, DE.

Schneider, S., Weiß, M., Thiel, A., Werner, A., Mayer, J., Hoffmann, H., The GOAL Study Group, & Diehl, K. (2013). Body Dissatisfaction in Female Adolescents: Extent and Correlates. *European Journal of Pediatrics, 172* (3), 373–384.

Statistisches Bundesamt (2015). Bildung und Kultur. Allgemeinbildende Schulen. Fachserie 11 Reihe 1. Abgerufen von: https://www.destatis.de/DE/Publikationen/Thematisch/BildungForschungKultur/Schulen/AllgemeinbildendeSchulen2110100157004.pdf?__blob=publicationFile (11.04.2016).

Wabitsch, M. (2015). Adipositas. In F. G. Hoffmann, J. M. Lentze, J. Spranger & F. Zepp (Hrsg.), *Pädiatrie: Grundlagen und Praxis* (S. 248–255). Berlin, Heidelberg: Springer.

Zubrägel, S., & Settertobulte, W. (2000). Körpermasse und Ernährungsverhalten von Jugendlichen. In: K. Hurrelmann, A. Klocke, W. Melzer & U. Ravens-Sieberer (Hrsg.), Jugendgesundheitssurvey. Internationale Vergleichsstudie im Auftrag der Weltgesundheitsorganisation WHO (S. 159–182). Weinheim: Juventa.

Zurstiege , G., Meitz, T. G. K., & Ort, A. (2014). „So ashamed". Die kommunikative Re-Kontextualisierung einer provokanten Kampagne gegen Adipositas bei Kindern. In C. Schwender, D. Schlütz & G. Zurstiege (Eds.), *Werbung im sozialen Wandel* (S. 206–223). Köln: Herbert von Harlem.

III.
Persuasionseffekte von Gesundheitsbotschaften

Anna J. M. Wagner & Freya Sukalla

Wen erreicht man wodurch wie gut? Die Rolle von Konsequenzframing und formaler Bildung bei der Kommunikation der Folgen von Bewegungsmangel

1 Bewegungsmangel als gesellschaftliche Herausforderung

Bewegungsmangel wird als eines der größten, wenn nicht sogar *das* größte gesamtgesellschaftliche Gesundheitsproblem der heutigen Zeit betrachtet, das (mit-)ursächlich für eine Vielzahl teils lebensbedrohlicher Krankheiten und immenser finanzieller Kosten ist (Blair, 2009; Lee et al., 2012). Die Maßnahmen, die zum Schutz vor den Konsequenzen von Bewegungsmangel empfohlen werden, sind hingegen mit vergleichsweise geringem Aufwand verbunden und versprechen gleichermaßen Vorteile für das physische und emotionale Wohlbefinden (Blair, 2009). Bei Bewegungsmangel handelt es sich zwar um ein Problem, das fast alle gesellschaftlichen Subgruppen betrifft, diese stellen jedoch unterschiedliche Anforderungen an Botschaften zu den Folgen unzureichender Bewegung (Zunft et al., 1999). Forscher wie Botschaftsdesigner stehen daher vor der Herausforderung, effektive Strategien zu entwickeln, mit denen unterschiedliche gesellschaftliche Gruppen effektiv erreicht werden können.

2 Zielgruppenspezifische Kommunikation der Folgen von Bewegungsmangel

Als wirksame Strategie der zielgruppenspezifischen Kommunikation von Gesundheitsrisiken hat sich das sogenannte *Targeting* von Gesundheitsbotschaften erwiesen (Rimer & Kreuter, 2006). Unter *Targeting* wird die Anpassung von „Botschaften an geteilte Merkmale gesellschaftlicher Subgruppen" verstanden (Schmid, Rivers, Latimer & Salovey, 2008, S. 32; eigene Übersetzung). Im Rahmen des Konzepts wird davon ausgegangen, dass soziale Gruppen aufgrund unterschiedlicher Charakteristika verschiedene Anforderungen an Gesundheitsbotschaften stellen, die beim Botschaftsdesign berücksichtigt werden müssen. Eine Möglichkeit, zielgruppenspezifische Botschaften zur effektiven Kommunikation der Folgen von Bewegungsmangel zu erstellen, ist das im Folgenden näher erläuterte Konsequenzframing.

2.1 Konsequenzframing zur Kommunikation der Folgen von Bewegungsmangel

Der Begriff des Konsequenzframing in der Gesundheitskommunikation bezieht sich auf eine thematisch unterschiedliche Rahmung von Konsequenzen, die aus der Übernahme bzw. Nichtübernahme eines Gesundheitsverhaltens resultieren (Hastall & Sukalla, 2013). Bezogen auf die Thematik des Bewegungsmangels könnte dies z.B. bedeuten, dass Gesundheitsbotschaften entweder physische Folgen (z.B. Folgen für die Herzgesundheit), soziale Folgen (z.B. Beeinträchtigungen in der Attraktivität) oder finanzielle Folgen (z.B. Kosten für Rehabilitationsmaßnahmen) mangelnder sportlicher Aktivität betonen. Eine prominente Unterscheidung in der Gesundheitskommunikation ist in der Tat jene zwischen sozialen (*social* oder *ego threats*) und gesundheitlichen Bedrohungen (*health threats*) (Heatherton, Herman & Polivy, 1991; Reifegerste, 2013). Reifegerste, Schumacher, Hoffman, Schwarz und Hagen (2014) testeten neben sozialen und gesundheitlichen Konsequenzen auch den Einfluss wirtschaftlicher Konsequenzframes.

Verschiedene Studien zeigen, dass die Betonung sozialer Konsequenzen z.B. bei Jugendlichen wirksamer ist als die Betonung gesundheitlicher Konsequenzen (Keller & Lehmann, 2008; Schoenbachler & Whittler, 1996; Smith & Stutts, 2003). Dies deutet darauf hin, dass die Zielgruppe für die Wirksamkeit unterschiedlicher Formen des Konsequenzframing eine wichtige Rolle spielen könnte. In der in diesem Kapitel beschriebenen empirischen Studie fokussieren wir auf die unterschiedlichen Wirkmöglichkeiten der Betonung physischer versus sozialer versus finanzieller Folgen mangelnder sportlicher Aktivität. Im Zuge dessen möchten wir insbesondere den Einfluss des Bildungsniveaus bei der Kommunikation der Folgen von Bewegungsmangel explorieren.

2.2 Bildung als Einflussfaktor bei der Kommunikation von Bewegungsmangel

Eine Befragung von Zunft et al. (1999) mit mehreren Tausend Teilnehmern aus verschiedenen Ländern der Europäischen Union zeigt, dass sportliche Aktivität und, damit verknüpft, physisches Wohlbefinden vor allem für Personen mit höherer formaler Bildung wichtig ist. Menschen mit niedrigerer formaler Bildung konstituieren hingegen eine problematische, schwerer zu erreichende Zielgruppe mit generell eher geringem Interesse an gesundheitlichen Themen (Freedman, Miner, Echt, Parker & Cooper, 2011; Johnson & Case, 2012). Dies lässt vermuten, dass Botschaften, die nicht primär auf die gesundheitlichen Konsequenzen von Bewegungsmangel fokussieren, für Personen mit niedriger formaler Bildung möglicherweise wirksamer sein könnten. Da hierzu kaum empirische Evidenz vorliegt, fragen wir zunächst allgemein:

FF: Wie beeinflussen unterschiedliche Formen des Konsequenzframing die gesundheitsbezogenen Einschätzungen und Verhaltensintentionen von Rezipierenden mit höherer und niedrigerer formaler Bildung?

3 Wirkungen des Konsequenzframing in Botschaften zu Bewegungsmangel auf gesundheitsbezogene Einschätzungen und Intentionen

Frühere Untersuchungen zu Framingeffekten in der Gesundheitskommunikation haben gezeigt, dass die Einflüsse unterschiedlicher Framingarten häufig erst durch die Berücksichtigung von Mediator- und Moderatorvariablen evident werden (vgl. Shen & Bigsby, 2013; Hastall & Wagner, 2014). Diverse Modelle der Gesundheitskommunikation (z.B. das Modell der gesundheitlichen Überzeugungen nach Rosenstock, 1960; die geordnete Theorie der Schutzmotivation nach Tanner, Hunt & Eppright, 1991; das erweiterte Modell der parallelen Prozesse nach Witte, 1992) gehen zudem davon aus, dass Gesundheitsbotschaften zunächst gesundheitsbezogene Einschätzungen beeinflussen, welche dann wiederum die Verhaltensintentionen der Rezipierenden beeinflussen.

Gesundheitsbezogene Einschätzungen bestehen in den genannten Modellen des Gesundheitsverhaltens meist aus einer Bedrohungskomponente, gebildet aus dem wahrgenommenen *Schweregrad* und der wahrgenommenen persönlichen *Vulnerabilität*, sowie einer Bewältigungskomponente, gebildet aus der wahrgenommenen *Selbstwirksamkeit* und der wahrgenommenen *Ergebniswirksamkeit*. Während der Schweregrad die Einschätzung des Individuums bezeichnet, die jeweilige Gesundheitsbedrohung sei mehr oder weniger schwerwiegend, bezieht sich die wahrgenommene Vulnerabilität auf die Einschätzung, selbst von dem Risiko betroffen zu sein (Witte, 1992). Die wahrgenommene Selbstwirksamkeit bezeichnet die Bewertung der Rezipierenden, die empfohlenen Verhaltensweisen zur Abwehr des Gesundheitsrisikos ausführen zu können, wohingegen die wahrgenommene Ergebniswirksamkeit die Einschätzung meint, die empfohlenen Verhaltensweisen seien wirksam, um das Risiko abzuwenden (Witte, 1994). Neben den prominenten Einschätzungen zu Bedrohung und Bewältigung werden zudem von einigen Modellen (z.B. Modell der gesundheitlichen Überzeugungen nach Rosenstock, 1960; Theorie der Schutzmotivation nach Rogers, 1975) auch Einschätzungen zu Kosten bei der Übernahme von Verhaltensweisen (z.B. zeitlicher Aufwand sportlicher Aktivität) sowie deren Nutzen (z.B. physisches und emotionales Wohlbefinden) integriert. Alle aufgeführten gesundheitsbezogenen Einschätzungen haben sich in zahlreichen Studien als Mediatoren des Einflusses von Gesundheitsbotschaften auf Verhaltensintentionen, Einstellungen und Verhalten erwiesen (z.B. Chen, Fox, Cantrell, Stockdale, & Kagawa-Singer, 2007; de Vries, Dijkstra, & Kuhlman, 1988; de Wit, Vet, Schutten, & van Steenbergen, 2005; Harrison, Mullen, & Green, 1992; Janz & Becker, 1984; Maddux & Rogers, 1982). Basierend auf diesen Erkenntnissen formulieren wir Hypothese 1:

H1: Gesundheitsbezogene Einschätzungen mediieren den Einfluss konsequenzgeframter Gesundheitsbotschaften auf die gesundheitsbezogenen Intentionen der Rezipierenden.

Abgeleitet aus den Forschungen zur zielgruppenspezifischen Kommunikation und zu formaler Bildung in der Gesundheitskommunikation (z.B. Johnson & Case, 2012; Pfeffer, 2014; Schoenbachler & Whittler, 1996), gehen wir zudem davon aus, dass der formale Bildungsstand der Rezipierenden als Moderator der Mediation fungiert:

H2: Bildung moderiert den Einfluss von Konsequenzframing auf die gesundheitsbezogenen Intentionen sowie deren Mediation über die gesundheitsbezogenen Einschätzungen der Rezipierenden.

Aus diesen Annahmen ergibt sich das in Abbildung 1 illustrierte Modell einer moderierten Mediation.

Abbildung 1: Modell einer moderierten Mediation

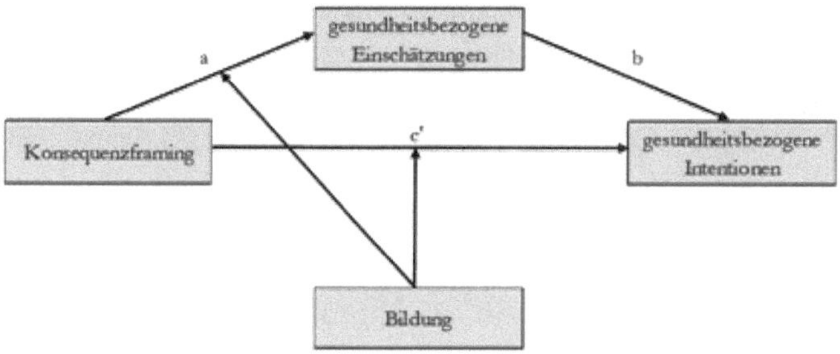

Anmerkung: Eine indirekte Wirkung der Botschaftsmanipulation auf die Intentionen (d.h. eine Mediation) liegt dann vor, wenn das Produkt aus *a*-Pfad und *b*-Pfad (also der *a* × *b*-Pfad) signifikant wird. Der direkte Pfad (*c'*-Pfad) repräsentiert den Einfluss der Botschaftsmanipulation auf die gesundheitsbezogenen Intentionen.

4 Methode

Wir führten ein einfaktorielles (*Konsequenzframing*) Between-Design-Experiment mit einer nach Alter (18 bis 35 Jahre, 36 bis 59 Jahre, über 60 Jahre), Bildung (ohne Abitur vs. mit Abitur) und Geschlecht (männlich vs. weiblich) quotierten Stichprobe (n = 348; weiblich: 47,7%) durch, um unsere Annahmen zu testen. Die formale Bildung der Teilnehmer war annähernd gleichverteilt (höherer Bildungsstand, d.h. mit Abitur: 52,9%; niedrigerer Bildungsstand, d.h. ohne Abitur: 47,1%).

Das Experiment fand hauptsächlich online statt, für ältere Teilnehmer bestand jedoch die Möglichkeit, auf Papierfragebögen auszuweichen. Die Teilnehmer wurden zufällig einer der drei experimentellen Bedingungen zugewiesen und rezipierten zunächst einen Zeitungsartikel zum Thema Bewegungsmangel, der in Anreißer und zwei Textabschnitten hinsichtlich der suggerierten Konsequenzen von Bewegungsmangel (*gesundheitlich* vs. *sozial* vs. *finanziell*) variiert war. Suggerierte gesundheitliche Konsequenzen waren z.B. Beeinträchtigungen des Herz-Kreislauf-Systems und des Muskel- und Skelettapparats, soziale Konsequenzen bezogen sich u.a. auf die Beeinträchtigung von Selbstbewusstsein und die Ausbildung sozialer Kontakte. Finanzielle Konsequenzen beschrieben z.B. Folgekosten durch Reha-Maßnahmen. Ein Pretest (n = 30) bestätigte die vorgenommenen textlichen Manipulationen (gesundheitlich: M = 5,50; SA = 1,32; sozial: M = 6,26; SA = 0,81; finanziell: M = 5,33; SA = 1,74).

Nach Rezeption des Textes beantworteten die Teilnehmer einen Fragebogen, in dem die gesundheitsbezogenen Einschätzungen und Intentionen auf siebenstufigen Likert-Skalen abgefragt wurden. Wahrgenommene *Vulnerabilität* (3 Items; α = .85), *Schweregrad* (3 Items; α = .63), *Selbstwirksamkeit* (2 Items, *r* = .60) und *Ergebniswirksamkeit* (2 Items, r = .62) wurden mit einer Skala von Hastall und Sukalla (2013) erhoben. Wahrgenommene *Kosten* (6 Items; α = .74) und wahrgenommener *Nutzen* (9 Items; α = .94) wurden mit einer modifizierten Skala von Basler, Quint und Wolf (2004) abgefragt. Die gesundheitsbezogenen Intentionen umfassten die Intention, sich vor den Folgen von Bewegungsmangel zu schützen (Schutzmotivation), die Absicht, weitere Informationen zu Bewegungsmangel einzuholen (Informationssuche) sowie die Absicht, sich mit anderen Personen über Bewegungsmangel auszutauschen (Anschlusskommunikation). *Schutzmotivation* (4 Items; α = .79) und *Intention zur weiteren Informationssuche* (3 Items; α = .80) wurden ebenfalls mit der Skala von Hastall und Sukalla (2013) erhoben, während die *Intention zur Anschlusskommunikation* mit drei eigens formulierten Items (α = .80) gemessen wurde.

5 Ergebnisse

Grundlegende Annahme unseres Modells war, dass gesundheitsbezogene Einschätzungen den Einfluss der unterschiedlichen Formen des Konsequenzframing auf die gesundheitsbezogenen Intentionen mediieren und das Bildungslevel als Moderator des Zusammenhangs fungiert. Um diese Annahme zu prüfen, berechneten wir die in Abbildung 1 konzeptualisierten moderierten Mediationen (Modell 8 nach Hayes, 2013) unter Einsatz des Makros PROCESS für SPSS (Hayes, 2013). Wir berechneten OLS-Regressionen mit einem 95%-Konfidenzintervall und einem Bootstrapping von 10.000 Samples – separat für die jeweiligen Framingvarianten und Intentionen – wobei die gesundheitsbezogenen Einschätzungen jeweils parallel als Mediatoren eingespeist wurden. Die Ergebnisse zeigten, dass sich die Einflüsse der Framingvarianten auf die Intentionen, vermittelt durch gesundheitsbezogene Einschätzungen, für Personen mit höherer und niedrigerer formaler Bildung unterschiedlich gestalteten.

5.1 Ergebnisse für Personen mit niedrigerer formaler Bildung

Es zeigte sich, dass der formale Bildungsstand den direkten Effekt der sozialen Frames auf die Intention zur Anschlusskommunikation dahingehend moderierte, dass Personen ohne Abitur nach der Rezeption des sozialen Frames eine höhere Anschlusskommunikation aufwiesen (c' = .72; LLCI = .246; ULCI = 1.201). Bei der abhängigen Variable Intention zur Informationssuche moderierte der formale Bildungsstand der Teilnehmer den durch Schweregrad und Selbstwirksamkeit vermittelten Einfluss sozialer Frames auf die Intention zur Informationssuche (Schweregrad: $a \times b$ = .13; LLCI = .029; ULCI = .325; Selbstwirksamkeit: $a \times b$ = .17; LLCI = .013; ULCI = .384). Erneut waren es Personen ohne Abitur, die nach Rezeption des Textes mit sozialen Konsequenzen einen höheren Schweregrad von Bewegungsmangel, aber auch eine höhere Selbstwirksamkeit berichteten, was wiederum zu einer höheren Intention zur Informationssuche führte (siehe Abbildung 2).

Abbildung 2: Indirekte und direkte Effekte sozialer Frames auf die Intention zur Informationssuche

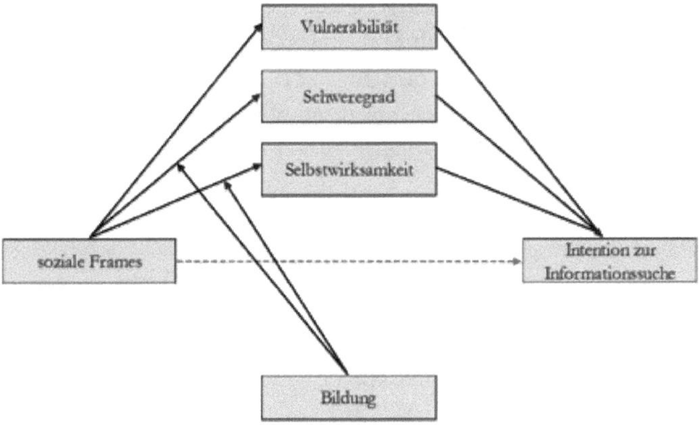

Anmerkung: Signifikante Pfade werden durch in der Abbildung schwarz dargestellte, durchgängige Pfeile indiziert. Der nicht signifikante direkte Effekt (c'-Pfad) wird durch den grau hinterlegten, gestrichelten Pfeil abgebildet.

Bei beiden Verhaltensintentionen wurde zudem eine Vermittlung durch die wahrgenommene Vulnerabilität evident – unabhängig vom jeweiligen

Bildungsstand der TeilnehmerInnen (Intention zur Informationssuche: $a \times b$ = .18; LLCI = .002; ULCI = .066; Intention zur Anschlusskommunikation: $a \times b$ = .06; LLCI = .012; ULCI = .244).

5.2 Ergebnisse für Personen mit höherer formaler Bildung

Bei Personen, die eine höhere formale Bildung aufweisen, zeigten sich Effekte der moderierten Mediation ausschließlich beim finanziellen Framing der Konsequenzen von Bewegungsmangel. Bildung moderierte den über Vulnerabilität vermittelten Einfluss finanzieller Frames auf die Intention zur Anschlusskommunikation dahingehend, dass formal Höhergebildete nach der Rezeption der finanziellen Frames eine höhere Vulnerabilität berichteten, welche wiederum zu einer höheren berichteten Intention zur Anschlusskommunikation führte (a x b = .15; LLCI = .026; ULCI = .352). Dasselbe Muster wurde bei der Schutzmotivation unter Vermittlung des wahrgenommenen Schweregrads evident (a x b = .14; LLCI = .027; ULCI = .301). Zudem moderierte das Bildungsniveau den durch Vulnerabilität und Schweregrad vermittelten Einfluss von finanziellen Frames auf die Intention zur Informationssuche. Personen mit höherer formaler Bildung berichteten nach Rezeption der finanziellen Frames eine höhere Vulnerabilität, die zu einer höheren Intention zur Informationssuche führte (a x b = .21; LLCI = .071; ULCI = .435). Selbiges Muster trat bei höher gebildeten Personen in Bezug auf den wahrgenommenen Schweregrad auf (a x b = .07; LLCI = .016; ULCI = .289).

Tabelle: Übersicht über alle direkten und indirekten Effekte

	Effekte [LLCI; ULCI]
Insgesamt	
Soziale K. → Vulnerabilität → Anschlusskomm.	a x b = .06 [.012; .244]
Soziale K. → Vulnerabilität → Infosuche	a x b = .18 [.002; .066]
Personen mit niedrigerer Bildung	
Soziale K. → Anschlusskommunikation	c' = .72 [.246; 1.201]
Soziale K. → Schweregrad → Infosuche	a x b = .13 [.029; .325]
Soziale K. → Selbstwirksamkeit → Infosuche	a x b = .17 [.013; .384]

	Effekte [LLCI; ULCI]
Personen mit höherer Bildung	
Finanzielle K. → Vulnerabilität → Anschlusskomm.	a x b = .15 [.026; .352]
Finanzielle K. → Vulnerabilität → Infosuche	a x b = .21 [.071; .435]
Finanzielle K. → Schweregrad → Infosuche	a x b = .07 [.016; .289]
Finanzielle K. → Schweregrad → Schutzmotivation	a x b = .14 [.027; .301]

Anmerkung: Die Tabelle zeigt die direkten (*c'*-Pfad) und indirekten (*a x b*-Pfad) Effekte von Botschaften mit sozialen und finanziellen Konsequenzen. Die obere und untere Grenze des 95%-Konfidenzintervalls steht jeweils in eckigen Klammern.

6 Fazit

Die Ergebnisse unserer Studie zeigen einerseits, dass eine Berücksichtigung der jeweiligen Zielgruppe – in unserem Fall sozialer Gruppen unterschiedlicher Bildungsniveaus – sinnvoll ist, wenn es darum geht, die negativen Konsequenzen von Bewegungsmangel effektiv zu kommunizieren. Während soziale Frames der Folgen von Bewegungsmangel sich insbesondere für Personen mit niedrigerem formalen Bildungsstand (d.h. ohne Abitur) zu eignen scheinen, sind finanzielle Frames offenbar geeignete Personen mit höherer formaler Bildung (d.h. mit Abitur) zu motivieren. Andererseits verdeutlicht unsere Studie, dass es sinnvoll sein kann, die Wirkung konsequenzgeframter Botschaften auf gesundheitsbezogene Verhaltensintentionen als moderierte Mediationen zu modellieren. Insbesondere die beiden gesundheitsbezogenen Einschätzungen Vulnerabilität und Schweregrad, d.h. die Komponenten der Bedrohungseinschätzung, stellten sich als Mediatoren des Zusammenhangs heraus. Die nachrangige Rolle der anderen gesundheitsbezogenen Einschätzungen bei unseren Berechnungen könnte hingegen darauf hindeuten, dass Bewältigungs- sowie Kosten-Nutzen-Einschätzungen in manchen Fällen erst erfolgen, nachdem die Bedrohung des Gesundheitsrisikos eingeschätzt wurde. Hierzu wären komplexere Modellierungen nötig, um die Zusammenhänge adäquat zu erfassen.

Die Interpretation der Ergebnisse unserer Studie muss unter Berücksichtigung einiger Limitationen erfolgen. So wurden ausschließlich Verlust-Frames, d.h. negativ geframte Folgen von Bewegungsmangel in den Stimulustexten suggeriert, nicht aber positive Folgen sportlicher Betätigung. Zudem war die Anzahl verwendeter Konsequenzframes notwendigerweise limitiert. Weitere Formen von Konsequenzframes sowie Kombinationen der Frames könnten für die jeweiligen sozialen Gruppen zu anderen Ergebnissen führen. Darüber hinaus bleibt unsere Studie auf das Thema des Bewegungsmangels beschränkt, das die Übernahme präventiver Verhaltensweisen zum Ziel hat. Unklar bleibt, inwieweit sich die Ergebnisse auf weitere gesundheitliche Themen übertragen lassen und ob ähnliche Zusammenhänge auch bei Botschaften zu detektiven Verhaltensweisen (z.B. Krebs-Screening) evident werden.

Zusammengefasst deutet unsere Studie für Kampagnenplaner und Botschaftsdesigner darauf hin, dass neben Botschaftsmerkmalen insbesondere der Rezipient, dessen Merkmale und kognitive und emotionale Prozesse zur Kommunikation der Folgen von Bewegungsmangel im Vordergrund stehen sollten. Ein Zuschnitt von Botschaften auf die jeweilige Zielgruppe kann deren Effektivität erhöhen und könnte zudem Risiken einer potenziellen Wirkungslosigkeit sowie negativer Effekte von Gesundheitsbotschaften minimieren. Zukünftige Studien in der Gesundheitskommunikation sollten daher das Konzept des *Targeting* weiterhin berücksichtigen und ggf. mit dem Konzept des *Tailoring*, d.h. dem Zuschnitt von Botschaften auf individuelle Charakteristika der Rezipienten (Kreuter & Wray, 2003), kombinieren.

Literaturverzeichnis

Basler, H.-D., Quint, S. & Wolf, U. (2004). Entscheidungsbalance und körperliche Aktivität bei Rückenschmerz im Alter – eine Studie im Rahmen des Transtheoretischen Modells. *Zeitschrift für Medizinische Psychologie, 13*, 147–154.

Blair, S. N. (2009). Physical Inactivity: The Biggest Public Health Problem of the 21st Century. *British Journal of Sports Medicine, 43*, 1–2.

Chen, J. K., Fox, S. A., Cantrell, C. H., Stockdale, S. E. & Kagawa-Singer, M. (2007). Health Disparities and Prevention: Racial/Ethnic Barriers to Flu Vaccinations. *Journal of Community Health, 32*, 5–20.

de Vries, H., Dijkstra, M. & Kuhlman, P. (1988). Self-Efficacy: The Third Factor besides Attitude and Subjective Norm as a Predictor of Behavioural Intentions. *Health Education Research, 3*, 273–282.

de Wit, J. B. F., Vet, R., Schutten, M. & van Steenbergen, J. (2005). Social-Cognitive Determinants of Vaccination Behavior against Hepatitis B: An Assessment Among Men who have Sex with Men. *Preventive Medicine, 40*, 795–802.

Freedman, A. M., Miner, K. R., Echt, K. V., Parker, R. & Cooper, H. L. (2011). Amplifying Diffusion of Health Information in Low-Literate Populations through Adult Education Health Literacy Classes. *Journal of Health Communication, 16*, 119–133.

Harrison, J. A., Mullen, P. D. & Green, L. W. (1992). A Meta-Analysis of Studies of the Health Belief Model with Adults. *Health Education Research, 7*, 107–116.

Hastall, M. R. & Sukalla, F. (2013). Multiples Framing in der Gesundheitskommunikation: Annahmen und Befunde. In C. Rossmann & M. R. Hastall (Hrsg.), *Medien und Gesundheitskommunikation: Befunde, Entwicklungen, Herausforderungen* (S. 201–218). Baden-Baden: Nomos.

Hastall, M. R., & Wagner, A. J. M. (2014). Direkte, indirekte und moderierte Wirkungen von Gesundheitsbotschaften: Konzeptionelle Überlegungen und empirische Analysen. In E. Baumann, M. R. Hastall, C. Rossmann & A. Sowka (Hrsg.), *Gesundheitskommunikation als Forschungsfeld der Kommunikations- und Medienwissenschaft* (S. 51–64). Baden-Baden: Nomos.

Hayes, A. F. (2013). *Introduction to Mediation, Moderation, and Conditional Process Analysis: A Regression-Based Approach*. New York: The Guilford Press.

Heatherton, K. F., Herman, C. P. & Polivy, J. (1991). Effects of Physical Threat and Ego Threat on Eating Behavior. *Journal of Personality and Social Psychology, 60*, 138–143.

Janz, N. K. & Becker, M. H. (1984). The Health Belief Model: A Decade Later. *Health Education & Behavior, 11*, 1–47.

Johnson, J. D. & Case, D. O. (2012). *Health Information Seeking*. New York, NY: Peter Lang Publishing.

Keller, P. A. & Lehmann, D. R. (2008). Designing Effective Health Communication: A Meta-Analysis. *Journal of Public Policy, 27*, 117–130.

Kreuter, M. W. & Wray, R. J. (2003). Tailored and Targeted Health Communication: Strategies for Enhancing Information Relevance. *American Journal of Health Behavior, 27*(3), 227–S232.

Lee, I.-M., Shiroma, E. J., Lobelo, F., Puska, P., Blair, S. N. & Katzmarzyk, T. (2012). Effect of Physical Inactivity on Major Non-Communicable Diseases Worldwide: An Analysis of Burden of Disease and Life Expectancy. *The Lancet, 380*, 219–229.

Maddux, J. E. & Rogers, R. W. (1982). Protection Motivation and Self-Efficacy: A Revised Theory of Fear Appeals and Attitude Change. *Journal of Experimental Social Psychology, 19*, 469–479.

Pfeffer, I. (2014). *Förderung regelmäßiger körperlicher Aktivität am Beispiel der Gesundheitskommunikation und Zusammenhänge mit kognitiven Funktionen – Ableitung eines Theoriemodells*. Habilitationsschrift. Universität Leipzig, 2014.

Reifegerste, D. (2013). Gesundheit ist das Wichtigste – oder nicht? Die Bedeutung sozialer Motive für die Kampagnenplanung. In: C. Rossmann & M. R. Hastall (Hrsg.), *Medien und Gesundheitskommunikation: Befunde, Entwicklungen, Herausforderungen* (183–199). Baden-Baden: Nomos.

Reifegerste, D., Schumacher, M.-B., Hoffmann, S., Schwarz, U. & Hagen, L.M. (2014). Framing von Gesundheitskommunikation in Settingansätzen. In: E. Baumann, M. R. Hastall, C. Rossmann & A. Sowka (Hrsg.), *Gesundheitskommunikation als Forschungsfeld der Kommunikations- und Medienwissenschaft* (S. 115–130). Baden-Baden: Nomos.

Rimer, B. K. & Kreuter, M. W. (2006). Advancing Tailored Health Communication: A Persuasion and Message Eeffects Perspective. *Journal of Communication, 56*, 184–S201.

Rogers, R. W. (1975). A Protection Motivation Theory of Fear Appeals and Attitude Change. *The Journal of Psychology, 91*(1), 93–114.

Rosenstock, I. M. (1960). What Research in Motivation Suggests for Public Health. *American Journal of Public Health, 50*, 295–302.

Schmid, K. L., Rivers, S. E., Latimer, A. E. & Salovey, P. (2008). Targeting or tailoring? Maximizing Resources to Create Effective Health Communcations. *Marketing Health Services, 28*, 32–37.

Schoenbachler, D. D. & Whittler, T. E. (1996). Adolescent Processing of Social and Physical Threat Communications. *Journal of Advertising, 25*, 37–54.

Shen, L. & Bigsby, E. (2013). The Effects of Message Features: Content, Structure, and Style. In: J. P. Dillard & L. Shen (Hrsg.). *The SAGE Handbook of Persuasion: Developments in Theory and Practice* (S. 20–35). Thousand Oaks, CA: SAGE Publications.

Smith, K. H. & Stutts, M. A. (2003). Effects of Short-Term Cosmetic versus Long-Term Health Fear Appeals in Anti-Smoking Advertisements on the Smoking Behavior of Adolescents. *Journal of Consumer Behaviour, 3,* 157–177.

Tanner, J. F. J., Hunt, J. B. & Eppright, D. R. (1991). The Protection Motivation Model: A Normative Model of Fear Appeals. *Journal of Marketing, 55*, 36–45.

Witte, K. (1992). Putting the Fear Back into Fear Appeals: The Extended Parallel Process Model. *Communication Monographs, 59*, 329–349.

Witte, K. (1994). Fear Control and Danger Control: A test of the Extended Parallel Process Model (EPPM). *Communication Monographs, 61*, 113–134.

Zunft, H. J., Friebe, D., Seppelt, B., Widhalm, K., Remaut de Winter, A. M., Vaz de Almeida, M. D., Kearney, J. M. & Gibney, M. (1999). Perceived Benefits and Barriers to Physical Activity in a Nationally Representative Sample in the European Union. *Public Health Nutrition, 2,* 153–160.

Doreen Reifegerste, Sabrina Heike Kessler & Lars Guenther

Bewegt durch Bilder? Der Einfluss von Aufmerksamkeit und Hintergrundmotiv

1 Bilder in Präventionskampagnen

Regelmäßige körperliche Aktivität ist eine der effektivsten Präventionsmaßnahmen, um einer Vielzahl an Gesundheitsrisiken vorzubeugen (Warburton, Nicol, & Bredin, 2006). Evaluationen zeigen, dass sich massenmediale Kampagnen eignen, um die körperliche Bewegung eines Individuums zu steigern (Leavy, Bull, Rosenberg, & Bauman, 2011). Unklar ist indes, welche Art von Botschaftsstrategien hierbei am effektivsten ist. Bisher hat sich die Forschung zu Präventionsbotschaften zur Förderung körperlicher Aktivität vor allem auf den Text der Anzeigen konzentriert (z.B. Latimer, Brawley, & Bassett, 2010; Priebe & Spink, 2012) und visuelle Botschaften größtenteils vernachlässigt. Dies ist umso erstaunlicher, da Bilder in Bewegungskampagnen durchaus häufig zum Einsatz kommen (Berry, McCarville, & Rhodes, 2008) und sich für andere Themen der Gesundheitskommunikation bisher als effektiv erwiesen haben (Houts, Doak, Doak, & Loscalzo, 2006).

Gesundheitsinformationen, die bildlich dargestellt werden, erhalten von Rezipienten mehr Aufmerksamkeit, können häufig besser verstanden werden, werden besser erinnert und erzeugen meist eine höhere Bereitschaft, das empfohlene Verhalten zu übernehmen oder beizubehalten, als rein textbasierte Botschaften (Chang, 2013). Bisherige Untersuchungen konzentrieren sich vor allem auf furcht- und ekelerregende Bildmotive, die u.a. auf Zigarettenschachteln eingesetzt werden (z.B. Timmers & van der Wijst, 2007), vernachlässigen aber positive visuelle Bildinhalte. Chang (2013) zeigte, dass auch durch die bildliche Darstellung von Handlungsempfehlungen (u.a. für eine Zahnkrankheit) die Selbstwirksamkeit erhöht werden kann. Es ist jedoch noch unklar, welche Bildmotive (Personen und Hintergrund) dafür konkret geeignet sind, ob sich diese Effekte auch für Präventionsverhalten (wie körperliche Aktivität) zeigen und inwieweit diese Wirkungen mit der Aufmerksamkeit für bestimmte Bereiche einer Anzeige (Text oder Bild) zusammenhängen. Einige wenige Studien haben den generellen Effekt von Bildern mit Darstellungen von Sportlern auf körperlicher Aktivität untersucht, allerdings ohne dabei einzelne Bildmerkmale zu variieren (Berry, Jones, McLeod, & Spence, 2011; van Kleef, Shimizu, & Wansink, 2011). Reifegerste und Rossmann (2015) haben zudem den Effekt von Gruppenbildern (im Gegensatz zu Einzelpersonendarstellungen) experimentell getestet. Dabei konnten sie zeigen, dass Gruppenbilder zu einer höheren Selbstwirksamkeit und Verhaltensintention führen können. Allerdings ist bisher noch wenig über den Einfluss unterschiedlicher Hintergrundmotive von Präventionsanzeigen bekannt.

Auf der Basis gesundheits- und naturpsychologischer Theorien haben wir daher Schlussfolgerungen für die visuelle Botschaftsentwicklung in Präventionskampagnen abgeleitet und eine Studie durchgeführt, die die Wirkung von unterschiedlichen Hintergrundmotiven für die körperliche Aktivität auf Einstellungen, Selbstwirksamkeit und Verhaltensintentionen untersucht. Im Anschluss an die Darstellung der Ergebnisse werden diese diskutiert, um abschließend auf deren Implikationen für Forschung und Praxis in der Kampagnenkommunikation einzugehen.

2 Gesundheits- und naturpsychologische Theorien

Laut sozial-kognitiver Theorie fördert ein bildlich dargestelltes Rollenmodell die Selbstwirksamkeit und Verhaltensintention für das empfohlene Verhalten (Bandura, 2004). Dabei verstärkt ein visuell dargestelltes oder vorgestelltes Rollenmodell die Selbstwirksamkeit für das empfohlene Verhalten eher als die reine Beschreibung eines solchen Modells (Bandura, 2004; Gollwitzer & Oettingen, 1998). Die Erhöhung der Selbstwirksamkeit führt wiederum zu mehr körperlicher Bewegung (Lippke & Vögele, 2006). Bandura (2004) geht davon aus, dass das Verhalten vor allem von den Personen übernommen wird, die den Rezipienten ähnlich sind. Die Darstellung sportlich aktiver Personen könnte dementsprechend als Rollenmodell für physische Aktivität die Selbstwirksamkeit und Verhaltensintention dafür erhöhen.

Aus einem weiteren gesundheitspsychologischen Ansatz, der Aufmerksamkeits- und Regenerations-Theorie (Kaplan, 1995) lässt sich ableiten, dass Naturbilder (mit Darstellungen von Bäumen, Wasser oder Landschaften) zu einer besseren kognitiven Verarbeitung und höheren Erinnerung bereitgestellter Informationen beitragen, aber auch allgemein positive Effekte auf die emotionalen und physiologischen Reaktionen haben als Bilder ohne diese Elemente.

Hartmann et al. (2013) zeigten, dass Werbeanzeigen (für eine Onlinebank) mit Landschaftselementen zu einer höheren gestützten und ungestützten Erinnerung führen als Bilder ohne Naturelemente. Ihre Eyetracking Analysen ergaben, dass Naturelemente die gerichtete Aufmerksamkeit auf die Werbebotschaft verbessern. Bei Werbeanzeigen mit Naturelementen konzentrieren sich die Fixationen der Probanden länger und anhaltender auf das Textgebiet (Hartmann, Apaolaza, & Alija, 2013).

Zudem belegen zahlreiche Untersuchungen aus der naturpsychologischen Forschung, dass Naturelemente und die entsprechende Gestaltung des Städtebaus die körperliche Aktivität und das allgemeine Wohlbefinden der Menschen positiv beeinflussen (Lee & Maheswaran, 2011; Vries et al., 2011). So führen Naturräume mit Wiesen, Bäumen und Wäldern einerseits zu mehr Bewegung, ermöglichen aber auch den Abbau von geistiger Müdigkeit und Stress (Gebhard, 2009). Einige Interventionsprogramme zur Gesundheitsförderung versuchen diesen Zusammenhang bereits zu nutzen, indem sie gezielt Naturerfahrungen (z.B. Garten, Wandern, Erlebnispädagogik) einsetzen (Maller, Townsend, Pryor, Brown, & St Leger, 2006). Möglicherweise zeigen sich die entsprechenden Effekte in der Natur auch mithilfe der bildlichen Darstellungen von Naturelementen.

3 Forschungsfragen

Die vorliegende Studie hat untersucht, ob die vermuteten positiven Wirkungen (auf Erinnerung, Selbstwirksamkeit und Verhaltensintention) auch für Anzeigen mit sportlich aktiven Personen zutreffen und zudem überprüft, ob entsprechende Wirkungseffekte mit dem Hintergrund der Anzeige (Natur vs. Stadt vs. neutral) variieren. Die zentralen Forschungsfragen sind:

FF1: Welchen Einfluss hat die Aufmerksamkeit der Rezipienten auf die verschiedenen Anzeigenbereiche?

H1.1: Die Aufmerksamkeit für den Textbereich hat einen positiven Einfluss auf die Erinnerung.

H1.2: Die Aufmerksamkeit für die abgebildeten Personen hat einen positiven Einfluss auf die Einstellungen, die Selbstwirksamkeit und die Verhaltensintention für körperliche Aktivität der Rezipienten.

FF2: Variieren diese Effekte mit dem Hintergrundmotiv (Natur vs. Stadt vs. neutral) des Bildes?

H2: Der Einfluss auf die Erinnerung, die Selbstwirksamkeit und die Verhaltensintention für körperliche Aktivität der Rezipienten ist bei einem Naturbild als Hintergrundmotiv am größten.

4 Methode

Um die Forschungsfragen zu beantworten, wurde eine experimentelle Studie mit einer Methodenkombination aus Eye-tracking und anschließender zweiwelliger Befragung durchgeführt. Das Eye-tracking ist eine etablierte Methode zur Erfassung von Blickdaten (Geise, 2011; Kessler, Reifegerste, & Guenther, 2016). Dafür wurden im Januar 2015 81 Studenten im Alter von 19 bis 29 Jahren an der Friedrich-Schiller-Universität in Jena rekrutiert. Die Probanden wurden zuerst vor ein stationäres Eye-Tracking-Gerät von SensoMotoric Instruments (SMI; iView X Red, 120Hz) gesetzt, das für jede Versuchsperson kalibriert wurde. Die Werte der Augen-Kalibrierung und Validierung mittels der Software von SMI sind akzeptabel (Derivation x: M = 0,53; SA = 0,29; Derivation y: M = 0,54; SA = 0,44). Anschließend sahen die Probanden verschiedene Werbeanzeigen, welche sie nach ihrer Professionalität bewerten sollten. Eine dieser Anzeigen war einer der für diese Untersuchung eigens erstellten Stimuli.

Jedes der drei Stimulus-Bilder (siehe Abbildung 1 für ein Beispiel) enthielt im Vordergrund ein für alle drei Versionen identisches gemischtgeschlechtliches Läuferpaar und einen Text über allgemeine Bewegungsempfehlungen der World Health Organization (WHO, 2015). Das Läuferpaar stammt aus der Altersgruppe der Studenten und trägt normale Sportkleidung. Beide in Frontalansicht abgebildeten Personen haben einen neutralen Gesichtsausdruck. Unterschiedlich war jeweils nur der Hintergrund des Bildes, dem die Probanden randomisiert zugewiesen wurden. Zusätzlich zum Stimulusbild wurden zwei weitere Werbeanzeigen (ohne thematischen Bezug zu körperlicher Aktivität) mit entsprechenden Fragen zu ihrer Wirksamkeit gezeigt.

Abbildung 1: Stimulusbild Läuferpaar mit Naturhintergrund

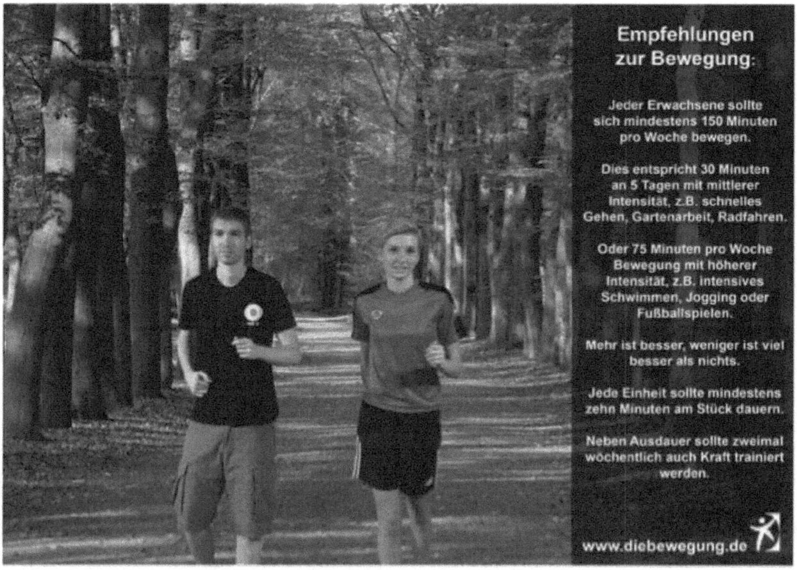

Die Stimuli für die vorliegende Studie wurden von einer professionellen Werbetechnikerin erstellt.[1] Mittels einer Green-Screen-Fotographie konnten Läuferin und Läufer auf verschiedene Hintergründe transformiert werden. Die Bildkomposition war somit für alle drei Stimuli dieselbe. Bildqualität, Glaubwürdigkeit, Textverständlichkeit, Professionalität und Authentizität der Werbeanzeigen wurden qualitativ durch 13 Probanden in einem Pretest bewertet. Dieser bestätigte eine ähnliche Bewertung der Kategorien bei allen drei Stimulusversionen.

Gemessen wurden im Eye-tracking die Anzahl der Fixationen, die Fixationsdauer und die normalisierte Verweildauer für drei verschiedene *Areas of Interest* (*AOIs*): Personen, Text und Hintergrund (Hartmann et al., 2013). In einer direkt anschließenden Onlinebefragung und einer weiteren Onlinebefragung genau zwei Wochen später wurden mittels Sosci-Survey (Leiner, 2014) die emotionalen Reaktionen (nur direkte Befragung), die Erinnerung an die Textinhalte (gestützt und ungestützt), die

1 Für die technische Unterstützung bedanken wir uns vor allem bei Manuela Lindig und dem Multimediazentrum der Friedrich-Schiller-Universität Jena.

Selbstwirksamkeit, die Verhaltensintentionen und das Verhalten erhoben.

Die gestützte und die ungestütze Erinnerung an die Textinhalte dienten als Indikator für die kognitive Verarbeitung. Für die gestützte Erinnerung lasen die Teilnehmer fünf Aussagen und sollten beurteilen, ob diese verbatim in der Textbotschaft enthalten waren. Es wurde dann eine Summe aus den richtig identifizierten Aussagen gebildet (Bassett-Gunter, Martin Ginis, & Latimer-Cheung, 2013). Um die ungestützte Erinnerung zu testen, wurde den Befragten ein Lückentext mit den Aussagen des Textfeldes vorgegeben, in den sie die fehlenden Werte (z.B. empfohlene Bewegungsdauer pro Woche) eintragen konnten.

Die emotionalen Reaktionen auf die Werbeanzeigen (Hartmann et al., 2013) wurden anhand von acht Items (jeweils vier negative und vier positive Adjektive, wie „gelangweilt“ oder „aktiviert“) auf einer Skala von 1 (gar nicht) bis 100 (sehr stark) mittels eines Schiebereglers erhoben (α = .73).

Die Selbstwirksamkeit wurde mit einer etablierten Skala mit zwölf Items für die Ausübung körperlicher Aktivität (Fuchs & Schwarzer, 1994) entsprechend der sozial-kognitiven Theorie (Bandura, 2004) erhoben. Die Teilnehmer wurden gefragt, ob sie sich trotz bestimmter Barrieren (wie Müdigkeit oder dem Besuch von Freunden) immer noch körperlich betätigen würden. Die fünfstufige Skala reicht von 1 (stimme gar nicht zu) bis 5 (stimme voll zu) und hat eine ausreichende interne Reliabilität (α = .87).

Die Intentionen zur körperlichen Aktivität wurden jeweils auf einer siebenstufigen Skala mit drei Items erhoben (Jones, Sinclair, & Courneya, 2003): (a) „Mein Ziel für die nächsten zwei Wochen ist, Sport zu treiben” mit den Skalenendpunkten 1 (überhaupt nicht) und 7 (jeden Tag); (b) „Ich beabsichtige in den nächsten zwei Wochen mehrmals pro Woche mindestens 30 Minuten Sport zu treiben.” von (1 stimme überhaupt nicht zu) bis 7 (stimme voll und ganz zu) ; und (c) „In den nächsten zwei Wochen beabsichtige ich mindestens ... mal pro Woche Sport zu treiben.” Aus dem Mittelwert dieser Items wurde ein Intentionsindex gebildet (α = .83).

Als Kontrollvariablen wurden neben den demografischen Parametern auch die Naturverbundenheit (Brügger, Kaiser, & Roczen, 2011) und die Sportstätten für die gewöhnliche körperliche Aktivität (Fitnessstudio, Sporthalle, Sportplatz, Landschaft etc.) erfasst. Die Naturverbundenheit wurde mit einer gekürzten Fassung von zehn Items (z.B. Mein Lieblingsplatz ist ein Fleck im Grünen) auf einer fünfstufigen Skala von 1 (stimme gar nicht zu) bis 5 (stimme voll zu) gemessen (α = .71).

5 Ergebnisse

Die 81 Probanden (76,8% Frauen) im Alter von 19 bis 29 Jahren (M = 22,02; SA = 1,83) weisen einen Body-Mass-Index (BMI) zwischen 17 und 34 (M = 21,79; SA = 2,88) und eine eher hohe körperliche Aktivität auf. Sie bringen durchschnittlich 188 Minuten anstrengende oder mittlere körperliche Aktivität pro Woche auf, was bereits den Empfehlungen der WHO (2015) entspricht.

Abbildung 2: Beispiel einer Heat Map der Anzeige mit Stadthintergrund

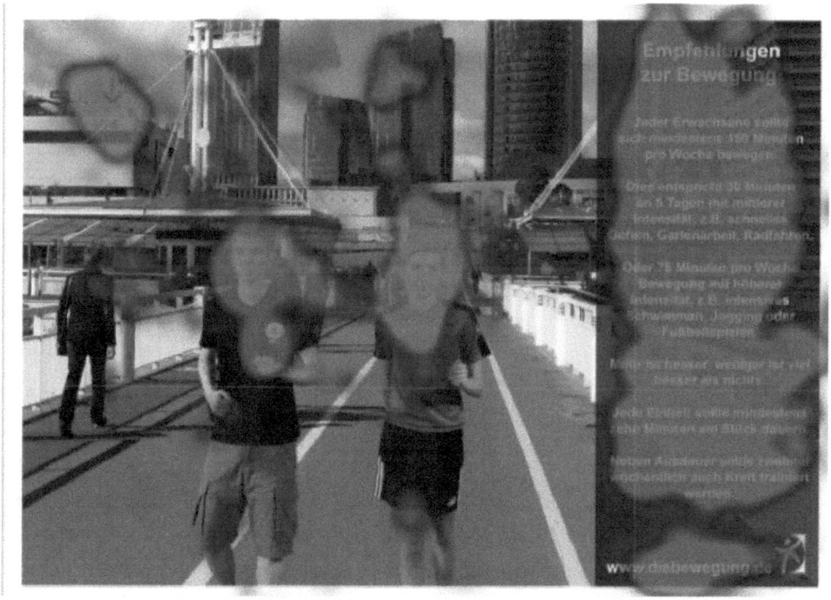

In Bezug auf die FF1 zeigt sich, dass die Textelemente und die Personen viel intensiver betrachtet werden als die Bildelemente im Hintergrund, wobei im Stadtbild noch einzelne Fixationspunkte auszumachen sind (siehe Abbildung 2). Zudem wird deutlich, dass eine häufigere Fixation der Texte mit einer höheren Wiedererkennung der Inhalte (r = .32; p = 0.003) in der ersten Befragung und einer positiven Veränderung der Einstellungen gegenüber körperlicher Aktivität (r = .28; p = 0.018) in der Zweitbefragung zusammenhängt. Gleichzeitig geht sie aber mit einer Verschlechterung der emotionalen Reaktionen (r = -.31; p = 0.004) der Probanden in der ersten Befragung einher. Somit zeigt sich eine Bestätigung für H1.1, allerdings nur eine eingeschränkte für H1.2. Analysiert man die verschiedenen Hintergrundversionen für die FF2 mittels einer ANCOVA mit Post-hoc-Tests, wird deutlich, dass das Stadtbild signifikant länger und häufiger fixiert wird als das Naturbild oder die neutrale Version (siehe Tabelle 1). Insgesamt ist die Aufmerksamkeit für den Hintergrund aber so gering, dass sie keinen signifikanten Einfluss auf die relevanten abhängigen Variablen hat. Es bestehen keine Unterschiede in der Wirkung der verschiedenen Anzeigenversionen. H2 kann somit nicht bestätigt werden. Die Kontrollvariablen Naturverbundenheit und präferierte Sportstätte hatten keinen signifikanten Interaktionseffekt.

Tabelle 1: Mittelwerte für Anzeigenversionen und Ergebnisse des Post-hoc-Tests

Anzeigenversion		**Fixationsdauer in s**		**Anzahl Fixationen**	
	n	*M*	*SA*	*M*	*SA*
Stadtbild	30	$11{,}90^a$	5,24	2697^a	1262
Naturbild	26	$6{,}15^b$	5,14	1287^b	1261
Neutral	25	$3{,}96^b$	2,82	763^b	656

Anmerkung: Mittelwerte mit unterschiedlichen Hochbuchstaben unterscheiden sich signifikant mit Duncan-Post-Hoc Test, p < 0,05.

6 Fazit

Die Ergebnisse zeigen, dass Textbotschaften deutlich mehr Aufmerksamkeit erhalten, wenn sie gemeinsam mit Bildern präsentiert werden und so die Wirkung der Hintergrundmotive vor allem von der Aufmerksamkeit für den Text und die Personen abhängig ist. Die Gestaltung des Hintergrundes bei Werbeanzeigen im Bereich der Gesundheitskommunikation erscheint für die hier formulierten abhängigen Variablen Erinnerung, Selbstwirksamkeit und Intention zur körperlichen Aktivität weniger relevant zu sein, da sowohl die Personendarstellungen als auch der Text, möglicherweise auch aufgrund von sozialer Erwünschtheit, aufmerksamer betrachtet werden.

Auf Basis der Befunde, lässt sich allerdings bisher keine Schlussfolgerung über den generellen Einsatz von bildlichen Hintergrunddarstellungen für Gesundheitskampagnen ableiten, obwohl die theoretischen Implikationen durchaus aussichtsreich erscheinen. Die vorliegende Untersuchung zeigt, dass die Anwendung von gesundheitspsychologischen Theorien auf konkrete Bildmotive mit vielfältigen Unsicherheiten verbunden ist. Die spezifische Verarbeitungslogik von Bildern (Geise, 2011) erschwert hierbei eine (mono)kausale Interpretation der Ergebnisse. Als weitere Einschränkung ist die *Forced exposure*-Bedingung zu nennen, welche bei Eye-tracking-Studien schwer zu umgehen ist. Zudem handelt es sich in der vorliegenden Studie um eine Stichprobe, deren Probanden zum Teil bereits eine hohe körperliche Aktivität aufweisen. Es wäre daher interessant zu prüfen, inwieweit sich Effekte bei weniger aktiven Zielgruppen zeigen.

Literaturverzeichnis

Bandura, A. (2004). Health Promotion by Social Cognitive Means. *Health Education & Behavior, 31*(2), 143–164.

Bassett-Gunter, R. L., Martin Ginis, K. A., & Latimer-Cheung, A. E. (2013). Do you Want the Good News or the Bad News? Gain-Versus Loss-Framed Messages Following Health Risk Information: The Effects on Leisure Time Physical Activity Beliefs and Cognitions. *Health Psychology, 32*(12), 1188–1198.

Berry, T. R., Jones, K. E., McLeod, N. C., & Spence, J. C. (2011). The Relationship between Implicit and Explicit Believability of Exercise-Related Messages and Intentions. *Health Psychology, 30*(6), 746–752.

Berry, T. R., McCarville, R. E., & Rhodes, R. E. (2008). Getting to Know the Competition: A Content Analysis of Publicly and Corporate Funded Physical Activity Advertisements. *Journal of Health Communication, 13*(2), 169–180.

Brügger, A., Kaiser, F. G., & Roczen, N. (2011). One for All? Connectedness to Nature, Inclusion of Nature, Environmental Identity, and Implicit Association with Nature. *European Psychologist, 16*(4), 324–334.

Chang, C. (2013). Seeing is Believing: The Direct and Contingent Influence of Pictures in Health Promotion Advertising. *Health Communication, 28*(8), 822–834.

Fuchs, R., & Schwarzer, R. (1994). Selbstwirksamkeit zur sportlichen Aktivität: Reliabilität und Validität eines neuen Meßinstruments. *Zeitschrift für differentielle und diagnostische Psychologie, 15*(3), 141–154.

Gebhard, U. (2009). Naturbezogene Elemente der Gesundheitserziehung. *Public Health Forum, 17*(1), e1-e3.

Geise, S. (2011). *Vision that matters: Die Funktions- und Wirkungslogik Visueller Politischer Kommunikation am Beispiel des Wahlplakats.* Wiesbaden: VS Verlag für Sozialwissenschaften.

Gollwitzer, J. M., & Oettingen, G. (1998). The Emergence and Implementation of Health Goals. *Psychology & Health, 13*, 687–715.

Hartmann, P., Apaolaza, V., & Alija, P. (2013). Nature Imagery in Advertising. *International Journal of Advertising, 32*(2), 183–210.

Houts, P. S., Doak, C. C., Doak, L. G., & Loscalzo, M. J. (2006). The Role of Pictures in Improving Health Communication: A Review of Research on Attention, Comprehension, Recall, and Adherence. *Patient Education and Counseling, 61*(2), 173–190.

Jones, L. W., Sinclair, R. C., & Courneya, K. S. (2003). The Effects of Source Credibility and Message Framing on Exercise Intentions, Behaviors, and Attitudes: An Integration of the Elaboration Likelihood Model and Prospect Theory. *Journal of Applied Social Psychology, 33*(1), 179–196.

Kaplan, S. (1995). The Restorative Benefits of Nature: Toward an Integrative Framework. *Journal of Environmental Psychology*, 15(3), 169–182.

Kessler, S. H., Reifegerste, D., & Guenther, L. (2016). Die Evidenzkraft von Bildern in der Wissenschaftskommunikation. In: G. Ruhrmann, S. H. Kessler, & L. Guenther (Hrsg.), Wissenschaftskommunikation zwischen Risiko und (Un)Sicherheit. Köln: Herbert von Halem.

Latimer, A., Brawley, L., & Bassett, R. (2010). A Systematic Review of Three Approaches for Constructing Physical Activity Messages: What Messages Work and what Improvements are Needed? *International Journal of Behavioral Nutrition and Physical Activity, 7*(1), 36–52.

Leavy, J. E., Bull, F. C., Rosenberg, M., & Bauman, A. (2011). Physical Activity Mass Media Campaigns and their Evaluation: A Systematic Review of the Literature 2003–2010. *Health Education Research, 26*(6), 1060–1085.

Lee, A. C. K., & Maheswaran, R. (2011). The Health Benefits of Urban Green Spaces: A Review of the Evidence. *Journal of Public Health*, 33(2), 212–222.

Leiner, D. J. (2014). SoSci Survey (Version 2.5.00-i) [Computer software]. Abgerufen von https://www.soscisurvey.de (11.04.2016).

Lippke, S., & Vögele, C. (2006). Sport und körperliche Aktivität. In: B. Renneberg & P. Hammelstein (Hrsg.), *Springer-Lehrbuch. Gesundheitspsychologie* (S. 195–216). Berlin: Springer.

Maller, C., Townsend, M., Pryor, A., Brown, P., & St Leger, L. (2006). Healthy Nature Healthy People: 'Contact with Nature' as an Upstream Health Promotion Intervention for Populations. *Health Promotion International, 21*(1), 45–54.

Priebe, C. S., & Spink, K. S. (2012). Using Messages Promoting Descriptive Norms to Increase Physical Activity. *Health Communication, 27*(3), 284–291.

Reifegerste, D., & Rossmann, C. (2015). Gemeinsam aktiver? Der Einfluss von Gruppenbildern auf die körperliche Aktivität. In: M. Schäfer, O. Quiring, C. Rossmann, M. Hastall, & E. Baumann (Hrsg.), *Gesundheitskommunikation im Spannungsfeld medialer und gesellschaftlicher Wandlungsprozesse* (S. 179–188). Baden-Baden: Nomos.

Timmers, R., & van der Wijst, P. (2007). Images as Anti-Smoking Fear Appeals: The Effect of Emotion on the Persuasion Process. *Information Design Journal, 15*(1), 21–36.

van Kleef, E., Shimizu, M., & Wansink, B. (2011). Food Compensation: Do Exercise Ads Change Food Intake? *International Journal of Behavioral Nutrition and Physical Activity, 8*(6), 6–16.

Vries, S. d., Claßen, T., Eigenherr-Hug, S.-M., Korpela, K., Maas, J., Mitchell, R., & Schantz, P. (2011). Contributions of Natural Elements to Physical Activity: Theory and Evidence Base. In: K. Nilsson, M. Sangster, C. Gallis, T. Hartig, S. d. Vries, K. Seeland, & J. Schipperijn (Hrsg.), *Forests, Trees and Human Health* (S. 205–244). New York: Springer.

Warburton, D. E. R., Nicol, C. W., & Bredin, S. S. D. (2006). Health Benefits of Physical Activity: The Evidence. *Canadian Medical Association Journal, 174*(6), 801–809.

WHO. (2015). Physical Activity: Fact sheet N° 385. Abgerufen von www.who.int/media-centre/factsheets/fs385/en/ (11.04.2016).

Hannah Storch, Oliver Quiring & Markus Schäfer

Gesundheitsbotschaften im Kontext sekundärpräventiver Maßnahmen: Ein Online-Experiment zum Einfluss von Evidenzart und Framing bei Informationsflyern zur Darmkrebsvorsorge

1 Einleitung

Krebs ist eine der häufigsten Todesursachen in Deutschland. Jedes Jahr erkranken etwa 500.000 Menschen neu daran (Robert Koch Institut, 2013). Bei einigen Krebsarten kann die Krankheit durch Vorsorgeuntersuchungen frühzeitig erkannt und effektiv behandelt werden (Krebsinformationsdienst, 2013). Dazu zählt beispielsweise neben der Haut- auch die Darmkrebsvorsorge, die Koloskopie. Vorsorgeuntersuchungen dieser Art lassen sich der Sekundärprävention zuordnen. Im Gegensatz zur Primärprävention, die auf Maßnahmen abzielt, die vor Eintritt einer Krankheit ansetzen, sollen durch sekundäre Prävention (meist) symptomlose Krankheitsfrühstadien entdeckt und frühzeitig behandelt werden (Kryspin-Exner & Pintzinger, 2010).

Der rasante medizinische Fortschritt in den vergangenen Jahren eröffnet verbesserte Möglichkeiten der Früherkennung. Vor allem Krankenkassen, staatliche Institutionen und Stiftungen werben inzwischen intensiv für die Nutzung entsprechender Angebote (z.B. Felix Burda Stiftung, 2014). Grundsätzlich gibt es zahlreiche Möglichkeiten, Präventionsbotschaften an den Mann bzw. die Frau zu bringen, sei es in Form von Radio-, TV-, Plakat- oder Print-Kampagnen. Besonders häufig kommen Informationsflyer zum Einsatz, die beispielsweise in Wartezimmern von Krankenhäusern und Arzt-Praxen ausgelegt oder auch als Onlineversionen auf den Internetportalen der informierenden Einrichtungen zum Download bereitgestellt werden und somit eine vergleichsweise kostengünstige Variante der Ansprache darstellen (Gemeinsamer Bundesausschuss, 2014; Rossmann & Pfister, 2008). Die Bevölkerung zur Teilnahme an Früherkennungsuntersuchungen zu motivieren, bleibt insbesondere im Bereich der Darmkrebsvorsorge eine Herausforderung. So ist bei vielen Menschen der Ansporn gering, ohne das Vorliegen von Beschwerden eine Untersuchung durchführen zu lassen, die trotz Narkotisierung häufig als unangenehm assoziiert wird (Robert Koch Institut, 2012). Der vorliegende Beitrag geht mithilfe eines Online-Experiments der Frage nach, wie sich die beiden Gestaltungsmerkmale *Evidenzart* und *Framing* auf die Wirksamkeit von Informationsflyern über Darmkrebsvorsorge auswirken.

2 Die Gestaltungsmerkmale Evidenzart und Framing

2.1 Evidenzart

Evidenzart bezeichnet die „spezifische Form externer Belege für Aussagen, mit denen eine Gesundheitsbotschaft beispielsweise Aspekte wie die Schwere und Relevanz eines Gesundheitsrisikos, die Wahrscheinlichkeit einer Betroffenheit oder die Effektivität empfohlener Schutzmaßnahmen illustriert oder argumentativ unterstützt" (Hastall, 2011). In der vorliegenden Untersuchung wird zwischen zwei Evidenzklassen unterschieden: den (1) episodischen, anekdotischen oder narrativen Realitätsbeschreibungen anhand von Fallbeispielen sowie den (2) summarischen Realitätsbeschreibungen mithilfe statistischer bzw. abstrakter Informationen. Journalisten präsentieren häufig Einzelschicksale (Daschmann & Brosius, 1997). Um beispielsweise über das Leben mit Aids aufzuklären, werden Alltagssituationen einer Person gezeigt, die seit Jahren unter dieser Krankheit leidet. Im deutschen Sprachraum wird hierfür meist der Begriff „Fallbeispiel" verwendet. Befunde der bisherigen Fallbeispielforschung deuten hinsichtlich der Wirkmächtigkeit der Botschaften tendenziell auf eine Überlegenheit von Fallbeispielen gegenüber statistischen Aussagen (Zillmann, 2006); wenngleich die Ergebnisse nicht immer eindeutig sind (Hastall, 2011; Pfister, 2012). Einige Untersuchungen zeigen, dass Fallbeispiele unsere Realitätsvorstellungen stärker beeinflussen als die eigentlich valideren statistischen Informationen (Daschmann & Brosius, 1997). Hoeken & Hustinx (2007) identifizieren zudem persuasive Wirkungen von Fallbeispielen. Diese Art von Fallbeispieleffekten können auf die menschliche Informationsverarbeitung zurückgeführt werden. Menschen greifen während der Nachrichtenrezeption auf alltagsrationale Strategien zur Wahrnehmung und Verarbeitung von Inhalten zurück, sie urteilen anhand von Schemata und Heuristiken (Brosius, 1995). Stehen sowohl statistische als auch Einzelfallinformationen zur Verfügung, neigen Menschen dazu, statistische Angaben zu ignorieren und Urteile anhand von Einzelfällen zu bilden (Repräsentativitätsheuristik) (Kahneman & Tversky, 1974). Fallbeispiele sind dabei leichter zu erinnern als statistische Informationen (Verfügbarkeitsheuristik) (Tversky & Kahneman, 1973). Für die Gesundheitskommunikation öffnet das ein Potenzial: Die Verwendung von Fallbeispielen bei Präventionsbotschaften könnte dazu führen, dass die Erkrankungswahrscheinlichkeit überschätzt und Präventionsverhalten damit als relevanter wahrgenommen wird (Pfister, 2012).

2.2 Framing

Gesundheitsbotschaften können mit unterschiedlichen *Frames* (dt. *Rahmen*) präsentiert werden. *Framing* beschreibt im vorliegenden Beitrag als Gestaltungsmerkmal die sprachliche Rahmung von Informationen in einen Gewinn- oder Verlust-Kontext. Frames sind damit Präsentationsformen, die durch unterschiedliche Formulierungen bzw. Perspektiven einen Sachverhalt als (1) *Gewinn* oder (2) *Verlust* darstellen (Levin et al., 1998). Im Kontext von Präventionsbotschaften heißt das: Es können entweder die potenziellen Vorteile bei Durchführung einer Früherkennungsuntersuchung aufgezeigt werden (Gewinn-Frame) oder die Nachteile bei Versäumnis (Verlust-Frame). Vorhandene Theorien und Studien liefern Gründe für die Annahme, dass Botschaften, die in einem Verlust-Frame dargestellt werden, persuasiver sind als solche, die in einem Gewinn-Frame präsentiert werden (O'Keefe, 2012). Einige experimentelle Untersuchungen bestätigen diese Überlegung auf Basis der *Prospect Theory* von Kahneman und Tversky (1979). Diese besagt, dass Menschen im Angesicht potenzieller Verluste eher dazu bereit sind, eine risikoreiche Option, das heißt im Sinne der Prospect Theory eine Option mit ungewissem Ausgang, zu wählen, wohingegen sie sich in Anbetracht potenzieller Gewinne risikoavers verhalten. Zentraler Bestandteil der Theorie ist damit das Phänomen der Verlustaversion, also „das verstärkte Streben nach Verlustvermeidung relativ zum Gewinnstreben" (Kirchler & Stark, 2014). Das Ergebnis von Früherkennungsuntersuchungen ist im Vorfeld ungewiss, weshalb solche sekundärpräventiven Maßnahmen im Kontext der Prospect Theory als risikoreich eingestuft werden können. Nach dieser Annahme sollten sich Verlust-Frames besser dazu eignen, Menschen zur Teilnahme an Früherkennungsmaßnahmen zu motivieren (Meyerowitz & Chaiken, 1987).

3 Untersuchungsanlage

3.1 Forschungsfrage und Hypothesen

Im Gegensatz zu den einzelnen Gestaltungsmerkmalen (u.a. Banks et al., 1995; De Wit et al., 2008; Levin et al., 1998; Meyerowitz & Chaiken, 1987; O'Keefe, 2012; O'Keefe & Jensen, 2006; Pfister, 2012; Rossmann & Pfister, 2008; Rothman & Salovey, 1997) wurden die Effekte von Framing und Evidenzart in Kombination bislang kaum untersucht. Zwar deuten einzelne Befunde (u.a. Cox & Cox, 2001) darauf hin, dass ein Fallbeispiel in Verbindung mit einem Verlust-Frame eine durchaus effektive Kommunikationsstrategie bei Gesundheitsbotschaften sein kann, jedoch stehen bislang nur wenige belastbare Untersuchungsergebnisse zur Verfügung. Zudem liefern die vorhandenen Studien keine Hinweise zum Einfluss der kombinierten Faktoren auf die Risikowahrnehmung. Und auch der hochrelevante Bereich der Darmkrebs-Früherkennung – Darmkrebs ist sowohl bei Männern als auch bei Frauen die zweithäufigste Krebserkrankung in Deutschland (Robert Koch Institut, 2013) – ist bislang nicht ausreichend beleuchtet. Dabei scheint die effektive Gestaltung von Gesundheitsbotschaften über Darmkrebsvorsorge spätestens seit dem Jahr 2013 von besonders hoher Relevanz. Mit der Verabschiedung des Krebsfrüherkennungs- und -registergesetzes (KFRG) wurde das Ziel eines bundesweiten Einladungsverfahrens für die Vorsorgekoloskopie gesetzt. In einem solchen Einladungsverfahren könnten Aufklärungsmaterialien direkt an Anspruchsberechtigte nach Hause versendet werden. Neben der Verbreitung von Flyern und Broschüren im öffentlichen Raum würde damit ein weiterer Kanal bedient, der eine enorme Wirkung erzielen könnte.

Im Zentrum des Experiments steht die Frage, welche Vor- bzw. Nachteile der Einsatz von Fallbeispielen bzw. statistischen Informationen bei der Gestaltung von Informationsflyern im Kontext der Darmkrebs-Früherkennung mit sich bringt und inwieweit es sinnvoll ist, die positiven Folgen bei Durchführung (Gewinn-Frame) bzw. die negativen bei Versäumnis der Vorsorge (Verlust-Frame) zu betonen. Ein besonderes Augenmerk wird auf die Kombination der beiden Gestaltungsmerkmale gelegt. Ausgehend von den bisherigen Befunden zum Fallbeispieleffekt wird Hypothese (H1) aufgestellt:

H1: Gesundheitsbotschaften über Sekundärprävention, die mit Fallbeispielen präsentiert werden, haben einen stärkeren Einfluss auf a) Risikowahrnehmung, b) Einstellung und c) Verhaltensintention im Hinblick auf die in der Botschaft geäußerten Empfehlungen als solche, die mit summarischen Realitätsbeschreibungen dargestellt werden.

Auf Basis der Erkenntnisse im Kontext der Prospect Theory besagt Hypothese 2:

H2: Gesundheitsbotschaften über Sekundärprävention, die in Form eines Verlust-Frames dargestellt werden, haben einen stärkeren Einfluss auf a) Risikowahrnehmung, b) Einstellung und c) Verhaltensintention im Hinblick auf die in der Botschaft geäußerten Empfehlungen als solche, die in Form eines Gewinn-Frames dargestellt werden.

Untersucht wird darüber hinaus, ob es zwischen Evidenzart und Framing Interaktionseffekte in Bezug auf die Wirksamkeit hinsichtlich a) Risikowahrnehmung, b) Einstellung und c) Verhaltensintention gibt. Weiterhin wird untersucht, welchen Einfluss Evidenzart und Framing auf die emotionalen Reaktionen der Probanden haben und inwieweit soziodemografische Merkmale, die Nutzung von Gesundheitsflyern, das Involvement sowie die Betroffenheit als intervenierende Variablen die Wirkung der Gestaltungsmerkmale beeinflussen.

3.2 Forschungsdesign

Zur Beantwortung der Forschungsfrage wurde ein Online-Experiment im 2x2-Design durchgeführt, an dem insgesamt 134 Probanden ab einem Alter von 50 Jahren teilnahmen. Die Rekrutierung der Probanden erfolgte via E-Mail im Schneeballverfahren. Die Altersklasse wurde mit Blick auf die spezielle Zielgruppe gewählt: Die Koloskopie ist seit 2002 für Personen ab 55 Jahren fester Bestandteil des Vorsorgeprogramms der gesetzlichen Krankenversicherungen, für die Altersgruppe der 50- bis 54-Jährigen besteht darüber hinaus ein jährlicher Anspruch auf einen Test über verstecktes Blut im Stuhl (Robert Koch Institut, 2013). Der Faktor Evidenzart beinhaltete die beiden Ausprägungen „summarische Realitätsbeschreibung" und „Fallbeispiel", der Faktor Framing die Ausprägungen „Verlust-Frame" und „Gewinn-Frame". Als Stimulus diente ein selbstgestalteter Gesundheitsflyer zum Thema Darmkrebsvorsorge. Für eine möglichst professionelle und realitätsnahe Gestaltung wurden verschiedene Flyer und Informationsbroschüren zu sekundärpräventiven Maßnahmen systematisch gesichtet. Als inhaltliche Orientierung diente insbesondere die Webseite *www.darmkrebs.de*. Zahlen und Fakten wurden der Publikation „Krebs in Deutschland" des Robert Koch Instituts (2013) entnommen.

Die Fallbeispiel-Versionen des Flyers präsentieren den Fall der Patientin Petra F. In der ersten Variante nimmt Petra F. an einer Darmspiegelung teil, weshalb der Darmkrebs rechtzeitig entdeckt werden konnte (Gewinn-Frame). In der zweiten Version nimmt Petra F. nicht an der Vorsorgeuntersuchung teil, der Tumor wird zu spät identifiziert (Verlust-Frame). Die Flyer-Versionen mit summarischer Realitätsbeschreibung präsentieren anstelle des Einzelfalls die Inzidenzrate von Darmkrebs sowie die Teilnahme- (Gewinn-Frame) bzw. Nicht-Teilnahmeraten (Verlust-Frame) der Vorsorgeuntersuchung.

Abbildung 1: Stimulus (Version summarische Realitätsbeschreibung und Verlust-Frame)

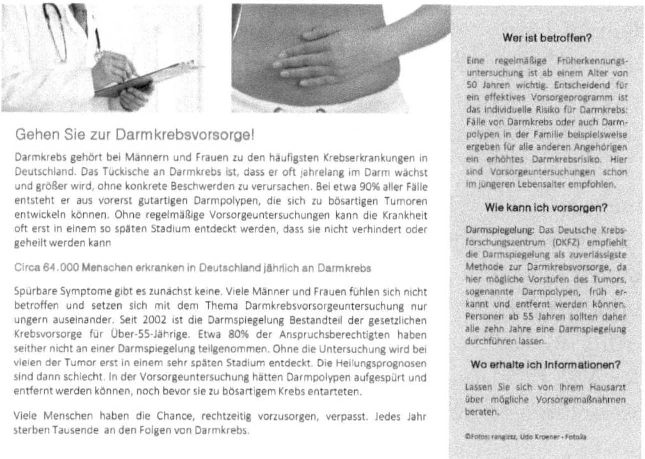

Gehen Sie zur Darmkrebsvorsorge!

Darmkrebs gehört bei Männern und Frauen zu den häufigsten Krebserkrankungen in Deutschland. Das Tückische an Darmkrebs ist, dass er oft jahrelang im Darm wächst und größer wird, ohne konkrete Beschwerden zu verursachen. Bei etwa 90% aller Fälle entsteht er aus vorerst gutartigen Darmpolypen, die sich zu bösartigen Tumoren entwickeln können. Ohne regelmäßige Vorsorgeuntersuchungen kann die Krankheit oft erst in einem so späten Stadium entdeckt werden, dass sie nicht verhindert oder geheilt werden kann

Circa 64.000 Menschen erkranken in Deutschland jährlich an Darmkrebs

Spürbare Symptome gibt es zunächst keine. Viele Männer und Frauen fühlen sich nicht betroffen und setzen sich mit dem Thema Darmkrebsvorsorgeuntersuchung nur ungern auseinander. Seit 2002 ist die Darmspiegelung Bestandteil der gesetzlichen Krebsvorsorge für Über-55-Jährige. Etwa 80% der Anspruchsberechtigten haben seither nicht an einer Darmspiegelung teilgenommen. Ohne die Untersuchung wird bei vielen der Tumor erst in einem sehr späten Stadium entdeckt. Die Heilungsprognosen sind dann schlecht. In der Vorsorgeuntersuchung hätten Darmpolypen aufgespürt und entfernt werden können, noch bevor sie zu bösartigem Krebs entarteten.

Viele Menschen haben die Chance, rechtzeitig vorzusorgen, verpasst. Jedes Jahr sterben Tausende an den Folgen von Darmkrebs.

Wer ist betroffen?

Eine regelmäßige Früherkennungsuntersuchung ist ab einem Alter von 50 Jahren wichtig. Entscheidend für ein effektives Vorsorgeprogramm ist das individuelle Risiko für Darmkrebs: Fälle von Darmkrebs oder auch Darmpolypen in der Familie beispielsweise ergeben für alle anderen Angehörigen ein erhöhtes Darmkrebsrisiko. Hier sind Vorsorgeuntersuchungen schon im jüngeren Lebensalter empfohlen.

Wie kann ich vorsorgen?

Darmspiegelung: Das Deutsche Krebsforschungszentrum (DKFZ) empfiehlt die Darmspiegelung als zuverlässigste Methode zur Darmkrebsvorsorge, da hier mögliche Vorstufen des Tumors, sogenannte Darmpolypen, früh erkannt und entfernt werden können. Personen ab 55 Jahren sollten daher alle zehn Jahre eine Darmspiegelung durchführen lassen.

Wo erhalte ich Informationen?

Lassen Sie sich von Ihrem Hausarzt über mögliche Vorsorgemaßnahmen beraten.

©Fotos: rangizzz, Udo Kroener - Fotolia

Ein Zufalls-Trigger garantierte bei Seitenaufruf die randomisierte Zuteilung der Probanden zu einer der vier Experimentalgruppen. Nach Präsentation des Stimulus erfolgte eine einmalige Post-Messung mittels Fragebogen, mit dessen Hilfe Risikowahrnehmung, Einstellung, Verhaltensintention sowie emotionale Reaktionen erhoben wurden. Zur Messung der AVn wurden fünfstufige Likert-Skalen verwendet. Die emotionalen Reaktionen wurden nach Banks et al. (1995) mit jeweils sechs Items für die positiven (fröhlich, hoffnungsvoll, zuversichtlich, gelassen, entspannt, glücklich; α = 0,82; M = 2,61; SA = 0,86) und negativen (traurig, mutlos, trostlos, verängstigt, beunruhigt, besorgt; α= 0,82; M = 1,95; SA = 0,74) Emotionen erfasst. Die Messung der Einstellungen erfolgte in Anlehnung an Pfister (2012) anhand von sechs Aussagen, u.a. „Das Thema Darmkrebsvorsorge wird überbewertet" (α= 0,81; M = 3,96; SA = 0,85), wobei die positiv und negativ formulierten Aussagen ausgewogen waren. Die Verhaltensintention wurde mit zwei Fragen erhoben (α = 0,79; M = 3,30; SA = 1,02). Neben vier zu bewertenden Aussagen wurden die Probanden gefragt, für wie wahrscheinlich sie es halten, in den nächsten zwölf Monaten an einer Darmspiegelung teilzunehmen. Die Risikowahrnehmung umfasste drei Fragen. Zur Erhebung der persönlichen Risikowahrnehmung, wurden die Probanden nach der Einschätzung ihres persönlichen Erkrankungsrisiko („sehr niedrig" bis „sehr hoch") und nach der Besorgnis, zu erkranken („Wie häufig machen Sie sich sorgen, an Darmkrebs zu erkranken?") befragt. Die allgemeine Risikowahrnehmung wurde mithilfe einer offenen Prozentangabe erfasst. Die Probanden sollten einschätzen, wie viel Prozent der Gesamtbevölkerung in Deutschland jährlich an Darmkrebs erkranken. Zur Prüfung von Mittelwertunterschieden zwischen Fallbeispielen und summarischen Realitätsbeschreibungen sowie zwischen Verlust-Frames und Gewinn-Frames wurden jeweils t-Tests für unabhängige Stichproben berechnet. Die Untersuchung potenzieller Interaktionseffekte erfolgte anhand von zweifaktoriellen Varianzanalysen.

Die 134 Versuchspersonen (Vpn) waren zwischen 50 und 79 Jahre alt, wobei der Frauenanteil 46% und der Männeranteil 54% betrug. Alle Probanden hatten mindestens einen Hauptschulabschluss, jedoch war eine deutliche Verlagerung in Richtung der höheren Bildungsabschlüsse zu beobachten. 72 der 134 Probanden hatten in der Vergangenheit bereits an der Darmkrebsvorsorge teilgenommen.[1] Die vier Experimentalgruppen waren gleichmäßig verteilt und unterschieden sich nicht signifikant in Bezug auf die soziodemografischen Merkmale (Chi^2-Test bei Geschlecht, einfaktorielle Varianzanalyse bei Alter und höchster Bildungsabschluss).

1 Diese Befragten übersprangen die Fragen zur Verhaltensintention, weshalb sich für die abhängige Variable Verhaltensintention n = 62 ergibt. Dabei waren wiederum die Personen, die bisher keine Darmspiegelung durchgeführt hatten, gleichmäßig verteilt.

4 Ergebnisse

Die Ergebnisse zeigen keine signifikanten Unterschiede zum Einfluss der Evidenzart, weshalb Hypothese 1, die von einem stärkeren Einfluss der Fallbeispiele ausgeht, nicht bestätigt werden kann. Zwar nehmen die Vpn der Fb-Gruppen das Erkrankungsrisiko etwas höher wahr, jedoch lassen sich weiterhin interessante Tendenzen entgegen der Annahme beobachten. So haben die Vpn, die eine Botschaft mit summarischer Realitätsbeschreibung gesehen hatten, tendenziell eine positivere Einstellung sowie stärkere Verhaltensintention als diejenigen, die ein Fallbeispiel gesehen hatten (Tabelle 1). In Bezug auf die emotionalen Reaktionen zeigen sich keine durch die Evidenzart bedingten systematischen Tendenzen. Hinsichtlich des Framings sind signifikante Unterschiede feststellbar, die jedoch ebenfalls konträr zur aufgestellten Hypothese verlaufen. So zeigen Vpn, die eine Botschaft mit Gewinn-Frame gelesen haben, eine signifikant stärkere Verhaltensintention als Personen unter der Verlust-Frame-Bedingung (Tabelle 2). In der Verlust-Frame-Variante zeigen die Vpn zudem negativere emotionale Reaktionen, während die Gewinn-Frame-Botschaft tendenziell positive Emotionen hervorbringt. Auch für die übrigen AVn deuten die Resultate auf systematische Tendenzen zugunsten des Gewinn-Frames hin. Die Vpn dieser Gruppe weisen tendenziell eine höhere Risikowahrnehmung und eine positivere Einstellung gegenüber der Darmkrebsvorsorge auf.

Tabelle 1: Einfluss der Evidenzart

	Fb (n = 68)	sR (n = 66)	Total (n = 134)	*t*
Einstellungen[1]	3,87	4,05	3,96	1,27
Verhaltensintention[1,2]	3,19	3,40	3,30	0,78
Persönliche Risikowahrnehmung (Einschätzung)[3]	2,66	2,52	2,59	0,91
Persönliche Risikowahrnehmung (Sorge)[4]	1,69	1,65	1,67	0,30
Allgemeine Risikowahrnehmung[5]	10,18	9,81	9,94	0,18

Basis: für alle Tests gilt $p > 0,05$; Fb = Fallbeispiel; sR = summarische Realitätsbeschreibung; [1]Indexvariablen, Skala von 1 „stimme überhaupt nicht zu" bis 5 „stimme voll und ganz zu"; [2]n = 62 (Fb=30, sR = 32); [3]Skala von 1 „sehr niedrig" bis 5 „sehr hoch"; [4]Skala von 1 „nie" bis 5 „sehr oft"; [5]offene Abfrage einer Prozentangabe

Tabelle 2: Einfluss des Framing

	GF (n = 66)	VF (n = 68)	Total (n = 134)	*t*
Einstellungen[1]	4,08	3,84	3,96	1,64
Verhaltensintention[1,2]	3,70	3,01	3,30	2,77**
Persönliche Risikowahrnehmung (Einschätzung)[3]	2,70	2,49	2,59	1,32
Persönliche Risikowahrnehmung (Sorge)[4]	1,76	1,59	1,67	1,29
Allgemeine Risikowahrnehmung[5]	11,07	8,89	9,94	1,08
Positive Emotionen[1,6]	2,75	2,48	2,61	1,85
Negative Emotionen[1,6]	1,81	2,09	1,95	2,23*

*$p < 0{,}05$; **$p < 0{,}01$; GF = Gewinn-Frame; VF = Verlust-Frame; [1]Indexvariablen, Skala von 1 „stimme überhaupt nicht zu" bis 5 „stimme voll und ganz zu"; [2]n = 62 (GF = 30; VF = 32); [3]Skala von 1 „sehr niedrig" bis 5 „sehr hoch"; [4]Skala von 1 „nie" bis 5 „sehr oft"; [5]offene Abfrage einer Prozentangabe; [6]Skala von 1 „trifft überhaupt nicht zu" bis 5 „trifft voll und ganz zu"

Es zeigen sich keine Interaktionseffekte zwischen Evidenzart und Framing in Bezug auf die Wirksamkeit des Informationsflyers. Eine besonders vielversprechende Kombination beider Gestaltungsmerkmale ließ sich nicht identifizieren. Weiterhin konnten maximal schwache Einflüsse der intervenierenden Variablen auf die Wirkung von Fallbeispielen und summarischen Realitätsbeschreibungen festgestellt werden. Mit Blick auf das Framing zeigte sich ein Interaktionseffekt mit dem Involvement in Bezug auf die Verhaltensintention ($F(1{,}58) = 6{,}27$; $p < 0{,}05$; $\eta p2 = 0{,}10$). Bei den Niedriginvolvierten äußerten die Probanden, die einen GF gesehen hatten, eine deutlich stärkere Verhaltensintention ($M = 3{,}82$) als diejenigen, die einen VF gesehen hatten ($M = 2{,}60$). Damit erweist sich der Verlust-Frame besonders bei den Niedriginvolvierten als ineffektiv.

5 Diskussion

Die Gesundheitsbotschaften mit Fallbeispiel erwiesen sich in der vorliegenden Studie nicht effektiver als diejenigen mit summarischer Realitätsbeschreibung. Die Ergebnisse decken sich dabei mit den Befunden von Rossmann und Pfister (2008), in deren Studie ebenfalls ein Fb direkt mit der sR verglichen wurde, was nicht dem Setting klassischer Fallbeispielstudien entspricht. Berücksichtigt werden muss, dass die Stichprobe überwiegend aus Probanden aus höheren Bildungsschichten bestand.

Tatsächlich scheinen statistische Daten bei „bildungsnahen“ Bürgern einen höheren Stellenwert zu haben als bei „bildungsfernen“ (Seidel et al., 2014). Geht man davon aus, dass sich die Versuchspersonen im vorliegenden Experiment elaboriert mit der Botschaft befasst haben, lässt sich mutmaßen, weshalb die summarische Realitätsbeschreibung tendenziell zu einer positiveren Einstellung und Verhaltensintention führte (Petty & Cacioppo, 1986). So könnten die Informationen systematisch verarbeitet worden sein, d.h. mit hoher kognitiver Anstrengung. Eine Beeinflussung erfolgt in diesem Fall nicht durch periphere Eigenschaften, (Fallbeispiel) sondern argumentbasiert durch die Inzidenz- und Mortalitätsraten (summarische Realitätsbeschreibung).

Der Verlust-Frame führte zu signifikant stärkeren negativen emotionalen Reaktionen als der Gewinn-Frame. Mit der Beschreibung von Petra, die an den Folgen der Erkrankung gestorben sei, lässt sich die Version Fallbeispiel und Verlust-Frame nahezu dem Bereich der Furchtappelle zuordnen. Denkbar wäre, dass diese Darstellung Reaktanzeffekte bei den Probanden auslöste. Offen bleibt die Frage, wie stabil die gemessenen Ergebnisse sind. Welchen Einfluss die Botschaftsmerkmale auf das tatsächliche Verhalten haben, lässt sich nur durch eine zweite oder dritte Messung mehrere Wochen oder Monate nach der Stimulus-Präsentation herausfinden. Limitationen liegen weiterhin aufgrund der künstlichen Rezeptionssituation vor, die Zuwendungs- und Aufmerksamkeitsprozesse der Rezipienten voraussetzen, die in der Realität so meist nicht stattfinden (Hastall, 2011).

6 Fazit

Die häufige Annahme, dass Fallbeispiele Statistiken hinsichtlich ihrer Wirkmächtigkeit überlegen sind, wurde in der vorliegenden Studie nicht bestätigt. Die systematischen Tendenzen zugunsten der summarischen Realitätsbeschreibung deuten darauf hin, dass die Wirkung der Evidenzart differenzierter ist, als sie auf den ersten Blick erscheint. In den vergangenen Jahren fand ein Paradigmenwechsel statt, der einen Umschwung vom Paternalismus zur informierten Patientenentscheidung fordert (Steckelberg & Albrecht, 2014). In einer Zeit, in der sich die Bevölkerung zunehmend selbstbestimmt (via Internet) über Gesundheitsthemen informiert, gewinnen argumentbasierte Informationen auch im Rahmen von Aufklärungsmaterialien möglicherweise an Bedeutung.

Trotz der dargestellten Limitationen der Untersuchung mit Blick auf Teilnehmer (höher gebildet), Rezeptionssituation (forced exposure im experimentellen Design) und gemessenem Verhalten (Verhaltensabsichten, nicht tatsächliches Verhalten), deuten die Ergebnisse der vorliegenden Studie zudem doch darauf hin, dass ein Verlust-Frame bei Informationsflyern über Darmkrebsvorsorge eher ungeeignet zu sein scheint. Daraus ließe sich die Empfehlung ableiten, in Aufklärungsmaterialien die Vorteile der Durchführung einer Vorsorgeuntersuchung aufzuzeigen und nicht die potenziell tödlichen Konsequenzen bei einem Versäumnis. Nicht zuletzt angesichts der großen und auch zunehmenden Relevanz von Verfahren zur Krebsfrüherkennung bedarf es hier dringend weiterer Untersuchungen.

Literaturverzeichnis

Banks, S. M., Salovey, P., Greener, S., Rothman, A. J., Moyer, A., Beauvais, J., & Epel, E. (1995). The Effects of Message Framing on Mammography Utilization. *Health Psychology: Official Journal of the Division of Health Psychology, American Psychological Association*, 14(2), 178–184.

Brosius, H.-B. (1995). Alltagsrationalität in der Nachrichtenrezeption. Ein Modell zur Wahrnehmung und Verarbeitung von Nachrichteninhalten. Opladen: Westdeutscher Verlag.

Cox, D., & Cox, A. D. (2001). Communicating the Consequences of Early Detection: The Role of Evidence and Framing. *Journal of Marketing*, 65(3), 91–103.

Daschmann, G., & Brosius, H.-B. (1997). Ist das Stilmittel die Botschaft? Fallbeispiele in deutschen Fernsehmagazinen. *Rundfunk und Fernsehen*, 45(4), 486–504.

de Wit, J. B., Das, E., & Vet, R. (2008). What Works Best: Objective Statistics or a Personal Testimonial? An Assessment of the Persuasive Effects of Different Types of Message Evidence on Risk Perception. *Health Psychology*, 27(1), 110–115.

Felix Burda Stiftung (2014). Werbekampagne. Abgerufen von *http://www.felix-burda-stiftung.de/con tent/stiftung/werbekampagne/* (10.12.14).

Gemeinsamer Bundesausschuss (2014). Merkblätter für Versicherte und Patienten. Abgerufen von https://www.g-ba.de/institution/service/publikationen/merkblaetter/merkblaetter/(04.01.15).

Hastall, M. R. (2011). *Kommunikation von Gesundheitsrisiken in Massenmedien. Der Einfluss von Informations- und Rezipientenmerkmalen auf die Botschaftszuwendung und -vermeidung*. Nomos-Verl, Baden-Baden.

Hoeken, H. & Hustinx, L. (2007). The Impact of Exemplars on Responsibility Stereotypes in Fundraising Letters. *Communication Research*, 34(6), 596–617.

Kahneman, D., & Tversky, A. (1974). Subjective Probability: A Judgment of Representativeness. In: S. Von Holstein (Hrsg.), *The Concept of Probability in Psychological Experiments* (25–48). Dordrecht: Springer Netherlands.

Kahneman, D., & Tversky, A. (1979). Prospect Theory: An Analysis of Decision under Risk. *Econometrica*, 47(2), 263–292.

Kirchler, E. & Stark, J. (2014). Verlustaversion. In: M. Wirtz (Hrsg.), *Dorsch Lexikon der Psychologie* (17. Aufl., 1755–1756). Bern: Huber.

Krebsinformationsdienst (2013). Darmkrebs: Risikofaktoren und Vorbeugung, http://www.krebsinformationsdienst.de/tumorarten/darmkrebs/risikofaktoren.php (06.11.2014).

Kryspin-Exner, I., & Pintzinger, N. (2010). Theorien der Krankheitsprävention und des Gesundheitsverhaltens. In: K. Hurrelmann, T. Klotz, & J. Haisch (Hrsg.), *Lehrbuch Gesundheitswissenschaften. Lehrbuch Prävention und Gesundheitsförderung* (3. Aufl., 24–34). Bern: Huber.

Levin, I. P., Schneider, S. L., & Gaeth, G. J. (1998). All Frames are not Created Equal: A Typology and Critical Analysis of Framing Effects. *Organizational Behavior and Human Decision Processes*, 76, 149–188.

Meyerowitz, B. E., & Chaiken, S. (1987). The Effect of Message Framing on Breast Self-Examination Attitudes, Intentions, and Behavior. *Journal of Personality and Social Psychology*, 52(3), 500–510.

O'Keefe, D. J. (2012). From Psychological Theory to Message Design: Lessons From the Story of Gain-Framed and Loss-framed Persuasive Messages. In: H. Cho (Hrsg.), *Health Communication Message Design. Theory and Practice* (3–20). Thousand Oaks: Sage.

O'Keefe, Daniel J., & Jensen, D. (2006). The Advantages of Compliance Or The Disadvantages of Noncompliance? A Meta-Analytic Review of the Relative Persuasvie Evectiveness of Loss-Framed Messages. *Communication Yearbook*, 30: 1–43.

Petty, R. E., & Cacioppo, J. T. (1986). The Elaboration Likelihood Model of Persuasion. *Advances in Experimental Social Psychology*, 19, 123–205.

Pfister, T. (2012). *Mit Fallbeispielen und Furchtappellen zu erfolgreichen Gesundheitsbotschaften?* (Dissertation). Ludwig-Maximilian-Universität, München.

Robert Koch-Institut (Hrsg) (2012). *Daten und Fakten: Ergebnisse der Studie »Gesundheit in Deutschland aktuell 2010«*. Beiträge zur Gesundheitsberichterstattung des Bundes. RKI, Berlin

Robert Koch Institut (Hrsg) (2013). *Krebs in Deutschland 2009/2009* (9. Ausgabe). Eine Gemeinschaftspublikation der Gesellschaft der epidemiologischen Krebsregister e.V. und des Zentrums für Krebsregisterdaten (ZfKD) im Robert Koch-Institut.

Rossmann, C., & Pfister, T. (2008). Zum Einfluss von Fallbeispielen und furchterregenden Bildern auf die Wirksamkeit von Gesundheitsflyern zum Thema Adipositas. *M&K*, 368–391.

Rothman, A. J., & Salovey, P. (1997). Shaping Perceptions to Motivate Healthy Behavior: The Role of Message Framing. *Psychological Bulletin*, 121(1), 3–19.

Seidel, G., Münch, I., Dreier, M., Borutta, B., Walter, U. & Dierks, M.-L. (2014). Sind Informationsmaterialien zur Darmkrebsfrüherkennung in Deutschland verständlich oder verfehlen sie ihre Wirkung? Bewertung von Gesundheitsinformationen durch Nutzerinnen und Nutzer mit unterschiedlichem Bildungshintergrund. *Bundesgesundheitsblatt – Gesundheitsforschung – Gesundheitsschutz*, 57(3), 366–379.

Steckelberg, A. & Albrecht, M. (2014). Kritische Gesundheitsbildung und Patientenkompetenz. In K. Hurrelmann & E. Baumann, *Handbuch Gesundheitskommunikation* (142–158). Bern: Huber.

Tversky. A. & Kahneman, D. (1973). Availability: A Heuristic for Judging Frequency and Probability. *Cognitive Psychology*, 5(2), 207–232.

Zillmann, D. (2006). Exemplification Effects in the Promotion of Safety and Health. *Journal of Communication*, 56(s1), 221–237.

Carline E. Perren, Ramona Ludolph, Peter J. Schulz & Nanon H.M. Labrie

Wie einflussreich sind Framing, Evidenzart und Ego-Involvement? Eine Analyse der Akzeptanz von Altersgrenzen für systematisches Mammografie-Screening bei jungen Frauen in der Deutschschweiz[1]

1 Einleitung

Brustkrebs ist die meistverbreitete Krebserkrankung unter Frauen sowie die häufigste krebsbedingte Todesursache in der Schweiz (American Cancer Society, 2015; Krebsliga Schweiz, 2014a). Um die brustkrebsbedingten Mortalitätsraten zu senken, wurden in einigen Teilen der Schweiz auf kantonaler Ebene organisierte Screening-Programme für Frauen ab 50 Jahren eingeführt (Schweizerischer Verband der Krebs-Früherkennungsprogramme, 2015). Jüngere Frauen sind derzeit nicht in diese Programme eingeschlossen, da bei ihnen die mit dem systematischen Screening verbundenen Risiken die Vorteile zu überwiegen scheinen. Hierzu gehören vor allem ein erhöhtes Risiko einer Fehldiagnose aufgrund des noch sehr dichten Brustgewebes, eine mögliche Überbehandlung in Folge von falsch-positiven Resultaten und eine somit unnötig erhöhte Strahlenbelastung (Gøtzsche, Hartling, Nielsen, & Broderson, 2012; Miller, Wall, Baines, Sun, To & Narod, 2014; Nelson, Tyne, Naik, Bougatsos, Chan, & Humphrey, 2009; Pace & Keating, 2014). Die Festlegung der Altersgrenzen für das systematische Mammografie-Screening hat sowohl auf wissenschaftlicher als auch auf politscher Ebene zu Debatten über das Kosten-Nutzenverhältnis sowie die generelle Sinnhaftigkeit der Programme geführt. So rät beispielsweise das Swiss Medical Board (2013) gänzlich von der Einführung weiterer Screening-Programme ab, während die Krebsliga Schweiz nach wie vor deren Ausweitung auf alle Kantone empfiehlt (Krebsliga Schweiz, 2014b).

1 Dieses Buchkapitel basiert auf der Abschlussarbeit von Carline E. Perren, welche zur Erlangung des Masters of Science an der Università della Svizzera italiana angefertigt wurde.

Im Bereich der Gesundheitskommunikation hat man sich bislang hauptsächlich auf die Zielgruppe der Frauen über 50 Jahren konzentriert, indem man in Interventionsstudien versuchte, deren Inanspruchnahme organisierter Screening-Programme zu erhöhen (siehe z.B. Albada, Ausems, Bensing, & van Dulmen, 2009; Austoker et al., 2009; Brouwers et al., 2011; Camilloni et al., 2013). Seit Kurzem beschäftigt sich das Forschungsfeld jedoch auch mit der Frage, wie jüngere Frauen effektiv auf die Risiken eines systematischen Screenings in ihrer Altersgruppe aufmerksam gemacht werden können (siehe z.B. Hersch et al., 2015; Schulz & Meuffels, 2012; 2015; Waller, Douglas, Whitaker, & Wardle, 2013). Dies beinhaltet auch die Erforschung effektiver Maßnahmen zur Erhöhung der Akzeptanz der derzeit festgelegten Altersgrenzen für die organisierten Screening-Programme. Der hier beschriebene Beitrag folgt dieser Linie. Die Untersuchung beschäftigt sich mit der Frage, ob Framing, Evidenzart (statistische vs. anekdotische) und Ego-Involvement, also wie sehr jemand mit dem Thema involviert ist, einen Einfluss auf die Akzeptanz der empfohlenen Altersgrenzen für ein systematisches Mammografie-Screening bei Frauen zwischen 30 und 49 Jahren in der Deutschschweiz haben. Dabei handelt es sich um eine erweiterte Replikation der Arbeiten von Schulz und Meuffels (2012; 2015), deren experimentelle Studien in den Niederlanden und dem Tessin durchgeführt wurden.

2 Theoretische Grundlagen

2.1 Framing

Ein in der Persuasionskommunikation viel beachteter Ansatz ist das Gewinn- und Verlust-Framing, welches auf die entscheidungspsychologischen Arbeiten von Tversky und Kahneman (1981; Kahneman & Tversky, 1979) zurückgeht und theoretisch auf der Prospect Theory beruht (Matthes, 2014). Dabei werden Botschaften entweder hinsichtlich der Vorteile der Ausführung eines Verhaltens oder der Kosten des Nicht-Ausführens gestaltet und sollen so die Entscheidungen der Rezipienten entsprechend beeinflussen (Rothman & Salovey, 1997, S. 3).

Im Bereich von Präventionsverhalten deuten Studien von O'Keefe (2012) und Rothman, Bartels, Walschin & Salovey (2006) auf eine erhöhte Effektivität positiv formulierter Aussagen (Gewinn-Frames) im Vergleich zu negativ dargestellter Information (Verlust-Frames) hin. Im Zusammenhang mit Verhalten zur Sekundärprävention, also Maßnahmen, die der Früherkennung von Erkrankungen dienen, zeigt sich hingegen oftmals eine größere Wirksamkeit von Verlust-Frames (O'Keefe, 2012, S. 8; Rothman et al., 2006). Die Effektivitätsunterschiede zwischen Gewinn- und Verlust-Frames konnten allerdings nur bei einzelnen Themen nachgewiesen und meta-analytisch nicht generell bestätigt werden (O'Keefe & Jensen, 2007; 2009).

Die Vermeidung einer Mammografie bei symptomfreien Frauen unter 50 Jahren wurde im Kontext der Studien von Schulz und Meuffels (2012; 2015) als Präventionsverhalten angesehen. Denn anders als bei Frauen über 50 Jahren, verweist die Evidenz hier nicht auf ein Überwiegen des Nutzens im Vergleich zu den Risiken (Gøtzsche et al., 2012; Miller et al., 2014; Nelson, Tyne, Naik, Bougatsos, Chan, & Humphrey, 2009; Pace & Keating, 2014). Jüngere Frauen sollten also Risiken wie einer unnötigen Strahlenbelastung oder möglichen Fehldiagnose vorbeugen, indem sie die empfohlenen Altersgrenzen anerkennen. Entsprechend werden beim Gewinn-Frame die positiven Konsequenzen eines Verzichts auf eine medizinisch nicht indizierte Mammografie hervorgehoben, während der Verlust-Frame die negativen Folgen einer solchen Mammografie betont. Während in den Niederlanden kein Unterschied zwischen Gewinn- und Verlust-Framing festgestellt werden konnte, deutete die Studie in der italienischsprachigen Schweiz auf eine höhere Überzeugungskraft der positiv formulierten Texte hin. (Schulz & Meuffels, 2012; 2015)

2.2 Evidenzart

Zusätzlich zum Framing wurde in den Studien von Schulz und Meuffels (2012; 2015) die Darstellung von Evidenz variiert, nämlich in statistischer oder anekdotischer Form.

Unter anekdotischer Evidenz versteht man beispielsweise die Schilderung einer persönlichen Erfahrung oder einer Geschichte (Rieke & Sillars, 1984, S. 92–95). Statistische Evidenz hingegen verstärkt eine Aussage mittels numerischen Wahrscheinlichkeitsangaben (ebd.). Verschiedene Arten von Evidenz können die Überzeugungskraft von Argumenten zwar unterschiedlich beeinflussen (Honikx, 2005). Eine Literatursynopse von 14 Experimenten verweist jedoch auf eine höhere Wirksamkeit von statistischer im Vergleich zu anekdotischer Evidenz (ebd.).

Die beiden Studien von Schulz und Meuffels (2012; 2015) kommen diesbezüglich zu einem anderen Ergebnis. Weder in den Niederlanden noch im Tessin konnte ein signifikanter Unterschied zwischen den beiden Darstellungsformen gefunden werden (ebd.).

2.3 Weitere potenzielle Einflussfaktoren

Die Ergebnisse hinsichtlich der unterschiedlichen Wirksamkeit der Gewinn- und Verlust-Frames in den Studien von Schulz und Meuffels (2012; 2015) konnten gemäß der qualitativen, postexperimentellen Interviews der Studie aus dem Jahr 2015 auf mehrere Faktoren zurückgeführt werden, die jedoch nicht explizit erhoben wurden. Hierzu gehören beispielsweise kulturelle oder regulatorische Unterschiede oder ein unterschiedliches Maß an persönlichem Involvement mit dem Thema.

In der Literatur gibt es zahlreiche Hinweise auf mikrokulturelle Unterschiede in der Schweiz (siehe z.B. Dunkel, 2011; Filippini, Masiero, & Moschetti, 2006; Plüss-Suard, Pannatier, Kronenberg, Mühlemann, & Zanetti, 2011; Schulz, Nakamoto, Brinberg, & Haes, 2006). Diese gehen hauptsächlich auf die verschiedenen kulturellen Einflüsse in den drei Sprachregionen zurück und manifestieren sich auch im Gesundheitsverhalten der Bevölkerung (Bundesamt für Statistik, 2010; Glaus, Fäh, Hornung, Senn & Stiefel, 2004). Filippini et al. (2006) fanden beispielsweise, dass der Antibiotikakonsum im Südwesten der Schweiz deutlich höher ist als in den Deutschschweizer Kantonen. Die Deutschschweizer scheinen zudem auch informationsorientierter als Tessiner, wenn es um die Bereitschaft zur Unterzeichnung eines Organspendeausweises geht (Schulz et al., 2006). Glaus et al. (2006) zeigen ferner, dass sich auch das Präventionsverhalten von Brustkrebs zwischen den drei größten Sprachregionen der Schweiz unterscheidet: So sind Deutschschweizer Frauen beispielsweise sportlich deutlich aktiver als Frauen aus der West- und Südschweiz und praktizieren signifikant häufiger eine Selbstuntersuchung der Brust. Vom opportunistischen Mammografie-Screening machen sie jedoch bedeutend seltener Gebrauch als Frauen aus den anderen Sprachregionen (Glaus et al., 2006). Aufgrund dieser mikrokulturellen Unterschiede könnte es demnach sein, dass die Befunde aus der Deutschschweiz eher denen aus den Niederlanden gleichen werden als jenen aus dem Tessin.

Ein weiterer Einflussfaktor könnten die regulatorischen Gegebenheiten hinsichtlich der Verfügbarkeit eines systematischen Screening-Programms für Frauen ab 50 Jahren sein (Chamot, Charvet, & Perneger, 2007; Schulz & Meuffels, 2015). Da in der Deutschschweiz derzeit etwa die Hälfte der Kantone über ein systematisches Brustkrebs-Screening-Programm verfügt, während die anderen Kantone dies nicht tun (Schweizerischer Verband der Krebs-Früherkennungsprogramme, 2015), kann ein möglicher Einfluss des Vorhandenseins eines organisierten Screening-Programms im selben kulturellen Kontext getestet werden.

Des Weiteren könnte ein unterschiedlicher Grad an Ego-Involvement die Befunde der vorangegangenen Studien beeinflusst haben (Schulz & Meuffels, 2012; 2015). Das Ego-Involvement Konzept beschreibt, wie stark jemand in ein spezifisches Thema involviert ist, und beeinflusst die Einstellungen einer Person (Johnson & Eagly, 1989). Entsprechend hat eine Aussage, die dieser persönlichen Einstellung widerspricht, einen weniger überzeugenden Effekt auf den Empfänger als eine mit der Einstellung kongruente Aussage (Johnson & Eagly, 1989). Es könnte also sein, dass eine junge Frau, die wenig in die Thematik „Mammografie" involviert ist und keine starke Einstellung hinsichtlich der Altersgrenzen für ein systematisches Screening hat, diese eher akzeptiert.

Neben der Replikation der Studien von Schulz und Meuffels (2012; 2105) in der Deutschschweiz, hat der vorliegende Beitrag das Ziel, zusätzlich den potenziellen Einflussfaktoren auf kultureller und regulatorischer Ebene sowie hinsichtlich des Ego-Involvements nachzugehen.

3 Untersuchungsanlage

3.1 Forschungsfragen und Hypothesen

Aus den oben beschriebenen theoretischen Grundlagen ergeben sich nachfolgende Forschungsfragen und Hypothesen für die aktuelle Studie. Basierend auf der widersprüchlichen Evidenz in Bezug auf die Wirksamkeit von Gewinn- und Verlust-Frames (O'Keefe & Jensen, 2007, 2009; Schulz & Meuffels, 2012; 2015) lautet Forschungsfrage 1:

FF 1: Gibt es bei Frauen aus der Deutschschweiz einen Unterschied in der Wirksamkeit von Gewinn- und Verlust-Framing in Bezug auf die Akzeptanz der Altersgrenzen für ein systematisches Mammografie-Screening?

Entsprechend der Informationsorientiertheit der Deutschschweizer (Schulz et al., 2006) und den Ergebnissen zur Überlegenheit von statistischer Evidenz (Hornikx, 2005) folgend, besagt Hypothese 1:

H1: Die Darstellung von Evidenz in statistischer Form führt bei Deutschschweizerinnen zu einer höheren Akzeptanz der Altersgrenzen für ein systematisches Mammografie-Screening als die anekdotische Darstellung von Evidenz.

Basierend auf der Vermutung, dass Ego-Involvement ein weiterer potenzieller Einflussfaktor sein könnte (Schulz & Meuffels, 2012; 2015), lautet Hypothese 2:

H2: Ego-Involvement hat als Kovariate einen signifikanten Einfluss auf die Akzeptanz der Altersgrenzen für ein systematisches Mammografie-Screening.

Ferner werden die Befunde aus der Deutschschweiz mit den Ergebnissen der Studien aus den Niederlanden und dem Tessin in Beziehung gesetzt. Daraus ergibt sich Forschungsfrage 2:

FF2: Inwieweit sind die Befunde aus der Deutschschweiz mit denen aus den Niederlanden und dem Tessin vergleichbar?

3.2 Forschungsdesign

Bei der vorliegenden Studie handelt es sich um ein 2x2 faktorielles, randomisiertes Online-Experiment mit einem mehrfachen Botschafts-Design[2]. Die Datenerhebung fand online von April bis Mai 2015 in der Deutschschweiz mittels Schneeballverfahren statt und resultierte in einer Stichprobe von 375 Frauen im Alter zwischen 30 und 49 Jahren. Die soziodemographischen Angaben der Teilnehmerinnen sind in Tabelle 1 dargestellt.

Das Stimulus-Material besteht aus 16 verschiedenen Texten, welche entweder Gewinn- oder Verlust-Frames sowie statistische oder anekdotische Evidenz beinhalten (Schulz & Meuffels, 2012). In den positiv formulierten Texten werden den jungen Frauen die Vorteile aufgezeigt, sich gegen eine medizinisch nicht indizierte Mammografie zu entscheiden. In den negativ formulierten Texten werden hingegen die Risiken einer solchen Mammografie dargestellt. Als anekdotische Evidenz wird in den

2 Pro Botschaft gab es vier Versionen, die sich jeweils minimal unterscheiden, um sicherzustellen, dass mögliche Effekte nicht nur auf ein spezifisches Textbeispiel zurückzuführen sind. Die Botschaften wurden in reiner Textform nach Abfrage der Kontrollvariablen bzw. vor Abfrage der abhängigen Variablen präsentiert.

Texten jeweils die persönliche positive Erfahrung einer jungen Frau beschrieben, auf eine medizinisch nicht indizierte Mammografie vor dem 50. Lebensjahr verzichtet zu haben, beziehungsweise die negative Erfahrung, eine solche in Anspruch genommen zu haben. In den Texten mit statistischer Evidenz, werden numerische Informationen, wie etwa die Inzidenz von Brustkrebs bei Frauen unter 50 Jahren oder die Wahrscheinlichkeit einer Fehldiagnose bei einer medizinisch nicht indizierten Mammografie vor dem 50. Lebensjahr, genannt (Schulz & Meuffels, 2012).

Der Fragebogen und das Stimulus-Material wurden aus den Originalstudien von Schulz und Meuffels (2012; 2015)[3] übernommen, vom Englischen ins Deutsche übersetzt, um die neu zu erhebenden Fragen ergänzt und an die Gegebenheiten der Deutschschweiz angepasst. Anschließend erfolgte eine sorgfältige Überprüfung der Übersetzungen sowie ein Pretest mit zehn Frauen aus der Zielgruppe.

In Form der abhängigen Variablen Überzeugung, Beurteilung und Intention wurde untersucht, wie überzeugend die Teilnehmerinnen die Argumente gegen ein unnötig frühes Mammografie-Screening finden (Überzeugung, M = 4,37; SA = 1,58; α = .84); als wie negativ beziehungsweise positiv sie das vorzeitige Mammografie-Screening entgegen der Empfehlung des Arztes beurteilen (Beurteilung, M = 3,59; SA = 1,34; α = .89); und ob sie eine ärztlich nicht indizierte Mammografie vor dem 50. Lebensjahr empfehlen oder durchführen würden (Intention, M = 4,95; SA = 1,26; α = .76). Diese Untersuchung wurde auch unter Berücksichtigung des Ego-Involvements (M = 5,11; SA = 1,36; α = .95) durchgeführt. Alle abhängigen Variablen wurden mittels einer siebenstufigen Likert-Skala gemessen. Bei der Auswertung wurden die Zielvariablen jeweils so definiert, dass die höchste Stufe (7) dem angestrebten Wert entspricht. Folglich entspricht die Stufe 7 der höchsten Überzeugung, der negativsten Beurteilung und der geringsten Absicht. Die Gesamtheit dieser Variablen wird gemäß Schulz und Meuffels (2012; 2015) als Akzeptanz der empfohlenen Altersgrenzen für ein systematisches Mammografie-Screening interpretiert, da dies einen Verzicht auf eine medizinisch nicht angezeigte Mammografie vor dem 50. Lebensjahr impliziert.

3 Eine genaue Beschreibung der übernommen Skalen findet sich bei Schulz und Meuffels (2012).

Tabelle 1: Soziodemographische Angaben

Alter	M = 38,2; SA = 6,0; Mo = 30
Nationalität	Mo (Schweizerinnen) = 324 (86%)
Kanton	
Screening Programm vorhanden	n = 187 (50%)
Screening Programm nicht vorhanden	n = 188 (50%)
Ausbildung	
Universitärer Abschluss	n = 207 (55%)
Fachhochschulabschluss	n = 124 (33%)
Abitur	n =39 (11%)
Allgemeiner Schulabschluss	n =5 (1%)

4 Ergebnisse

Mittels einer ANOVA wurde festgestellt, dass insgesamt zwischen Gewinn- und Verlust-Framing sowie zwischen statistischer und anekdotischer Evidenz keine Unterschiede hinsichtlich der drei Zielvariablen bestehen. Die unterschiedliche Präsentation der Argumente gegen verfrühtes Screening hat keinen signifikanten Einfluss auf die Überzeugungskraft (M = 4,37; SA = 1,58; F = (3, 371) = 2,442; p = .06). Die Durchführung einer medizinisch nicht indizierten Mammografie vor Erreichung des 50. Lebensjahres wird unabhängig von den verschiedenen Stimuli nicht als negativ beurteilt (M = 3,59; SA = 1,34; F (3, 371) = 0,430; p = .73). Weder eine der Variationen des Botschaftsframes noch des Evidenz-Typs haben sich im Vergleich zur anderen Manipulationsart als wirksamer darin gezeigt, junge Frauen davon zu überzeugen, keine regelmäßigen Mammografie-Screenings vor Erreichung des 50. Lebensjahres durchzuführen (M = 4,95; SA = 1,26; F (3, 371) = 2,132; p = .09). Forschungsfrage 1 kann somit mit *nein*, es bestehen keine Unterschiede in der Wirksamkeit von Gewinn- und Verlust-Framing in Bezug auf die Akzeptanz der Altersgrenzen für ein systematisches Mammografie-Screening, beantwortet werden. Zudem wurde Hypothese 1 widerlegt, da sich die Präsentation von statistischer Evidenz im Vergleich zu anekdotischer Evidenz nicht als wirkungsvoller erwiesen hat.

Auch die Berücksichtigung von Ego-Involvement bewirkt keine Änderung der Ergebnisse bezüglich der Wirksamkeit von Framing- und Evidenzart. Zwar verweisen die Daten auf eine signifikante Korrelation von Ego-Involvement mit den drei abhängigen Variablen (Überzeugung: r = -.131; n = 375; p = .01; Beurteilung: r = -.213; n = 375; p ≤ .001; Intention: r = -.186; n = 375; p ≤ .001). In einer Kovarianzanalyse mit Ego-Involvement als Kovariante konnte dieser Zusammenhang jedoch nicht bestätigt werden. Ferner konnten trotz der erhöhten statistischen Power keine signifikanten Unterschiede zwischen den verschiedenen experimentellen Stimuli in Bezug auf die Zielvariablen festgestellt werden (Überzeugung: M = 4,37; SA = 1,58 F (3, 370) = 2,455; p = .06; Beurteilung: M = 3,59; SA = 1,34; F (3, 370) = 0,409; p = .75; Intention: M = 4,95; SA = 1,29; F (3, 370) = 2,499; p = .06). Hypothese 2 kann folglich mit den vorliegenden Daten nicht bestätigt werden.

In Bezug auf Forschungsfrage 2 kann gesagt werden, dass die Resultate aus der Deutschschweiz im Hinblick auf die Effekte von Framing und Evidenz eher mit den Ergebnissen aus der in den Niederlanden durchgeführten Studie vergleichbar sind als mit den Tessiner Befunden (Schulz & Meuffels, 2012; 2015). Hinsichtlich des Einflusspotenzials der regulatorischen Gegebenheiten zeichnen sich leichte Tendenzen ab, die für einen positiven Einfluss der Verfügbarkeit eines kantonal organisierten Screening-Programms sprechen. So nehmen Frauen aus einem Kanton mit organisiertem Screening-Programm die Information in den Texten als überzeugender wahr (M = 4,59; SA = 1,53) als diejenigen, die in einem Kanton ohne systematisches Screening-Programm wohnen (M = 4,15; SA = 1,60; F (1, 373) = 7,090; p = .008, partial η^2 = .019). Ebenso beurteilen Frauen aus einem Kanton mit organisiertem Screening-Programm das Verhalten, eine medizinisch nicht indizierte Mammografie vor dem 50. Lebensjahr durchführen zu lassen, als negativer (M = 3,73; SA = 1,35) als diejenigen aus einem Kanton ohne Screening-Programm (M = 3,44; SA = 1,33; F (1, 373) = 4,292; p < .04, partial η^2 = .011). Dies widerspricht den Ergebnissen von Schulz und Meuffels (2012; 2015) insofern, als dass die Niederländerinnen die Argumente in den Texten als weniger überzeugend wahrgenommen haben (M = 4,14; SA = 1,80) als die Tessinerinnen (M = 4,87; SA = 1,83), obwohl ein systematisches Screening-Programm nur in den Niederlanden und nicht im Tessin verfügbar war.

5 Diskussion und Fazit

Die Akzeptanz der empfohlenen Altersgrenzen für ein systematisches Mammografie-Screening unter den befragten Frauen ist insgesamt niedrig. Die Teilnehmerinnen bewerten das Durchführen einer medizinisch nicht indizierten Mammografie vor dem 50. Lebensjahr nicht als negativ. Sie würden diese im Zweifelsfall sogar gegen die Empfehlung des Arztes in Anspruch nehmen. Die regulatorischen und kulturellen Faktoren scheinen dabei einen eher geringen Einfluss auf die Beurteilung sowie die Überzeugungskraft der Informationen zum Mammografie-Screening zu haben.

Wie in den vorangegangenen Studien (Schulz & Meuffels, 2012; 2015), konnte auch in der Deutschschweiz kein Unterschied in der Wirksamkeit zwischen anekdotischer und statistischer Evidenz festgestellt werden. Weiter zeigen die Resultate aus der Deutschschweiz, dass Gewinn-Framing keine positiveren Ergebnisse im Vergleich zu Verlust-Framing erzielt. Dies steht im Einklang mit den Befunden aus den Niederlanden.

Entgegen den Erwartungen konnte kein klarer Einfluss von Ego-Involvement auf die Akzeptanz der Altersgrenzen identifiziert werden. Dies gilt es allerdings in weiteren Untersuchungen zu verifizieren, da das Maß an Ego-Involvement in dieser Studie generell sehr moderat war und deswegen womöglich nur einen geringen Einfluss hatte. Dies könnte möglicherweise in der Rekrutierungsmethode begründet sein. Ein stärker ausgeprägtes Ego-Involvement beziehungsweise eine größere Varianz diesbezüglich könnte somit zu anderen Ergebnissen führen.

Insgesamt ist nach wie vor unklar, wie Frauen besser darauf aufmerksam gemacht werden können, dass regelmäßige Mammografien vor dem 50. Lebensjahr verschiedene Risiken mit sich bringen und keine primäre Präventionsmaßnahme sind. Hierfür werden weitere Studien benötigt, die vor allem die Einschränkungen der vorangegangenen Experimente berücksichtigen. Insbesondere bleibt bislang offen, ob sich andere, beispielsweise audio-visuelle Botschaftsformate oder andere theoretische Konzepte besser zur Interventionsgestaltung eignen würden.

Literaturverzeichnis

Albada, A., Ausems, M. G., Bensing, J. M., & van Dulmen, S. (2009). Tailored Information about Cancer Risk and Screening: A Systematic Review. *Patient Education and Counseling, 77*(2), 155–171.

American Cancer Society. (2015). Global Cancer Facts & Figures 3rd Edition. Abgerufen von http://www.cancer.org/acs/groups/content/@research/documents/document/acspc- 044738.pdf (11.04.2016).

Austoker, J., Bankhead, C., Forbes, L. J., Atkins, L., Martin, F., Robb, K., Wardle, J., & Ramirez, A. J. (2009). Interventions to Promote Cancer Awareness and Early Presentation: Systematic Review. *British Journal of Cancer, 101*, 31–39.

Brouwers, M. C., De Vito, C., Bahirathan, L., Carol, A., Carroll, J. C., Cotterchio, M., & Wathen, N. (2011). What Implementation Interventions Increase Cancer Screening Rates? A Systematic Review. *Implement Sci, 6*(1), 111.

Bundesamt für Statistik. (2010). Gesundheit und Gesundheitsverhalten in der Schweiz 2007. Schweizerische Gesundheitsbefragung. Abgerufen von www.bfs.admin.ch/bfs/portal/de/index/news/publikationen.html?publicationID=4 092 (11.04.2016).

Camilloni, L., Ferroni, E., Cendales, B. J., Pezzarossi, A., Furnari, G., Borgia, P., Guasticchi, G., & Rossi, P. G. (2013). Methods to Increase Participation in Organised Screening Programs: A Systematic Review. *BMC Public Health, 13*(1), 464.

Chamot, E., Charvet, A. I., & Perneger, T. V. (2007). Who gets Screened, and Where: A Comparison of Organised and Opportunistic Mammography Screening in Geneva, Switzerland. *European Journal of Cancer, 43*(3), 576–584.

Dunkel, A. (2011). *Micro-Cultural Differences in Switzerland: The Effectiveness of Targeted Promotional Messages in the Field of Organ Donation.* Abgerufen von https://doc.rero.ch/record/29382/files/2011COM006.pdf. (27.11.2014).

Filippini, M., Masiero, G., & Moschetti, K. (2006). Socioeconomic Determinants of Regional Differences in Outpatient Antibiotic Consumption: Evidence from Switzerland. *Health policy, 78*(1), 77–92.

Glaus, A., Fäh, B., Hornung, R., Senn, H., & Stiefel, F. (2004). Breast Cancer Prevention Behaviour: A Perspective of Women from Three Language Regions of Switzerland. *Pflege, 17* (6), 385–94.

Gøtzsche, P. C., Hartling, O. J., Nielsen, M., & Brodersen, J. (2012). Screening for Breast Cancer with Mammography. Abgerufen von http://www.cochrane.dk/screening/mammography-leaflet.pdf (11.04.2016).

Hersch, J., Barratt, A., Jansen, J., Irwig, L., McGeechan, K., Jacklyn, G., & McCaffery, K. (2015). Use of a Decision Aid Including Information on Overdetection to Support Informed Choice about Breast Cancer Screening: A Randomised Controlled Trial. *The Lancet, 385*(9978), 1642–1652.

Hornikx, J. (2005). A Review of Experimental Research on the Relative Persuasiveness of Anecdotal, Statistical, Causal, and Expert Evidence. *Studies in Communication Sciences, 5*(1), 205-216.

Johnson, B. T., & Eagly, A. H. (1989). Effects of Involvement on Persuasion: A Meta-Analysis. *Psychological Bulletin, 106*(2), 290.

Kahneman, D., & Tversky, A. (1979). Prospect Theory: An Analysis of Decision under Risk. *Econometrica, 47*(2),263–291.

Krebsliga Schweiz. (2014a). Krebs in der Schweiz: Wichtige Zahlen. Abgerufen von https://assets.krebsliga.ch/downloads/krebszahlen_d.pdf (11.04.2016).

Krebsliga Schweiz. (2014b). Die Krebsliga ist erstaunt über die Empfehlungen des Swiss Medical Board. Abgerufen von http://www.krebsliga.ch/de/uber_uns/medienschaffende2/?945/1/Die-Krebsliga-ist-erstaunt-ber-die-Empfehlungen-des-Swiss-Medical-Board (11.04.2016).

Matthes, J. (2014). Framing. In: P. Rössler & H.-B. Brosius (Hrsg.), *Konzepte. Ansätze der Medien- und Kommunikationswissenschaft. Band 10.* Baden-Baden: Nomos.

Miller, A. B., Wall, C., Baines, C. J., Sun, P., To, T., & Narod, S. A. (2014). Twenty Five Year Follow-up for Breast Cancer Incidence and Mortality of the Canadian National Breast Screening Study: Randomised Screening Trial. *BMJ*, 348.

Nelson, H. D., Tyne, K., Naik, A., Bougatsos, C., Chan, B. K., & Humphrey, L. (2009). Screening for Breast Cancer: An Update for the US Preventive Services Task Force. *Annals of Internal Medicine, 151*(10), 727–737.

O'Keefe, D. J. (2012). From Psychological Theory to Message Design: Lessons from the Story of Gain-Framed and Loss-Framed Persuasive Messages. *Health Communication Message Design: Theory and Practice*, 3–20.

O'Keefe, D. J., & Jensen, J. D. (2007). The Relative Persuasiveness of Gain-Framed Loss-Framed Messages for Encouraging Disease Prevention Behaviors: A Meta-Analytic Review. *Journal of Health Communication, 12*(7), 623–644.

O'Keefe, D. J., & Jensen, J. D. (2009). The Relative persuasiveness of Gain-Framed and Loss-Framed Messages for Encouraging Disease Detection Behaviors: A Meta-Analytic Review. *Journal of Communication, 59*(2), 296–316.

Pace, L. E., & Keating, N. L. (2014). A Systematic Assessment of Benefits and Risks to Guide Breast Cancer Screening Decisions. *JAMA, 311*(13), 1327–1335.

Plüss-Suard, C., Pannatier, A., Kronenberg, A., Mühlemann, K., & Zanetti, G. (2011). Hospital Antibiotic Consumption in Switzerland: Comparison of a Multicultural Country with Europe. *Journal of Hospital Infection, 79*(2), 166–171.

Rieke, R. D., & Sillars, M. O. (1984). *Argumentation and the Decision Making Process* (2nd Ed.). New York: Harper Collins.

Rothman, A., J., Bartels, R., D., Wlaschin, J., & Salovey, P. (2006). The Strategic Use of Gain- and Loss-Framed Messages to Promote Healthy Behavior: How Theory Can Inform Practice. *Journal of Communication, 56*, 202–220.

Rothman, A. J., & Salovey, P. (1997). Shaping Perceptions to Motivate Healthy Behavior: The Role of Message Framing. *Psychological Bulletin, 121*(1),3.

Schweizerischer Verband der Krebs-Früherkennungsprogramme. (2015). Kantone. Abgerufen von http://www.swisscancerscreening.ch/kantone/ihr-kanton (11.04.2016).

Swiss Medical Board. (2013). Systematisches Mammographie-Screening. Abgerufen von http://www.medical-board.ch/fileadmin/docs/public/mb/Fachberichte/2013-12-15_Bericht_Mammographie_Final_rev.pdf (11.04.2016).

Schulz, P. J., & Meuffels, B. (2012). Justifying Age Thresholds for Mammographic Screening: An Application of Pragma-Dialectical Argumentation Theory. *Health Communication, 27*(2), 167–178.

Schulz, P. J., & Meuffels, B. (2015). Differential Appraisal of Age Thresholds for Mammographic Screening in Holland and Switzerland. *Journal of Communication in Healthcare, 8*(1), 32–44.

Schulz, P.J., Nakamoto, K., Brinberg, D., & Haes, J. (2006). More than Nation and Knowledge: Cultural Micro-Diversity and Organ Donation in Switzerland. *Patient Education and Counseling, 64*(1-3), 294–302.

Tversky, A., & Kahneman, D. (1981). The Framing of Decisions and the Psychology of Choice. *Science, 211*(4481),453–458.

Waller, J., Douglas, E., Whitaker, K. L., & Wardle, J. (2013). Women's Responses to Information about Overdiagnosis in the UK Breast Cancer Screening Programme: A Qualitative Study. *BMJ Open, 3*(4), e002703.

IV.
Der Einfluss von Gesundheitskommunikation auf Wahrnehmung und Einstellung

Matthias R. Hastall, Ute Ritterfeld, Jan A. Finzi & Alexander Röhm

Stigmatisierungen und Destigmatisierungen von Personen mit gesundheitlichen Einschränkungen oder Behinderungen: Ein weiterer Fallbeispieleffekt?

1 Einführung

Josef Stalin wird der Ausspruch zugeschrieben, der Tod einer Person sei eine Tragödie, der Tod einer Million Menschen hingegen „nur eine Statistik". Forschungsarbeiten fanden in der Tat wiederholt Belege dafür, dass Schilderungen von Einzelschicksalen Menschen stärker emotional aufwühlen und ihre Einstellungen beeinflussen als Statistiken, obwohl letztere die Schicksale von deutlich mehr Personen repräsentieren und daher ein realistischeres Abbild der Realität liefern. Angesichts des gut bestätigten Einflusses medial präsentierter Einzelschicksale auf gesundheitsrisikobezogene Einstellungen stellt sich die Frage, ob es weitere „Fallbeispiel-Effekte" gibt, die ebenso Aufmerksamkeit verdienen. In diesem Beitrag gehen wir der Frage nach, inwieweit mediale Darstellungen von Einzelpersonen allgemeine Vorurteile gegenüber Menschen mit gesundheitlichen Einschränkungen oder Behinderungen abbauen oder verstärken können. Nach einer theoretischen Verortung präsentieren wir Befunde aus zwei experimentellen Untersuchungen, um im Anschluss Implikationen für die Fallbeispielforschung, die Anti-Stigma-Forschung sowie die journalistische Berichterstattung zu diskutieren.

2 Fallbeispiele und Stigmatisierung

In der kommunikationswissenschaftlichen Forschung ist das Potenzial von Einzelschicksalen zur Beeinflussung von Einstellungen der Rezipienten als *Fallbeispieleffekt* gut dokumentiert (z.B. Brosius, Schweiger & Rossmann, 2000). Die Tendenz des teilweise oder völligen Ignorierens statistischer Informationen bei Entscheidungsprozessen bzw. die Bevorzugung konkreter, emotionaler Informationen wird auch als „Base-Rate Fallacy" (Bar-Hillel, 1980) und „Vividness Effect" (Collins et al., 1988) in der Literatur diskutiert. Obgleich die Befunde nicht völlig eindeutig sind (Allen & Preiss, 1997; Collins et al., 1988), spricht viel dafür, dass konkrete Fallbeispiele sowohl bei der Generierung von Aufmerksamkeit für Botschaften als auch zur Motivation von Einstellungs- und Verhaltensänderungen statistischen Informationen überlegen sind (Zillmann & Brosius, 2000). Fallbeispiele werden von Journalisten intensiv eingesetzt, um Informationen ansprechend zu gestalten und Themen einen „human touch“ zu verleihen (Viswanath et al., 2008). In Ratgebern zur Gestaltung von Gesundheitsinformationen wird ihr Einsatz teilweise explizit empfohlen. So heißt es im Leitfaden der Weltgesundheitsorganisation zur Kommunikation bei gesellschaftlichen Gesundheitsbedrohungen z.B.: „Personalize risk data by using stories, narratives, examples and anecdotes that make technical data easier to understand. Avoid distant, abstract and unfeeling language about harm, deaths, injuries and illnesses“ (WHO, 2005, S. 53).

2.1 Stigmatisierung durch Massenmedien

Massenmedien sind die zentrale Quelle für Informationen über unsere Mitmenschen, insbesondere über Personen oder soziale Gruppen, zu denen keine oder geringe direkte Kontakte existieren. Unbestritten ist, dass Massenmedien unsere Einstellungen gegenüber Personen und sozialen Gruppen kultivieren und dass die Art der medialen Präsentation entscheidend für die Entstehung oder den Abbau von Vorurteilen ist (z.B. Shanahan & Morgan, 1999; Thiele, 2015). Wir diskutieren diese Prozesse nachfolgend unter dem übergeordneten Begriff der *Stigmatisierung*. Link und Phelan (2001) zufolge liegt ein Stigma vor, wenn Elemente der Benennung einer Normabweichung (Labelling), Vorverurteilung (Stereotyping), Ausgrenzung (Separation), Statusverlust und Diskriminierung gemeinsam in einer Machtkonstellation auftreten und sich entfalten können. Die Konsequenzen für die betroffenen Personen sind intensiv und vielfältig: Sie umfassen soziale (Isolation, Ausgrenzung, Ablehnung), emotionale (Scham, Angst, reduziertes Selbstwertgefühl), strukturelle (Armut, Arbeitslosigkeit, Obdachlosigkeit sowie erschwerter Zugang zu Behandlungen) und gesundheitliche Folgen (verzögerte oder inadäquate Behandlungen, Depressionen, erhöhte Suizidalität; vgl. Jones & Corrigan, 2014).

Für den Bereich der Gesundheitskommunikation ist die Frage nach dem Stigmatisierungspotenzial medialer Informationen von hoher Relevanz. Personen mit einer gesundheitlichen Einschränkung oder Behinderung sind nicht nur in starkem Maße von Stigmatisierungen betroffen, diese Ausgrenzungen können zudem – wie eben skizziert – viele negative Effekte auf den körperlichen und psychischen Gesundheitszustand der betroffenen Personen haben.

2.2 Stigmatisierung als Fallbeispieleffekt: Eine theoretische Einordnung

Die Effektivität von Fallbeispielen wird neben ihrer Konkretheit, Einfachheit und Emotionalität auch darauf zurückgeführt, dass die porträtierten Personen als repräsentative Vertreter der betroffenen Personengruppen wahrgenommen werden (z.B. Zillmann & Brosius, 2000). Mittels der Repräsentativitätsheuristik und der Verfügbarkeitsheuristik lässt sich erklären, weshalb Fallbeispiele einen starken Einfluss auf Urteile haben können (vgl. ebd.). Einen umfassenden theoretischen Rahmen zur Erklärung des Einflusses von Fallbeispielen auf die Wahrnehmung der sozialen Realität bietet insbesondere die *Exemplification Theory* (Zillmann & Brosius, 2000; Zillmann, 2006).

Nicht nur vor diesem Hintergrund erscheinen negative stereotype Darstellungen von Personen oder Personengruppen in den Medien höchst problematisch. Studien aus dem Bereich der Stigmatisierung mentaler Erkrankung und Behinderungen zeigen allerdings auch, dass realistische Darstellungen von Krankheitsbildern durchaus Irritationen auslösen können (z.B. Ritterfeld & Jin, 2006), genauso wie prosoziale Emotionen und Impulse zur Unterstützung (z.B. Bartsch et al., 2016). Damit stellt sich die Frage, wie Medieninhalte beschaffen sein müssen, damit sie stigmatisierende Einstellungen reduzieren. Nicht nur aufgrund der Multidimensionalität stigmatisierender Prozesse erscheint es sinnvoll, von parallelen und teilweise durchaus gegenläufigen Prozessen auszugehen, welche durch massenmediale Präsentationen von Personen mit Erkrankungen und Behinderungen ausgelöst werden. Darüber hinaus verweist die *Intersektionalitätshypothese* (Crenshaw, 1989) auf die Möglichkeit komplexer Wechselwirkungen zwischen parallel vorliegenden stigmatisierenden Merkmalen (z.B. Geschlecht, Herkunft, Art der Behinderung). Wie solche Kombinationen im Kontext der Rezeption von Artikeln über Menschen mit einer Krankheit oder Behinderung bei der Stigmatisierung zusammenwirken, ist bislang kaum erforscht.

Sowohl Allports (1954) *Kontakthypothese* als auch dem *Mere-Exposure-Effekt* („Effekt des bloßen Kontakts“: Zajonc, 1968) zufolge hat der massenmediale Kontakt mit betroffenen Personen das Potenzial, die Vertrautheit und Sympathie für Angehörige stigmatisierter Personengruppen zu erhöhen, zumindest wenn bestimmte Randbedingungen gegeben sind (vgl. ebd.). Nach der *Social Comparison Theory* (Festinger, 1954) ermöglichen mediale Darstellungen von Menschen, denen es schlechter geht, den Rezipienten selbstwertstärkende soziale Vergleiche. Gleichzeitig ist es möglich, dass solche Berichte negative Emotionen wie Unsicherheit oder Schuldgefühle auslösen, welche aus Gründen des Selbstschutzes und der Emotionsregulation mittels defensiver Verdrängungsmechanismen (vgl. Hastall, 2012) abgewehrt werden.

Angesichts der Komplexität und Inkonsistenz der verfügbaren theoretischen Zugänge soll nachfolgend zunächst getestet werden, inwieweit es einen Fallbeispieleffekt bezüglich der Stigmatisierung sozialer Gruppen gibt. Die zentrale Hypothese der Studien ist, dass das Lesen einer Nachricht über eine Person mit einer Behinderung die Einstellungen der Rezipienten gegenüber der Gesamtgruppe von Menschen mit einer Behinderung beeinflussen kann. Konkret postulieren wir, dass Fallbeispiele mit einer psychischen Erkrankung stärkere stigmatisierende Einstellungen auslösen als Fallbeispiele mit einer körperlichen Einschränkung (vgl. z.B. Hernandez, Keys & Balcazar, 2000). In Übereinstimmung mit den Annahmen der Social Comparison Theory nehmen wir an, dass eine Übereinstimmung des Geschlechts von Fallbeispiel und Rezipient (In-Group-Vergleich) in geringerem Maße stigmatisierende Einstellungen erzeugt als eine Geschlechtsinkongruenz (Out-Group-Vergleiche). Schlussendlich prüfen wir in Bezug auf die Annahme der Intersektionalitätshypothese (Crenshaw, 1989), inwieweit verschiedene soziale Kategorien (z.B. Behinderung, Homosexualität, etc.) dabei zusammenwirken.

3 Untersuchungsanlage

Nachfolgend beschreiben wir zwei sehr ähnlich angelegte experimentelle Studien, mit denen wir die gerade skizzierten Annahmen testen. Diese Untersuchungen haben einen gewissen explorativen Charakter. Das liegt einerseits daran, dass es bislang kaum einschlägige Befunde gibt bezüglich der konkreten Dimensionen von Stigmatisierung, bei denen sich ein Fallbeispiel-Effekt am ehesten materialisieren würde. Andererseits ist noch weitgehend unklar, welche Merkmale oder spezifischen Merkmalskombinationen der Fallbeispiele hierfür entscheidend sind. Aus Platzgründen erfolgen die Beschreibungen der Untersuchungsanlage und Ergebnisse hier sehr komprimiert, für weitere Details sei auf die Originalquellen verwiesen (Studie 1: Hastall et al., 2015; Studie 2: Hastall, Finzi & Ritterfeld, 2016).

3.1 Überblick

Zwei experimentelle Studien wurden durchgeführt, um den Einfluss der Darstellung eines Einzelschicksals (Fallbeispiel mit einer Behinderung) auf stigmatisierende Einstellungen bezüglich der gesamten Gruppe von „Personen mit einer Behinderung" zu testen. Der Ablauf war bei beiden Untersuchungen identisch: Die Versuchsteilnehmenden erhielten einen achtseitigen Fragebogen, der u.a. eine experimentell variierte Nachrichtenmeldung und mehrere Skalen zur Messung stigmabezogener Einstellungen umfasste. Sie wurden gebeten, nach dem Lesen des Artikels die Fragen zu beantworten.

3.2 Stimulusmaterial

Als Stimulusmaterial fungierte ein dreispaltiger Zeitungsartikel mit der Überschrift „Neuer Rekord: Fast 33.000 Studenten an der TU Dortmund" und einem Umfang von rund 400 Wörtern. Die Unterüberschrift startete mit den Worten „Mehr Vielfalt an der Uni". Im ersten Absatz wurde der „Abbau von Barrieren" an Universitäten thematisiert, wodurch es Menschen mit einer Behinderung zunehmend möglich werde, zu studieren. Als Fallbeispiel wurde eine Person mit einer Behinderung beschrieben. Vier Merkmale dieses Fallbeispiels waren im Sinne eines 2×2×2×2-Zwischensubjekt-Designs jeweils experimentell variiert (vgl. Tabelle 1). Jede Variation war durch die Änderung weniger Worte umgesetzt, d.h. die grundsätzliche Geschichte und die Erlebnisse der Fallbeispiele waren weitgehend identisch.

Tabelle 1: Experimentelle Fallbeispiel-Variationen

	Studie 1	Studie 2
Variation 1	*Art der Behinderung* (kognitiv/Lernbehinderung vs. körperlich/Rollstuhlfahrer mit Querschnittslähmung)	
Variation 2	*Geschlecht des Fallbeispiels* (männlich vs. weiblich)	
Variation 3	*Sexuelle Orientierung* (homosexuell vs. heterosexuell)	
Variation 4	*Sozialer Status* (armes vs. reiches Elternhaus)	*Herkunft* (Deutschland vs. Ghana)

Ein Pretest mit 33 (Studie 1) bzw. 38 (Studie 2) Teilnehmenden wurde durchgeführt und bestätigte die Effektivität der Manipulationen durch den Anteil korrekter Zuordnungen der Artikel zu den experimentellen Versionen.

3.3 Abhängige Variablen: Einstellungen zu Menschen mit einer Behinderung

Ein Teilziel dieser Untersuchung bestand darin, einen Eindruck davon zu erhalten, auf welchen Dimensionen von Stigmatisierung Effekte durch Fallbeispiele zu erwarten sind. Aus diesem Grund wurden in beiden Studien mehrere Dimensionen erfasst:

- *Soziale Distanz* (Soziale Distanz Skala: Angermeyer & Matschinger, 1995; sieben Items)
- *Intentionales Verhalten* (Eigene Übersetzung der Reported and Intended Behaviour Scale (RIBS) von Evans-Lacko et al. (2011); vier Items)
- *Unbehagen beim Kontakt* (Subskala der Skala zur Messung von Einstellungen gegenüber Menschen mit einer körperlichen Behinderung (EKB-Skala) von Seifert & Bergmann, 1983; 15 Items)
- *Zugeschriebene emotionale Unausgeglichenheit* (Subskala der EKB-Skala: Seifert & Bergmann, 1983; acht Items)
- *Zugeschriebene eingeschränkte funktionale Kompetenzen* (Subskala der EKB-Skala: Seifert & Bergmann, 1983; acht Items)
- *Prosoziale Emotionen* (Subdimension der Emotionale Reaktionen Skala von Schomerus, Matschinger & Angermeyer, 2003)

Alle genannten Skalen erzielten in beiden Studien eine ausreichende interne Konsistenz (Cronbachs $\alpha \geq .70$).

3.4 Stichprobe und Rekrutierung

Die Untersuchungen wurden in Vorlesungen und Seminaren an der Technischen Universität Dortmund durchgeführt. Die benötigte Mindestfallzahl von 787 Probanden wurde mittels einer A-Priori-Poweranalyse mit G*Power 3 (Faul et al., 2009) ermittelt, um sicherzustellen, dass auch kleine Effekte noch mit 80%-prozentiger Wahrscheinlichkeit nachweisbar sind. Nach der Bereinigung um unvollständig ausgefüllte Fragebögen beträgt die endgültige Fallzahl 777 (Studie 1; 52,8% weiblich; Alter: M = 21,3 Jahre; SD = 2,9) bzw. 866 (Studie 2; 59,3% weiblich; Alter: M = 22,93; SD = 6,9).

4 Zentrale Ergebnisse

Univariate Varianzanalysen mit den vier Botschaftsmanipulationen sowie dem Geschlecht (Studien 1 und 2) und dem Beziehungsstatus der Probanden (Studie 2) als Faktoren wurden für alle abhängigen Variablen gerechnet. Um eine ausreichende Zellbesetzung zu sichern, wurden Fünf- und Sechs-Wege-Interaktionen nicht berechnet. Die Analysen ergaben in beiden Studien mehrere Haupteffekte und Interaktionen höherer Ordnung. Nachfolgend kann lediglich ein stark vereinfachter Überblick über die Befunde gegeben werden, für Details und statistische Kennwerte sei auf die Originalquellen verwiesen.

4.1 Belege für einen Stigma-Fallbeispieleffekt

Mehrere signifikante Effekte der Botschaftsmanipulationen sprechen einerseits klar dafür, dass Fallbeispiele die Einstellungen der Rezipientinnen und Rezipienten gegenüber allen Menschen mit einer Behinderung beeinflussen können. Vergleichsweise eindeutig ist der Haupteffekt für den Faktor Art der Behinderung, der sich in Studie 1 bei drei abhängigen Variablen zeigt: Wie postuliert bewirkt ein Fallbeispiel mit einer Körperbehinderung signifikant geringere soziale Distanzierung, weniger Unbehagen sowie mehr prosoziale Emotionen als ein Fallbeispiel mit einer Lernbehinderung. Ein Haupteffekt zeigte sich in Studie 1 auch für den Faktor sexuelle Orientierung bei einer der fünf abhängigen Variablen:

Homosexuelle Fallbeispiele bewirkten geringere prosoziale Emotionen als heterosexuelle Fallbeispiele.

Andererseits zeigen die Interaktionen höherer Ordnung, dass das Zusammenwirken der Merkmale komplex ausfallen kann und bestätigen damit zumindest im Grunde die Annahme der Intersektionalitätshypothese. Trotz verschiedener Interaktionsmuster für die einzelnen abhängigen Variablen ergibt sich in Studie 1 über alle abhängigen Variablen hinweg ein recht konsistentes Bild: Die stärksten stigmatisierenden Einstellungen bewirkten männliche homosexuelle Fallbeispiele mit einer Lernbehinderung. Die geringste Stigmatisierung wiederum zeigte sich nach dem Lesen eines Artikels über einen männlichen, heterosexuellen Rollstuhlfahrer mit geringem sozioökonomischem Status.

In Studie 2 fanden sich in stärkerem Maße Belege für den moderierenden Einfluss von Rezipientenvariablen auf Fallbeispieleffekte. Über alle fünf abhängigen Variablen hinweg zeigten männliche Rezipienten z.B. eine höhere Stigmatisierung männlicher lernbehinderter Fallbeispiele sowie weiblicher körperbehinderter Fallbeispiele als Frauen. Auch die Herkunft des Fallbeispiels erwies sich als entscheidender Faktor: Fallbeispiele mit einer Lernbehinderung und Migrationsherkunft oder alternativ mit einer Körperbehinderung ohne Migrationsherkunft bewirkten stärkere Vorurteile als die anderen Kombinationen dieser zwei Merkmale (Fallbeispiele, bei denen entweder parallel eine Lernbehinderung und kein Migrationshintergrund vorliegt, oder Fallbeispiele mit einer Körperbehinderung und Migrationshintergrund).

4.2 Einfluss von Rezipientenmerkmalen

In beiden Studien zeigte sich für alle fünf Variablen ein höchst signifikanter Haupteffekt des Geschlechts der Probanden: Männliche Versuchsteilnehmende berichteten konsistent stigmatisierendere Einstellungen bzw. weniger prosoziale Emotionen als weibliche. In Studie 2, in welcher der Beziehungsstatus der Probanden als zusätzliches Rezipientenmerkmal aufgenommen war, zeigte sich auch für diesen Faktor ein signifikanter Haupteffekt für alle fünf abhängigen Variablen: Personen in einer Partnerschaft berichteten weniger stigmatisierende Einstellungen als Personen, die angaben, gerade Single zu sein.

5 Diskussion und Ausblick

Können mediale Portraits von Einzelpersonen mit einer gesundheitlichen Einschränkung oder Behinderung stigmatisierende Einstellungen der Rezipientinnen und Rezipienten gegenüber diesen sozialen Gruppen beeinflussen? Und falls ja, welche Merkmale spielen hierbei eine Rolle? Diese Fragen standen im Zentrum dieses Kapitels und der beiden skizzierten Untersuchungen.

5.1 Zentrale Befunde

Nicht nur aus theoretischer Perspektive sind Fallbeispieleffekte auf stigmabezogene Einstellungen der Rezipierenden sehr wahrscheinlich, sie konnten in beiden experimentellen Studien empirisch bestätigt werden. Es fanden sich entsprechende Effekte auf alle einbezogenen abhängigen Variablen sowie für alle experimentell variierten Fallbeispielvariationen. Trotz teilweise unterschiedlicher Effektmuster und komplexer Interaktionen fanden wir zumindest partielle Bestätigung für die Annahme, dass Fallbeispiele mit einer Lernbehinderung stärkere Stigmatisierung hervorrufen als Fallbeispiele mit einer körperlichen Einschränkung. Die Befunde sprechen weiterhin zumindest grundsätzlich für die Annahme der Intersektionalitätshypothese, dass verschiedene soziale Kategorien bei der Stigmatisierung auf verschiedene Art zusammenwirken. Keine Belege fanden wir hingegen für unsere Annahme, dass geschlechtsbezogene In-Group-Vergleiche weniger stigmatisierend ausfallen als entsprechende Out-Group-Vergleiche. Die Befunde beider Studien illustrieren zudem den Einfluss demografischer Merkmale wie des Geschlechts oder Beziehungsstands der Rezipierenden: Unabhängig von der Art des Fallbeispiels berichteten Männer und Personen, die gerade in keiner Partnerschaft lebten, häufiger stigmatisierende Einstellungen als Frauen und Personen in einer Beziehung. Darüber hinaus fanden sich insbesondere in Studie 2 mehrere Interaktionen zwischen Rezipienten- und Fallbeispielmerkmalen.

5.2 Limitationen

Bislang ist unklar, inwieweit die beobachteten kurzfristigen Effekte langfristige Wirkungen nach sich ziehen. Es ist möglich, dass sie lediglich wenige Minuten präsent sind, genauso können sie auf kumulative Weise bestehende Vorurteile verstärken. Diese Fragen können nur durch Langzeitstudien beantwortet werden. Die für Studierende erhaltenen Befunde können zudem kaum auf andere demografische Gruppen übertragen werden, zukünftige Studien sollten daher möglichst eine heterogenere oder bevölkerungsrepräsentative Stichprobe nutzen.

5.3 Ausblick

Für Interventionen zur Destigmatisierung von Menschen mit gesundheitlichen Einschränkungen oder Behinderungen bietet der Einsatz medialer Fallbeispiele vielversprechende Möglichkeiten. Dabei ist zu beachten, dass die intendierten Effekte behinderungsspezifisch sein können und mit hoher Wahrscheinlichkeit nicht unabhängig von weiteren Merkmalen des Fallbeispiels sind. Unsere Befunde sprechen darüber hinaus dafür, dass für verschiedene Gruppen von Rezipierenden (z.B. je nach Geschlecht oder Beziehungsstatus) unterschiedliche Effekte zu erwarten sind. Weitere Studien werden benötigt, um die konkreten Wirkungsbedingungen näher zu spezifizieren, in denen stigmatisierende und destigmatisierende Effekte zu erwarten sind.

Für die journalistische Berichterstattung stellt sich die Frage, welche Fallbeispiele unproblematisch sind und bei welchen eine (zumindest unbewusste) Verstärkung von Vorurteilen zu erwarten ist. Die mit dieser Frage einhergehenden ethisch-moralischen Abwägungen können komplex ausfallen: Kommen manche Fallbeispiele evtl. gar nicht mehr für eine Berichterstattung infrage, da die antizipierbaren negativen Effekte schwer zu rechtfertigen wären? Oder ganz im Gegenteil: Sollte gerade für diese Personengruppe nach Optionen gesucht werden, dass sie häufiger und auf eine Art und Weise präsentiert wird, die eine Destigmatisierung fördert? Um verantwortungsbewusst zu handeln, müssen Journalisten wissen, welche präzisen Konstellationen von Fallbeispielen Stigmatisierungen fördern. Mehr Forschung wird benötigt, um diese Fragen zu beantworten und um besser zu verstehen, wie unintentionalen Stigmatisierungen durch Fallbeispiele im Kontext gesundheitsbezogener Kommunikation effektiver entgegengewirkt werden kann.

Literaturverzeichnis

Allen, M. & Preiss, R. W. (1997). Comparing the Persuasiveness of Narrative and Statistical Evidence Using Meta-Analysis. *Communication Research Reports, 14*, 125–131.

Allport, G. W. (1954). *The Nature of Prejudice.* Cambridge, MA: Addison-Wesley.

Angermeyer, M. C. & Matschinger, H. (1995). *Auswirkungen der Reform der psychiatrischen Versorgung in den neuen Ländern der Bundesrepublik Deutschland auf die Einstellung der Bevölkerung zur Psychiatrie und zu psychisch Kranken: Ergebnisse einer empirischen Erhebung.* Baden-Baden: Nomos.

Bar-Hillel, M. (1980). The Base-Rate Fallacy in Probability Judgments. *Acta Psychologica, 44*, 211–233.

Bartsch, A., Oliver, M. B., Nitsch, C., & Scherr, S. (2016). Inspired by the Paralympics: Effects of Empathy on Audience Interest in Para-Sports and on the Destigmatization of Persons with Disabilities. *Communication Research.* Advance Online Publication. doi: 10.1177/0093650215626984.

Brosius, H.-B., Schweiger, W. & Rossmann, C. (2000). Auf der Suche nach den Ursachen des Fallbeispieleffekts: Der Einfluß von Anzahl und Art der Urheber von Fallbeispielinformation. *Medienpsychologie, 12*, 153–175.

Collins, R. L., Taylor, S. E., Wood, J. V. & Thompson, S. C. (1988). The Vividness Effect: Elusive or Illusory? *Journal of Experimental Social Psychology, 24*, 1–18.

Crenshaw, K. (1989). Demarginalizing the Intersection of Race and Sex. A Black Feminist Critique of Antidiscrimination Doctrine, Feministtheory and Antiracist Politics. *University of Chicago Legal Forum* (1), 139–167.

Evans-Lacko, S., Rose, D., Little, K., Flach, C., Rhydderch, D., Henderson, R. C. et al. (2011). Development and Psychometric Properties of the Reported and Intended Behaviour Scale (RIBS): A Stigma-Related Behaviour Measure. *Epidemiology and Psychiatric Sciences, 20*, 263–271.

Faul, F., Erdfelder, E., Buchner, A. & Lang, A.-G. (2009). Statistical Power Analyses Using G*Power 3.1. Tests for Correlation and Regression Analyses. *Behavior Research Methods, 41*, 1149–1160.

Festinger, L. (1954). A Theory of Social Comparison Processes. *Human Relations, 7*, 117–140.

Hastall, M. R. (2012). Abwehrreaktionen auf Gesundheitsappelle: Forschungsstand und Praxisempfehlungen. In: S. Hoffmann, U. Schwarz & R. Mai (Hrsg.), *Angewandtes Gesundheitsmarketing* (S. 281–296). Wiesbaden: Springer Gabler.

Hastall, M. R., Finzi, J. A. & Ritterfeld, U. (2016, Juni). *Unintended, Unnoticed, Troublesome: Accidental Stigmatization as Exemplar Effect.* Vortrag auf der 66. Jahrestagung der International Communication Association (ICA), Fukuoka (Japan).

Hastall, M. R., Röhm, A., Ritterfeld, U., Resch, S., Langenbach, C., Reubert, L. & Kotarski, C. (2015, November). *Stigmatization of Individuals through News Reports: Which Roles Play Characteristics of the Portrayed Exemplars?* Vortrag auf der 3. Tagung der Ad-hoc-Gruppe Gesundheitskommunikation der DGPuK „Gesundheitskommunikation im Spannungsfeld zwischen Theorie und Praxis“, Lugano (Schweiz).

Hernandez, B., Keys, C. & Balcazar, F. (2000). Employer Attitudes toward Workers with Disabilities and their ADA Employment Rights: A Literature Review. *Journal of Rehabilitation, 66*, 4–16.

Jones, N. & Corrigan, P. W. (2014). Understanding Stigma. In: P. W. Corrigan (Hrsg.), *The Stigma of Disease and Disability. Understanding Causes and Overcoming Injustices* (S. 9–34). Washington, DC: American Psychological Association.

Ritterfeld, U., & Jin, S.-A. (2006). Addressing Media Stigma for People Experiencing Mental Illness Using an Entertainment-Education Strategy. *Journal of Health Psychology, 11*, 247–267.

Schomerus, G., Matschinger, H. & Angermeyer, M. C. (2013). Continuum Beliefs and Stigmatizing Attitudes towards Persons with Schizophrenia, Depression and Alcohol Dependence. *Psychiatry Research, 209*, 665–669.

Seifert, K. H. & Bergmann, C. (1983). Entwicklung eines Fragebogens zur Messung der Einstellungen gegenüber Körperbehinderten. *Heilpädagogische Forschung, 10*, 290–320.

Shanahan, J. & Morgan, M. (1999). *Television and its Viewers: Cultivation Theory and Research.* Cambridge, UK: Cambridge University Press.

Thiele, M. (2015). *Medien und Stereotype: Konturen eines Forschungsfeldes.* Bielefeld: Transcript Verlag.

Viswanath, K., Blake, K. D., Meissner, H. I., Saiontz, N. G., Mull, C., Freeman, C. S. et al. (2008). Occupational Practices and the Making of Health News: A National Survey of U.S. Health and Medical Science Journalists. *Journal of Health Communication, 13*, 759–777.

World Health Organization (WHO) (2005). *Effective Media Communication during Public Health Emergencies: A WHO Field Guide.* Genf: World Health Organization.

Zajonc, R. B. (1968). Attitudinal Effects of Mere Exposure. *Journal of Personality and Social Psychology, 9*, 1–27.

Zillmann, D. (2006). Exemplification Effects in the Promotion of Safety and Health. *Journal of Communication, 56*, S221–S237.

Zillmann, D. & Brosius, H.-B. (2000). *Exemplification in Communication: The Influence of Case Reports on the Perception of Issues.* Mahwah, NJ: Lawrence Erlbaum.

Elena Link, Daniela Schlütz, Hendrik Auge, Britta Gramlich, Jannis Meseke, Sarah-Ann Owsianski, Juliane Saß, Lisette Scheunert, Friedrich Steger & Anna-Lena Wolf

Kann man Alzheimer mit Humor nehmen? Eine Untersuchung der Reaktionen von Angehörigen von Alzheimer-Betroffenen auf den Kinofilm ‚Honig im Kopf'

1 Einleitung

Der große Erfolg der Tragikomödie *Honig im Kopf* zeigt, dass Krankheiten wie Alzheimer und das damit verbundene Schicksal der Betroffenen offenbar massenkompatibel kommuniziert werden können. Mehr als 7 Mio. Kinobesucherinnen und -besucher sahen den Film, der die fortschreitende Alzheimer-Erkrankung eines Großvaters und die daraus resultierenden alltäglichen (und weniger alltäglichen) Beeinträchtigungen sowie die Anforderungen an die Angehörigen beschreibt (InSideKino, 2015). Insgesamt zeigte sich eine sehr positive Resonanz auf den Film (FBW, 2015).

Bei Alzheimer handelt es sich um eine bisher unheilbare neurodegenerative Erkrankung, die mehr als 1 Mio. Menschen (kontinuierlich steigend) in Deutschland betrifft (https://www.deutsche-alzheimer.de/). Neben zunehmenden Gedächtnis- und Orientierungsstörungen beeinträchtigen auch Sprachstörungen, Störungen des Denk- und Urteilsvermögens sowie Veränderungen der Persönlichkeit den Alltag der Betroffenen und machen dessen selbstständige Bewältigung unmöglich. Daher sind vor allem die Angehörigen bei der täglichen Bewältigung der Erkrankung für die Betroffenen von großer Bedeutung. So werden insgesamt rund 80% der Erkrankten von ihren Angehörigen gepflegt und begleitet. Aufgrund des hohen Stellenwertes der Angehörigen stehen diese im Mittelpunkt des folgenden Forschungsinteresses. Aus der Perspektive des E-E-Ansatzes, der im folgenden Abschnitt erläutert wird, interessieren wir uns für die Wahrnehmung der Tragikomödie *Honig im Kopf* durch Angehörige von Alzheimerpatienten.

2 Der Entertainment-Education Ansatz

2.1 Grundgedanke und Definition von Entertainment-Education

Der Film *Honig im Kopf* kann als Entertainment-Education (E-E-) Format (Slater & Rouner, 2002) bezeichnet werden, weil er die Erkrankung Alzheimer in den gesellschaftlichen Fokus rückt und diese unterhaltend aufbereitet. Denn ein zentrales Merkmal von E-E-Formaten ist es, das Publikum zu unterhalten und es dabei gleichzeitig durch eine möglichst subtil integrierte gesundheitsbezogene, pädagogische oder pro-soziale Botschaft zu bilden (Lampert, 2003; Singhal & Rogers, 1999). Die gewünschten Effekte sollen dabei zunächst durch eine Sensibilisierung für ein bestimmtes gesellschaftliches oder gesundheitsbezogenes Thema erreicht werden. Für diese Thematik soll Aufmerksamkeit geschaffen und Anschlusskommunikation gefördert werden (Lampert, 2003). Darüber hinaus zielen E-E-Formate laut Singhal und Rogers (1999) auf Wissenserwerb, Wertevermittlung und/oder positive Verstärkung wünschenswerter Meinungen und Verhaltensweisen ab.

Im Zuge ihrer weitverbreiteten Definition benennen Singhal und Rogers (1999) ein wichtiges Merkmal von E-E-Angeboten, nämlich die Intention pro-sozial zu wirken (und z.B. einer weitverbreiteten Krankheit Aufmerksamkeit zu verschaffen). Somit stehen der Herstellungsprozess (wie z.B. das Verfassen des Drehbuches) und die dabei verfolgte Zielsetzung im Mittelpunkt des hier postulierten Verständnisses von E-E und dienen als Maßstab für die Evaluation der Effekte eines entsprechenden Angebotes (Moyer-Gusé, Jain & Chung, 2012). Im Gegensatz dazu wird in einem breiter angelegten Verständnis, unabhängig von der intendierten Wirkung, der Fokus auf die Inhalte eines Angebotes und die daraus erwachsenden Potenziale für pro-soziale persuasive Effekte bei den Zuschauern gelegt. So definiert Moyer-Gusé (2008) Entertainment-Education als „prosocial messages embedded in entertainment television programs [that] can influence viewers' awareness and attitudes [...]" (S. 408).

Der Film *Honig im Kopf* wird dem letztgenannten Ansatz insoweit gerecht, als die Tragikomödie eine pro-soziale Botschaft – in diesem Fall mit Bezug zur Alzheimer-Erkrankung – in ein klassisches Unterhaltungsangebot integriert. Zwar wurde die Komödie nicht primär nach E-E-Grundsätzen entwickelt (d. h. die Intention, über die Krankheit aufzuklären, stand nicht im Vordergrund der Produktion), aber der Film soll durchaus Aufmerksamkeit für das Schicksal von Erkrankten schaffen und Wissen über die Krankheit Alzheimer und den Umgang mit Erkrankten vermitteln. So berichtet die Drehbuchautorin Hilly Martinek im persönlichen Gespräch, dass sie die konkrete Intention hatte, Zuschauenden entsprechende Verhaltensweisen in Bezug auf die Alzheimer-Erkrankung näherzubringen. Um dieser Zielsetzung gerecht zu werden, hat sie bei der Recherche für das Drehbuch auch mit Gesundheitsexperten zusammengearbeitet (persönliche Kommunikation, 18. November 2015). Darüber hinaus hat die Deutsche Alzheimer Gesellschaft e. V. vor der Veröffentlichung des Films dessen authentische Darstellung der Krankheit bestätigt. Somit kann davon ausgegangen werden, dass durch die Thematisierung von Alzheimer in *Honig im Kopf*, Potenziale für eine Aufklärung, Wissensvermittlung und Einstellungsbildung bei den Zuschauenden gegeben sind. Damit entspricht der Film der Definition eines E-E-Angebotes nach Moyer Gusé (2008) und kann vor diesem theoretischen Hintergrund betrachtet werden.

2.2 Wirkungsmechanismen von Entertainment-Education-Angeboten

Dem E-E-Ansatz liegen bestimmte Wirkungsmechanismen zugrunde, die für die Erreichung der oben beschriebenen Ziele entscheidend sind. Die angestrebten Effekte in Bezug auf Wissenserwerb, Wertevermittlung und/oder Verstärkung wünschenswerter Meinungen und Verhaltensweisen werden über spezifische Erzählstrategien erreicht. Diese sind darauf ausgelegt, das sog. narrative Involvement, also das Eintauchen in die Geschichte bzw. die Auseinandersetzung mit den Charakteren, zu fördern und durch die unterhaltende Präsentation der Botschaften Reaktanz gegenüber der persuasiven Botschaft zu mindern (Moyer-Gusé, 2008; Slater & Rouner, 2002). Die reaktanzmindernde Wirkung solcher Botschaften wird im Entertainment Overcoming Resistance Model systematisiert (Moyer-Gusé, 2008). Es zeigt, wie Widerstände gegenüber Beeinflussungsversuchen durch E-E-Formate mithilfe verschiedener Konzepte des narrativen Involvements überwunden werden können, die die intensive Rezeption befördern. Auf diese Weise kommt es im Idealfall, so die Annahme, zu Einstellungen und Verhaltensweisen, die mit der Botschaftsintention harmonieren (Moyer-Gusé, 2008). Grundlegend ist dabei, dass die narrative Struktur eines Unterhaltungsangebotes wie der Komödie *Honig im Kopf* das kognitive und emotionale Involvement mit den Charakteren und der Geschichte (die sog. Transportation) fördert, sodass die dargestellten Ereignisse und die Handlung mit Interesse verfolgt werden.

2.3. Angehörige im Fokus

Üblicherweise zielen E-E-Formate auf Zielgruppen, die noch keine eigenen Erfahrungen mit dem entsprechenden Thema gemacht haben (Lampert, 2011). Die vorliegende Studie nimmt eine andere Perspektive ein, indem sie mit Angehörigen von Alzheimer-Patienten einen speziellen Personenkreis betrachtet, der die Krankheit aus eigener Anschauung kennt. Wir halten diesen besonderen Blickwinkel für interessant, da wir davon ausgehen, dass die persönliche Betroffenheit mit einem höheren kognitiven und emotionalen Involvement einhergeht. Das Vorwissen und die Primärerfahrungen der Betroffenen werden, so unsere Annahme, die oben genannten Wirkungsmechanismen der intensiven Rezeption, der Transportation sowie der Überwindung von Reaktanz durch den Film maßgeblich beeinflussen. Dadurch werden andere Bedingungen für deren Wirkung geschaffen, die wir untersuchen wollen. Ob die E-E-Wirkung erschwert oder erleichtert wird, ist dabei nicht vorherzusehen.

Im Vordergrund der Betrachtung steht die Wahrnehmung des Realitätsgrads der erzählten Geschichte mit Blick auf die Alzheimererkrankung durch die befragten Angehörigen. Die Einschätzung der Authentizität kann sich auf das Unterhaltungsempfinden und das Involvement mit Handlung und Charakteren auswirken (Schlütz, 2016, S. 208–219). Daher ist die Sicht der Angehörigen auf ein solches E-E-Format von besonderem Interesse. Darüber hinaus ist die Perspektive der Angehörigen relevant, wenn es um die Potenziale der Wissens- und Wertevermittlung mit Blick auf die Allgemeinheit der Zuschauerinnen und Zuschauer geht. Hierbei wird auf Angehörige in ihrer Rolle als Experten in eigener Sache zurückgegriffen, die in dieser Position auch eine Bewertung der persuasiven Wirkungspotenziale des spezifischen E-E-Angebotes vornehmen können.

Zusammengenommen geht es im vorliegenden Beitrag darum, wie die eigene Betroffenheit und das daraus resultierende höhere Involvement die Wahrnehmung der pro-sozialen Botschaft, aber auch das Unterhaltungserleben beeinflussen. Konkret wird exploriert, wie Angehörige von Alzheimer-Erkrankten den Film *Honig im Kopf* wahrnehmen und bewerten und ob die Rezeption einen Einfluss auf ihre Einstellung gegenüber der Krankheit sowie auf ihren Umgang mit den Erkrankten hat.

3 Methodische Umsetzung

Zur Beantwortung der forschungsleitenden Fragestellung wurde ein qualitativer Zugang gewählt. Dieser wird zum einen dem hochsensiblen Thema und der individuellen Primärerfahrungen der Angehörigen gerecht. Außerdem ermöglicht er ein tiefgehendes Verständnis für die Auseinandersetzung mit den Filminhalten und deren subjektiver Wirkungen. Die Rekrutierung von Angehörigen von Alzheimerbetroffenen erfolgte über bestehende persönliche Kontakte sowie eine Kooperation mit der Alzheimer-Gesellschaft Hannover e. V.. Sie erfolgte im Juni 2015. Aufgrund einer geringen Teilnahmebereitschaft sowie dem Ende der Kinoausstrahlung des Filmes (und dem damit verbundenen eingeschränkten Zugang zum Stimulus), wurde die Rekrutierung beeinträchtigt. Insgesamt konnten neun leitfadengestützte Interviews realisiert werden (siehe Tabelle 1).

Tabelle 1: Überblick über die Befragten

Code	Alter	Geschlecht	Verwandtschaftsverhältnis zum Erkrankten
A01	60	w	Tochter
A02	52	m	Sohn
A03	27	w	Enkelin
A04	60	w	Schwiegertochter
A05	58	w	Tochter
A06	55	m	Sohn
A07	24	w	Enkelin (verstorben)
A08	24	m	Enkel (verstorben)
A09	60	w	Tochter

Nach ihrer Einwilligung zur Teilnahme an der Studie wurden die Angehörigen gebeten, sich den Film *Honig im Kopf* im Kino anzusehen und im Anschluss daran an einem ca. einstündigen leitfadengestützten Face-to-Face-Interview teilzunehmen. Die Interviews wurden von den studentischen Autorinnen und Autoren durchgeführt, die in einem Seminar entsprechend geschult worden waren. Aufgrund des emotional herausfordernden Themas wurden die Gespräche gemeinsam von je zwei Interviewenden durchgeführt.

Der den Interviews zugrunde liegende Leitfaden umfasste folgende Dimensionen, die aus den o.g. theoretisch relevanten Aspekten abgeleitet wurden:

- Bewertung der Darstellung der Krankheit sowie deren Angemessenheit hinsichtlich der zugeschriebenen Realitätsnähe
- Potenziale des Erkenntnisgewinns für Nicht-Betroffene (v.a. hinsichtlich eines möglichen Wissenszuwachs oder einer Einstellungsbildung oder -änderung)
- Subjektiver Erkenntnisgewinn in Bezug auf die Erkrankung (v.a. (Motivation zur) Einstellungs- und Verhaltensänderung)
- Bewertung und Wahrnehmung des individuellen Unterhaltungserlebens

Die aufgezeichneten und transkribierten Interviews wurden mithilfe der qualitativen Inhaltsanalyse nach Mayring (2003) ausgewertet. Die Analyse wurde von der gleichen Gruppe vorgenommen, die auch die Interviews durchgeführt hat. Unterstützend wurde die Software Atlas.ti zur Analyse qualitativer Daten herangezogen. Die vorgestellten Dimensionen des Leitfadens wurden hierbei als deduktive Kategorien eines Codierschemas verwendet und im Rahmen mehrerer Codierdurchgänge sowohl induktiv erweitert als auch strukturiert. Die Ergebnisse wurden innerhalb der Auswertendengruppe (nicht aber mit den Interviewten) kommunikativ validiert.

4 Ergebnisse

Die folgende Ergebnisdarstellung geht mit Blick auf die übergeordnete Fragestellung näher auf die wahrgenommene Realitätsnähe sowie die Wahrnehmung und Bewertung des potenziellen Erkenntnisgewinns und der unterhaltenden Elemente des Filmes ein.

4.1 Wahrgenommene Realitätsnähe der Darstellung von Alzheimer in Honig im Kopf

Der Film *Honig im Kopf* wird in Bezug auf die Darstellung der Alzheimer-Erkrankung von den befragten Angehörigen in weiten Teilen durchaus als realistisch wahrgenommen. Er bietet durch die dargestellten Situationen vielfach Identifikationspotenziale, da es sich um typische Verhaltensweisen der Erkrankten handelt. In solchen Situationen können sich die Angehörigen wiedererkennen und die im Film dargestellten Handlungen der Charaktere mit ähnlichen, selbst erlebten Vorfällen abgleichen. Auf der Basis der gemeinsamen Erfahrungen können sich die Angehörigen gut in die dargestellte Situation hineinversetzen und erkennen sich selbst, wie auch den erkrankten Angehörigen wieder:

> „Aber so Sachen wie den Backofen anmachen, das habe ich bei meinem Vater auch erlebt, dass da die Herdplatten glühen." (A01, 60w)
> „Also, mein Opa hat zum Beispiel auch meine Schwester irgendwann nicht mehr erkannt." (A09, 60w)

Dennoch wissen die Befragten um den stark individuellen Krankheitsverlauf von Alzheimer. Dies spiegelt sich in ihren Erwartungen wider, dass eine 100-prozentige Übereinstimmung mit ihren eigenen Erfahrungen nicht gegeben sein müsse. Gerade vor diesem Hintergrund wird auch die generelle Darstellung des Krankheitsverlaufs wertgeschätzt, positiv bewertet und für realistisch und glaubwürdig empfunden:

> „Also, der Ablauf wurde halt gut dargestellt. Er vergisst immer mehr, er weiß nicht mehr, was er machen soll, wo er ist [...]." (A08, 24m)

Diese zunächst positive Realitätseinschätzung stößt jedoch an ihre Grenzen, wenn die Authentizität aus Gründen der Dramaturgie eingeschränkt oder gar verzerrt wird (z.B. bei besonders actionreichen Szenen oder beim Einsatz bestimmter unterhaltender Stilmittel wie der Überzeichnung). Hier führt das hohe Themen-Involvement der Studienteilnehmenden zu einem sinkenden Verständnis und zu einer geringeren Toleranz von Abweichungen gegenüber der eigenen Erfahrung. In den Äußerungen der Angehörigen wird dabei deutlich, dass sich das ernste Thema der Alzheimer-Erkrankung schlecht mit dem humorvollen Format einer Komödie vereinen lässt:

> „Er hat ja auch viel so komische Anteile und einiges ist, natürlich vieles ist nicht sehr realistisch, finde ich." (A04, 60w)
> „Ich denke, dass der Klamauk-Action-Teil zu überzogen war. Das gehört da bei dem Thema nicht hin." (A02, 52m)

Zudem steht die Darstellung teilweise auch im Widerspruch zu den als meist sehr intensiv erlebten Erfahrungen und Sorgen der Angehörigen. Vor allem die mit der Krankheit verbundenen psychischen und finanziellen Belastungen werden aus Sicht der Interviewten nur unzureichend abgebildet:

„Also, wir haben lange [nach Pflegeheimen] gesucht: Wartelisten, nicht unbedingt eine Heimleitung, die zuckersüß ist, und dann sitzen da [im Film] die wohlerzogenen Demenzkranken.“ (A05, 58w)
„Ich weiß noch, welche Sorgen wir hatten und immer noch haben, was wir unternommen haben, wie wir uns gefühlt haben, und das ist in dem Film überhaupt nicht so, sondern da ist alles ganz easy.“ (A05, 58w)

4.2 Bewertung des vermittelten Wissens und wissensbezogene Effekte

Die eigene Wissens- und Erfahrungsbasis der Angehörigen stellt einen Bewertungsmaßstab für die Darstellung der Krankheit im Film dar. Obwohl in Abhängigkeit von dem Krankheitsstadium des Angehörigen und des Verwandtschaftsverhältnisses ein unterschiedlicher Wissensstand anzunehmen ist, wird von den Studienteilnehmern ein einheitliches Urteil zur Darstellung und Vermittlung der Informationen über Alzheimer gefällt: Die dargebotenen Informationen seien unzureichend. Für sich selbst sehen die Angehörigen somit kein Potenzial für einen Wissenserwerb, da es sich nur um eine oberflächliche medizinische Auseinandersetzung mit der Krankheit handelt.

„[…] die medizinische Seite ist komplett zu kurz gekommen. Da muss man sich, wenn man das wissen will, selber informieren.“ (A02, 52m)
„Also, unterhalten kann der Film schon, aufklären eher nicht.“ (A02, 52m)
„Das kann nicht in die Tiefe gehen. Also, es gibt keine Erklärung, was ist Demenz, was ist Alzheimer, was gibt es für Mischformen, was überhaupt.“ (A05, 58w)

Jedoch erkennen die befragten Angehörigen durchaus Potenzial für Nichtbetroffene. Dem Film wird zugeschrieben, dass er die Aufmerksamkeit für die Krankheit Alzheimer innerhalb der Bevölkerung steigern könne, Anlässe für Anschlusskommunikation böte und Basisinformationen über das Krankheitsbild und das Leben der Erkrankten vermittle, die man bei Bedarf erweitern könne.

„Denen [dem Zuschauer ohne Bezug zur Krankheit] erst einmal klarzumachen, dass es so was gibt und wie das, naja, zumindest in Teilen aussehen oder sich darstellen könnte. Für die [Zuschauer] ist das sicherlich hilfreich.“ (A06, 55m)
„[…] Sie [Nichtbetroffene] können sich zum Beispiel mal vorstellen, wie es dann überhaupt ist, einen Demenzkranken zu haben. Wie das dann in so einer Situation aussehen könnte. Auch die Situation zum Schluss, wenn er dann keinen mehr wiedererkennt oder gar nicht mehr weiß, wo er ist […].“ (A08, 24m)

4.3 Bewertung des dargestellten Umgangs mit dem Erkrankten und verhaltensbezogene Effekte

Das dargestellte Verhalten der Charaktere wird von den Befragten Studienteilnehmern ebenfalls als ambivalent bewertet. Dies geschieht wiederum in Abhängigkeit von den eigenen Erfahrungen und dem Verhältnis zum Erkrankten. Im Fokus der Bewertungen stehen die Charaktere Tilda (Emma Schweiger), Niko (Til Schweiger) und Sarah (Jeanette Hain). Tilda, die Enkeltochter des Erkrankten, wird als offen, liebevoll und verständnisvoll wahrgenommen. Ihr Verhalten wird als unbefangenes kindliches Handeln gedeutet und positiv bewertet, während der Sohn Niko durchaus als liebevoll, aber auch als unbeteiligt wahrgenommen wird.

> „Super Kind! Ich denke, Kinder gehen mit solchen Krankheiten anders um. […] es war schon ziemlich heftig. So dieses ganz Liebevolle und für alles Verständnis zu haben." (A05, 58w)

Besonders das Verhalten der Schwiegertochter Sarah wird kritisch gesehen, wenngleich ihre Reaktion als nachvollziehbar und verständlich bewertet wird. Sie reagiert zunächst ablehnend und genervt, wird aber im Laufe der Zeit verständnisvoller und fürsorglicher. Ihre Rolle wird von den Teilnehmern wie folgt beschrieben:

> „Naja, die [Sarah] hat sich sozusagen im Laufe der Zeit gewandelt. Die hat erst das gezeigt […], was häufig ist, nämlich so eine Ablehnung, fast ein bisschen wie so ein Ekel und Unverständnis." (A04, 60w)

Neben der Bewertung des Verhaltens der Filmcharaktere hat die Filmrezeption laut Aussagen der Studienteilnehmer aber nur in einem sehr begrenzten Umfang Auswirkungen auf ihr eigenes Verhalten. Das Verhalten der Charaktere wird nur als bedingt übertragbar auf die eigene Erkrankungsrealität wahrgenommen:

> „Der Film hat mich jetzt nicht so verändert oder beeindruckt, dass ich jetzt mit Alzheimer-Patienten anders umgehen würde." (A01, 60w)

Dennoch kann diese Darstellung auf allgemeiner Ebene durchaus zur Auseinandersetzung mit dem Umgang mit Erkrankten anregen und dadurch an Wert gewinnen:

> „[…] ich habe Pädagogik studiert, und da spielen auch im Entferntesten soziale Prozesse und Krankheiten und [die Frage,] wie gehe ich mit Menschen und mit alten Menschen um, eine Rolle. Und über den Film ist es schon so, dass ich mich gerade mit dem noch einmal anders auseinandergesetzt habe." (A03, 27w)

Über diese Potenziale zur allgemeinen Auseinandersetzung hinaus, kann die Rezeption zumindest bei einigen Interviewten auch zur Reflexion des eigenen Verhaltens dienen. Hierbei scheint es von Vorteil zu sein, dass die Angehörigen eine Außenperspektive auf die Geschehnisse des Filmes einnehmen und ihre Bewertung stärker aus der Rolle des Zuschauers statt aus der Rolle des selbst Betroffenen vornehmen. Die dargestellten Verhaltensformen von verständnisvoller Fürsorge bis zur genervten Zurückweisung werden aus dieser Position als vorbildliches oder abschreckendes Beispiel bewertet. Sie sensibilisieren und motivieren zu einem verständnisvollen Umgang mit dem erkrankten Angehörigen:

> „Ich möchte zumindest liebevoller mit ihr [Oma] umgehen. Das Ganze ein bisschen lockerer nehmen. Also, es ist doch scheißegal, ob jetzt jemand beim Mensch-Ärger-Dich-Nicht seinen Zug überlegen muss oder jetzt so viele Felder vorgeht." (A03, 27w)

> „Es sind solche Dinge, dass wenn sie [Oma] gesundheitlich irgendwelche Probleme hat und wir Kinder wissen es eigentlich, dass wir manchmal trotzdem nicht so bewusst darauf achten." (A03, 27w)

4.4 Unterhaltungsempfinden bei der Rezeption des Filmes Honig im Kopf

Bei der Bewertung und Wahrnehmung des eigenen Unterhaltungsempfindens während der Rezeption wird deutlich, dass dieses abhängig von der Einschätzung der anderen Dimensionen ist. So kann die wahrgenommene Realitätsnähe zum Gradmesser des Unterhaltungsempfindens werden: Wird die Darstellung als überwiegend realistisch in Kombination mit einer genrebedingt erwünschten humorvollen und spannenden Darbietung empfunden, beeinflusst dies das Unterhaltungsempfinden positiv:

> „Ja, ich habe mich unterhalten gefühlt, weil der Til Schweiger es schafft, ein ernstes Thema […] sehr witzig rüberzubringen." (A03, 27w)
> „Das hat eben auch was Spannendes, dass man eben denkt: Oh Gott, findet sie ihn jetzt wieder?" (A04, 60w)

Die als unangemessen wahrgenommene Darstellung von Alzheimer kann allerdings auch Wut und Unverständnis über die Art der filmischen Aufbereitung auslösen und dadurch jegliche Form des Unterhaltungsempfindens unterbinden oder sogar Reaktanz auslösen.

> „So, wo ich gedacht habe, es ist einfach so ärgerlich. […] Und es werden so Sachen ausgeweitet, und zwischendurch habe ich so eine Wut gehabt." (A05, 58w)

Die unterschiedlichen Emotionen wie Wut oder Freude müssen dabei vor dem Hintergrund eingeordnet werden, dass es sich für die Angehörigen allgemein um einen sehr emotionalen Rezeptionsprozess handelt, der mit sowohl positiven als auch negativen Emotionen in unterschiedlicher Intensität einhergehen kann. Dies reicht von Rührung bis zu einem sehr starken emotionalen Involvement bei der Konfrontation mit eigenen Erfahrungen oder gegenwärtigen Herausforderungen. Während das emotionale Involvement für das Unterhaltungsempfinden zuträglich ist, können es zu starke eigene Bezüge belasten, da negative Empfindungen in Bezug auf die eigene Situation das Rezeptionserleben überlagern:

> „Also, da, als das Kind in den Himmel geguckt hat bei der Beerdigung [unterdrückt Tränen], das rührt mich heute noch. Das fand ich schon bewegend." (A04, 60w)
>
> „[...] es gab sehr viele Szenen, wo ich auch lachen musste. Es gab aber auch einige Szenen, die doch etwas traurig waren. [...] am Schluss ist es dann sehr schön, aber auch sehr traurig." (A03, 27w)
>
> „Also, ich habe mich deswegen nicht so gut unterhalten gefühlt, weil ich natürlich ständig an unsere familiäre Situation erinnert wurde." (A06, 55m)

5 Fazit und Ausblick

Unsere explorative Studie gibt einen Einblick in die Potenziale von E-E aus Sicht von Angehörigen. Im Fokus der qualitativen Studie zum Film *Honig im Kopf* stand die Frage, wie emotionale Betroffenheit und ausgeprägtes Themen-Involvement Wahrnehmung und Bewertung der Alzheimer-Komödie beeinflussen. Es stellte sich v.a. die grundlegende Frage, ob aufgrund der eigenen Erfahrungen sowie des bereits bestehenden Wissens, überhaupt positive Effekte der Rezeption eines E-E-Angebotes erzielt werden können. Vor diesem Hintergrund wurde angenommen, dass die Mechanismen der intensiven Rezeption sowie der Transportation verändert werden und damit die Wirkung beeinflusst wird. Diesbezüglich konnte die Studie zeigen, dass der Film *Honig im Kopf* ein gutes Beispiel für ein massenkompatibles E-E-Format ist. Für die spezielle Zielgruppe der Angehörigen stellen dabei die Realitätsnähe der Darstellung und das eigene Identifikationspotenzial aufgrund von vergleichbaren Erfahrungen ein bedeutsames Kriterium für das Gefallen und damit die Wirkung des Filmes dar. Realitätsnähe sowie Authentizität der Darstellung der Alzheimer-Erkrankung erwiesen sich als zentrale Herausforderung für das Zustandekommen eines Unterhaltungsempfindens. Prinzipiell scheint eine realitätsnahe Beschreibung der Erkrankung, ihrer Symptome und der Lebensumstände erwünscht oder sogar gefordert zu sein. Allerdings geht damit auch die Gefahr einher, dass die Inszenierung als emotional belastend wahrgenommen wird. Abweichungen von eigenen Erfahrungen mit der Erkrankung werden innerhalb bestimmter Grenzen toleriert. Diese Grenzen bemessen sich vor allem an Genrekonventionen. Im Falle von *Honig im Kopf* heißt dies, dass sich die Angehörigen durchaus bewusst sind, dass sich eine Komödie gerade der Überzeichnung bestimmter Situationen bedient, um diese unterhaltsam erscheinen zu lassen. Dennoch ist speziell mit diesem Format eine moralische Frage zur Vereinbarkeit von Humor und ernsten Themen wie Erkrankungen verbunden, die zu sehr ambivalenten Einschätzungen führt. Zusammenfassend zeigt die Studie, dass E-E-Angebote auch bei einem hochinvolvierten und betroffenen Personenkreis wie Angehörigen positive Effekte erzielen können. Dabei handelt es sich in diesem Fall vor allem um Denkanstöße und eine Reflexion des eigenen Verhaltens.

Diese Erkenntnisse sind vor dem Hintergrund zu bewerten, dass es sich bei der vorliegenden Studie aufgrund der Größe des Samples nur um einen ersten Einblick handeln kann. Aufgrund von Problemen im Zuge der Rekrutierung, die vorwiegend durch den Zeitpunkt der Erhebung zwischen Kinoaufführungsende und DVD-Veröffentlichung entstanden sind, konnten nur sehr wenige Interviews durchgeführt werden. In Kombination mit einer sehr subjektiven Wahrnehmung der Komödie und einer großen Bandbreite unterschiedlicher Bewertungen ist davon auszugehen, dass bestimmte Zusammenhänge und Beweggründe noch nicht eindeutig und umfassend exploriert werden konnten. Dies bezieht sich vor allem auf das Unterhaltungsempfinden, verhaltensbezogene Effekte der Rezeption sowie die generelle Vereinbarkeit der Vermittlung einer krankheitsbezogenen Botschaft mit einer humoristischen Aufbereitung.

Auf dieser Basis sollte in Zukunft die Wirkung von E-E-Angeboten für Angehörige oder Betroffene eine höhere Berücksichtigung in der Forschung finden. Zudem sollte die Frage untersucht werden, welche Chancen und Herausforderungen eine humorvolle Darstellung von krankheitsbezogenen E-E-Botschaften mit sich bringt. Es sollte somit eine tiefergehende Auseinandersetzung damit stattfinden, ob und wie sich Humor und ernste krankheitsbezogene Themen vereinbaren lassen. Zudem muss gefragt werden, welche konkreten Anforderungen an humorvolle E-E-Angebote (wie Sitcoms, Komödien) zu stellen sind, damit die Botschaft erfolgreich vermittelt wird. Wenn diese Fragestellungen fundiert beantwortet werden, ergeben sich Chancen für die Gesundheitskommunikation auf inhaltlicher Ebene. Darüber hinaus könnten neue Vermittlungswege erschlossen und weitere Zielgruppen angesprochen werden.

Literaturverzeichnis

FBW Deutsche Film- und Medienbewertung. (2015). *Honig im Kopf.* Abgerufen von www.fbw-filmbewertung.com/film/honig_im_kopf (11.04.2016).

InsideKino.com. (2015). *Top 100 Deutschland 2014.* Abgerufen von www.insidekino.com/DJahr/D2014.htm (11.04.2016).

Lampert, C. (2003). Gesundheitsförderung durch Unterhaltung? Zum Potenzial des Entertainment Education-Ansatzes für die Förderung des Gesundheitsbewusstseins. *Medien & Kommunikationswissenschaft, 51*(3), 461–477.

Lampert, C. (2011). Den Bock zum Gärtner machen?! Möglichkeiten und Grenzen der Gesundheitskommunikation durch Medien. *merz Wissenschaft, Themenheft „Medien und Gesundheitsförderung", 55*(6), 58–69.

Mayring, P. (2003). *Qualitative Sozialforschung* (5. Aufl.). Weinheim: Beltz.

Moyer-Gusé, E. (2008). Toward a Theory of Entertainment Persuasion: Explaining the Persuasive Effects of Entertainment-Education Messages. *Communication Theory, 18*(3), 407–425.

Moyer-Gusé, E., Jain, P. & Chung, A.H. (2012). Reinforcement or Reactance? Examining the Effect of an Explicit Persuasive Appeal Following an Entertainment-Education Narrative. *Journal of Communication, 62*(6), 1010–1027.

Schlütz, D. (2016). *Quality-TV als Unterhaltungsphänomen: Entwicklung, Charakteristika, Nutzung und Rezeption von Fernsehserien wie The Sopranos, The Wire oder Breaking Bad.* Wiesbaden: Springer.

Singhal, A. & Rogers, E. M. (1999). *Entertainment Education – A Communication Strategy for Social Change.* Mahwah, NJ: Lawrence Erlbaum Associates.

Slater, M. D. & Rouner, D. (2002). Entertainment-Education and Elaboration Likelihood. Understanding the Processing of Narrative Persuasion. *Communication Theory, 12*(2), 173–191.

Helmut Scherer, Elena Link, Eva Baumann, Katharina Emde-Lachmund & Christoph Klimmt

Kommunikation in Krisenzeiten: Neue Perspektiven auf die Interaktion von Risikowahrnehmung und Gesundheitsinformationsverhalten am Beispiel der Ebola-Epidemie

1 Einleitung

Die Konfrontation mit Krankheiten hat das Potenzial, uns in unseren Grundfesten zu erschüttern. Gewissheiten werden infrage gestellt, Risiken rücken neu oder stärker ins Bewusstsein. Dinge, um die man sich eigentlich nie gekümmert hat, bekommen auf einmal Relevanz. Vielen dieser gesundheitsbezogenen Anforderungen gegenüber fühlt man sich hilflos. Es wird zu einer zentralen kognitiven Herausforderung, sich in dieser Situation neu zu orientieren, wieder Sicherheit zu gewinnen und Vertrauen in die eigenen Weltbilder aufzubauen. Dies kann aber mitunter schwierig sein, denn selbst die Versuche, Orientierung zu finden, können neue Herausforderungen schaffen. Für die Kommunikationswissenschaft sowie speziell die Gesundheitskommunikation sind diese Phänomene in mehrfacher Hinsicht bedeutsam. Zum einen kann die Konfrontation mit einer Krankheit auf medialem Weg erfolgen. Durch die Medien erfahren wir von Krankheitsrisiken, Symptomen oder Epidemien. Diese können, müssen aber nicht in jedem Fall zu einer Beunruhigung führen. Auf der anderen Seite sind die Medien gefordert, wenn es um Orientierung geht. Ganz selbstverständlich suchen wir in den Medien nach Informationen, die uns in den als unsicher empfundenen Situationen erhöhter Risikowahrnehmung oder Betroffenheit bei einer Neuorientierung helfen sollen. Ob uns dies aber gelingt, ist mitunter fraglich. Manches Mal werden die Medien mehr Fragen aufwerfen als Antworten geben. Dieses mögliche Wechselspiel wollen wir anhand der Ebola-Epidemie 2013 bis 2015 untersuchen.

Das Ebolafieber brach Ende Dezember 2013 in Guinea, Westafrika, aus. Bis Januar 2015 waren insgesamt 21.296 von Ebola Betroffene und 8.429 Todesfälle registriert (WHO, 21.01.2015). Es handelte sich letztlich um einen regionalen Seuchenausbruch, der zwar dramatische Folgen für die westafrikanische Gesellschaft, aber kein pandemisches Ausmaß angenommen hat (Zylka-Menhorn, 2014). Dennoch kam es auch in jenen Staaten, in denen keine akute Gefahr der Einschleppung und Weiterverbreitung des Virus bestand (RKI, 02.07.2015), zu einem ‚*Kommunikationschaos*', in dem mitunter apokalyptische Vorhersagen öffentlicher Stellen (Ratzan & Moritsugu, 2014) und ein Angst, Unsicherheit und Panik inszenierender medialer Seuchendiskurs (Radeiski, 2015) zeitweise zu einer regelrechten ‚*Ebola-Hysterie*' verschmolzen.

Diese Ebola-Hysterie eignet sich in besonderer Weise für unsere Untersuchung des oben beschriebenen Wechselspiels, da Ebola aus europäischer Sicht eine ausschließlich medienvermittelte Krankheit darstellt, von der die überwiegende Anzahl der Menschen nur über die Medien erfahren haben. Dies schließt aber offenkundig nicht aus, dass der Ausbruch der Krankheit zur Besorgnis in Deutschland führte.

2 Theoretischer Hintergrund

Wir wollen in dem vorliegenden Beitrag analysieren, wie Menschen mit den Herausforderungen umgehen, welche die mediale Konfrontation mit einer epidemisch verlaufenden Krankheit mit sich bringt. Dazu können wir auf einen in der Gesundheitskommunikationsforschung gut etablierten Ansatz zurückgreifen: den Sense-Making-Approach. In diesem Ansatz wird von einem menschlichen Bedürfnis nach einem kohärenten Umweltbild ausgegangen (Dervin, Jacobson & Nilan, 1982). Dieses muss aber vom Menschen durch subjektive Sinnzuschreibung erst konstruiert werden. Dabei ist die Umwelt nicht statisch, sondern sie verändert sich, wodurch immer wieder Lücken (‚*gaps*') in den bestehenden Weltbildern entstehen. Diese Lücken zu überbrücken, ist das Ziel von Informationssuche (Dervin, Nilan & Jacobson, 1982). Dies lässt sich im Sinne von Schütz und Luckmann (1975) oder Berger und Luckmann (1980) so interpretieren, dass Handlungen für den Handelnden immer dann problematisch sind, wenn es sich nicht um Routineangelegenheiten handelt. Das Alltagswissen reicht in solchen Situationen nicht aus und somit entsteht ein Informationsbedarf. Informationssuche dient also dazu, die eigene Situation so weit zu definieren, dass das Individuum in dieser Situation handlungsfähig wird (Goffman, 1970). Das Informationsbedürfnis bzw. die daraus resultierende Informationssuche kann also nur aus der subjektiven Sicht der Betroffenen verstanden werden. Dervin et al. (1980) beschreiben im Zuge einer empirischen Studie das Informationsverhalten von Patienten und verdeutlichen dabei, dass deren Verständnis der eigenen Situation zentral für ihr Verhalten ist. Unterschiedliche Vorstellungen von der eigenen Situation führen somit auch zu einer unterschiedlichen Informationssuche.

Vor diesem Hintergrund ist zu fragen, welche Aspekte der Wahrnehmung der eigenen Situation im Kontext von Gesundheitsfragen in besonderer Weise Informationsbedürfnisse stimulieren können. Betrachtet man die verschiedenen Modelle, die sich mit dem gesundheitsbezogenen Informationsverhalten befassen, dann scheint es vor allem die wahrgenomme Bedrohung oder das wahrgenommene individuelle Risiko zu sein, das eine zentrale Rolle spielt (vgl. zum Überblick Baumann & Hastall, 2014). Dies gilt etwa für das Risk Information Seeking and Processing Model (Griffin, Dunwoody & Neuwirth, 1999). In einer darauf bezogenen empirischen Studie können Griffin et al. (2004) zeigen, dass das wahrgenommene Risiko und die wahrgenommene Ernsthaftigkeit der Bedrohung das Gefühl der Besorgnis deutlich beeinflussen und dieses wiederum ein Gefühl unzureichender Informiertheit auslöst. Auch im darauf aufbauenden Risk Perception Attitude Framework (Rimal & Real, 2001) oder im Comprehension Model of Information Seeking (Johnson & Meischke, 1993), die sich beide konkret der Informationssuche widmen, spielen die Risikowahrnehmung bzw. das wahrgenommene Bedrohungspotenzial eine Schlüsselrolle für die aktive Informationssuche. Wir können also an dieser Stelle festhalten, dass wir von einem gesteigerten Informationsbedürfnis ausgehen müssen, wenn die Situation als bedrohlich angesehen wird. Für unseren Fall heißt dies, dass wir bei den Personen eine starke Informationsmotivation vermuten, die für sich oder ihr direktes soziales Umfeld eine Bedrohung durch Ebola sehen.

Die theoretischen Ansätze, die das Gesundheitsinformationsverhalten integrieren (Johnson & Case, 2012), behandeln dieses in linearen Kommunikationsmodellen als abhängige Variable persönlicher und motivationaler Faktoren und interpretieren die Informationssuche und -verarbeitung in ihrem Einfluss auf das Gesundheitsverhalten (Baumann & Hastall, 2014). Damit wird die Informationssuche gewissermaßen als abgeschlossener Prozess modelliert, was durchaus als problematisch zu sehen ist. Man kann nicht zwingend davon ausgehen, dass als Ergebnis der Informationssuche die Probleme der Informationssuchenden gelöst und ihre Fragen beantwortet sind oder dass sie hinreichende Informationen bekommen haben, um mit ihrer wahrgenommen Bedrohungssituation umzugehen und in der Folge ihre Unsicherheit beseitigt ist. Im Gegenteil: Möglicherweise wird das subjektive Bedrohungsempfinden durch die gefundenen Informationen sogar verstärkt oder es werden – wie oben bereits angedeutet – durch die Informationssuche selbst neue Wahrnehmungen einer Bedrohung generiert. So kann es passieren, dass in der Apotheken-Umschau von einer neuen, vielversprechenden Therapie zu lesen ist, eine Webseite, auf der evidenzbasierte Gesundheitsinformationen bereitgestellt werden, jedoch nahelegt, dass diese Therapie wahlweise als wirkungslos oder vielleicht sogar als gefährlich zu bewerten ist. Ebenso könnte in der Tagesschau berichtet werden, dass für Deutschland keine Gefahr in Bezug auf Ebola besteht, während in anderen Medien womöglich Horrorszenarien zu lesen sind, was geschehen würde, wenn Ebola nach Deutschland käme.

Kurz zusammengefasst: Die Konfrontation mit Informationen und insbesondere die durch Besorgnis ausgelöste gezielte Informationssuche kann die Besorgnis auch verstärken bzw. neue Ängste auslösen. Dies ist unabhängig von der Nützlichkeit der Informationen, denn auch wenn wertvolle Informationen über sinnvolle Vorsorgemaßnahmen gefunden werden, kann dies wiederum neue Fragen aufwerfen und Informationsbedürfnisse wecken. Etwas allgemeiner kann man formulieren, dass durch die Informationssuche neue Unsicherheiten entstehen können. Diese neuen Unsicherheiten können nun wiederum beim Mediennutzer einen Informationsbedarf auslösen. In der Terminologie von Dervin, Nilan und Jacobson (1982) bedeutet dies, dass sich durch die Mediennutzung das Realitätsbild des Nutzers verschiebt, so dass eine neue Informationslücke (‚*gap*') entsteht, die wiederum durch Informationssuche zu überbrücken ist. Damit haben medieninduzierte Vorstellungen einen Einfluss auf die Mediennutzung. Die durch die Medien vermittelte Vorstellung von der eigenen Situation ist somit sowohl Folge als auch Ursache von Mediennutzung.

Auf Basis dieser Überlegungen hat Scherer (1997) ein handlungstheoretisches Rezeptions- und Wirkungsmodell entwickelt (Abbildung 1). Dabei steht ein Akteur vor der Herausforderung, in Bezug auf eine bestimmte Situation handeln zu müssen. Dazu muss er zunächst eine angemessene Vorstellung von der Situation gewinnen. Dies ist als Informationsbedarf zu verstehen, der zur Mediennutzung führt. Durch diese Mediennutzung wiederum kann sich eine veränderte Vorstellung von der Handlungssituation ergeben, was wiederum einen Informationsbedarf auslöst usw.. Ähnliche Vorstellungen finden wir im *Reinforcing Spirals Model* von Slater (2007).

Abbildung 1: Das handlungstheoretische Rezeptions- und Wirkungsmodell nach Scherer (1997)

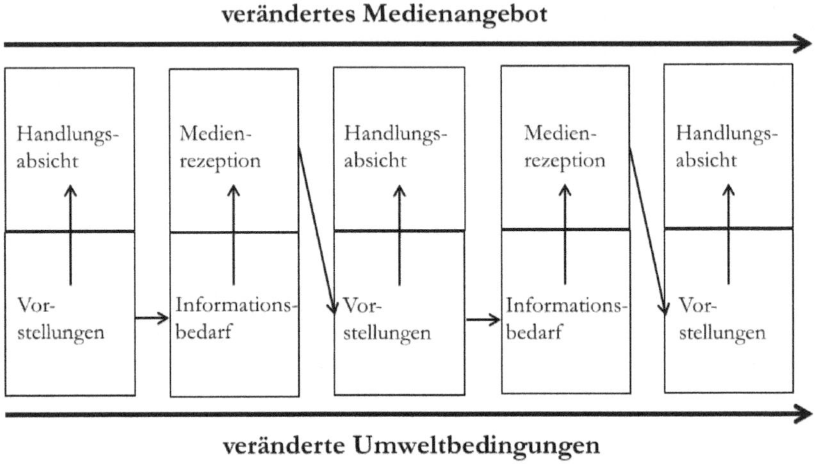

Quelle: Scherer, 1997, S. 354.

Für ein angemessenes Verständnis des Gesundheitsinformationsverhaltens halten wir daher einen prozessorientierten empirischen Zugang für erforderlich, der das Medienhandeln in Abhängigkeit spezifischer Individuum-Situations-Konstellationen versteht (vgl. Baumann, 2009, S. 392). Diese Zielsetzung verlangt zum einen eine Analyse der jeweils spezifischen Formen des Zusammenwirkens einzelner Dimensionen der Situationswahrnehmung einerseits und des Informationsverhaltens andererseits. Dabei resultiert die Risikowahrnehmung aus dem Produkt der wahrgenommenen Eintrittswahrscheinlichkeit (Vulnerabilität) und der Bedeutsamkeit (Schweregrad) der Bedrohung (Hammelstein, 2006). Hinter dem Informationsverhalten verbergen sich neben der aktiven Suche auch die Informationsvermeidung, -empfänglichkeit, -toleranz, und -ignoranz (Atkin, 1973) und damit analytisch voneinander abzugrenzende Phänomene. Zudem gilt es, die Veränderung des Zusammenhangs von Situationswahrnehmung und Informationsverhalten in seiner Dynamik im Krisenverlauf zu beschreiben.

3 Methode

Um diese differenziellen Wirkmechanismen empirisch aufzuspüren, wurde zwischen Oktober 2014 und Februar 2015 eine Panelstudie realisiert. Über persönliche Netzwerke Studierender und einem darauf basierenden Schneeballverfahren wurden 383 Befragte rekrutiert, von denen 187 Probanden (44% männlich) im Alter zwischen 15 und 80 Jahren (M = 42,6; SA = 17,8), an allen fünf Wellen der schriftlichen standardisierten Befragung teilnahmen. Die auf die Ebola-Epidemie bezogene situative Risikowahrnehmung wurde anhand von 16 Indikatoren, das Informations- und Kommunikationsverhalten über sieben Fragen mit fünfer-Likert-Skalen operationalisiert (in Anlehnung an Bults et al., 2011, Freimuth, Musa, Hilyard, Crouse Quinn & Kim, 2009).

Tabelle 1: Faktor ‚Aktive Informationssuche und interpersonale Kommunikation'

Item	Faktorladung
Ich habe in der vergangenen Woche gezielt im Internet nach aktuellen Informationen über Ebola gesucht.	.807
Ich habe mich in der vergangenen Woche häufig mit Angehörigen oder Freunden über Ebola unterhalten.	.793
Ich habe die Medienberichte über Ebola in der vergangenen Woche intensiv verfolgt.	.708

Anmerkungen: n = 187 * 5 = 935; Hauptkomponentenmatrix mit Varimax-Rotation; erklärte Varianz = 27%.

In einem ersten Schritt wurden die Befragungsdaten so angeordnet, dass die Ergebnisse jeder einzelnen Panelbefragung als unabhängige Fälle dargestellt wurden. Pro Person ergaben sich dann nicht mehr ein Fall, mit den Messdaten aus allen Wellen, sondern jeweils fünf Fälle, die immer nur die Messdaten aus einer Welle enthielten. Dies machte es möglich, Faktorenanalysen über alle fünf Panelwellen durchzuführen. Mittels zweier explorativer Faktorenanalysen, bei der die Befragungen aus allen fünf Wellen als jeweils unabhängige Fälle einbezogen wurden (n = 935), wurden die Dimensionen der beiden Konstrukte identifiziert. Zur weiteren Analyse wurden jeweils die Faktoren mit dem höchsten Varianzanteil herangezogen. Für das Informationsverhalten kristallisierte sich in der erster Faktorenanalyse ein Faktor heraus[1], der inhaltlich durch die aktive

1 Die anderen beiden extrahierten Faktoren ‚Informationsvermeidung' (21,7% Varianzaufklärung) und ‚aktueller Wissenstand' (20,5% Varianzerklärung) werden für die weitere Auswertung nicht berücksichtig.

Informationssuche und interpersonale Kommunikation (‚*Information*'; 26,7% Varianzerklärung) repräsentiert wird (Tabelle 1).

Bezogen auf die Risikowahrnehmung wurde eine zweite Faktorenanalyse durchgeführt, aus der die beiden gleichermaßen erklärungsstarken Faktoren ‚*Wahrscheinlichkeit einer Betroffenheit*' und ‚*Besorgnis*' ausgewählt (beide 18,4% Varianzerklärung) wurden[2]. Diese haben zugleich eine konzeptuelle Nähe zu den beiden zentralen Dimensionen der Risikowahrnehmung – Vulnerabilität und Schweregrad (Tabelle 2).

Tabelle 2: Faktoren ‚Wahrscheinlichkeit einer Betroffenheit' (Faktor 1) und ‚Besorgnis' (Faktor 2)

Item	**Faktorladung Faktor 1**	**Faktorladung Faktor 2**
Ich halte es für durchaus möglich, dass ich mich selbst in der Zukunft mit Ebola anstecken könnte.	.867	
Ich halte es für durchaus möglich, dass sich Menschen aus meinem persönlichen Umfeld mit Ebola anstecken könnten.	.853	
Ich halte es für wahrscheinlich, dass auch wir in Deutschland von Ebola betroffen sein werden.	.793	
Ich halte es für wahrscheinlich, dass sich Ebola auch in Europa ausbreiten wird.	.707	
Ich bin sehr besorgt, wenn ich an Ebola denke.		.837
Meine Familie und Freunde erlebe ich in diesen Tagen als sehr besorgt wegen Ebola.		.802
Ich fürchte mich vor der Ebola-Epidemie.		.768
Ich habe in der letzten Woche häufig über die Ebola-Epidemie nachgedacht.		.720

Anmerkungen: n = 935; Hauptkomponentenmatrix mit Varimax-Rotation; erklärte Varianz ‚*Wahrscheinlichkeit der Betroffenheit*' = 18%; erklärte Varianz ‚*Besorgnis*' = 18%.

Nachdem die Daten wieder als Paneldaten strukturiert waren, konnten beide Aspekte der Risikowahrnehmung jeweils einer Kreuzkorrelationsanalyse mit dem Informationsverhalten (CLPC für cross-lagged-panel-correlation) unterzogen werden.

> „Bei der CLPC werden die zeitverzögerten Korrelationen der Variablen miteinander verglichen. Es wird also untersucht, ob die Beziehung zwischen Variable X zum Zeitpunkt t und Variable Y zum Zeitpunkt t+1 größer ist als die Beziehung zwischen Y(t) und X(t+1). Wenn gilt, dass X(t)Y(t+1) > Y(t)X(t+1), dann wird X als die verursachende Variable angesehen. Für diesen Vergleich werden aller-

2 Insgesamt wurden fünf Faktoren extrahiert. Die drei weiteren Faktoren (‚Hohe behördliche Kontrollkompetenz' (13,7% Varianzerklärung), ‚Machtlosigkeit' (9,8% Varianzerklärung) und ‚Übertriebene Darstellung' (8,7% Varianzerklärung) wurden nicht weiter berücksichtigt.

dings nicht die einfachen Korrelationen verwendet. Wir müssen davon ausgehen, dass die Variablen eine gewisse Stabilität über die Zeit haben. Dies drückt sich in der Autokorrelation der Variablen aus X(t)X(t+1). Gleichzeitig müssen wir bei Variablen, die kausal verknüpft sind, auch davon ausgehen, dass ein gewisses Maß an stationärer Korrelation gegeben ist. Dies beeinflusst den Wert der zeitverzögerten Korrelationen. So ergibt sich z.B. die zeitverzögerte Korrelation X(t)Y(t+1) teilweise als Produkt von Autokorrelation Y(t)Y(t+1) und stationärer Korrelation X(t)Y(t+1). Dieser Effekt ist zu kontrollieren, da er ja auf anderen, dem Messzeitraum vorausgegangenen Kausalprozessen beruht. Am einfachsten geschieht diese Kontrolle durch die Verwendung von partialisierten Korrelationskoeffizienten (...). Dabei wird bei der Korrelation X(t)Y(t+1) der Einfluss von Y(t) kontrolliert und bei Y(t)X(t+1) der Einfluss von X(t).“ (Scherer, 2004, S. 181)

4 Ergebnisse

Für alle drei untersuchten Faktoren gilt, dass ihre Intensität über den Zeitverlauf gesunken ist (Abbildung 2). Dies deutet auf eine sinkende Risikowahrnehmung und Aufmerksamkeit gegenüber Ebola in Deutschland hin. Hinsichtlich der Interaktion des Informationsverhaltens mit den beiden Faktoren der Risikowahrnehmung verweisen die um die Autokorrelationen bereinigten Kreuzkorrelationskoeffizienten (Abbildung 3) auf verschiedene Formen einer gegenseitigen Beeinflussung.

Abbildung 2: Entwicklung der Risikowahrnehmung und des Informationsverhaltens im Zeitverlauf

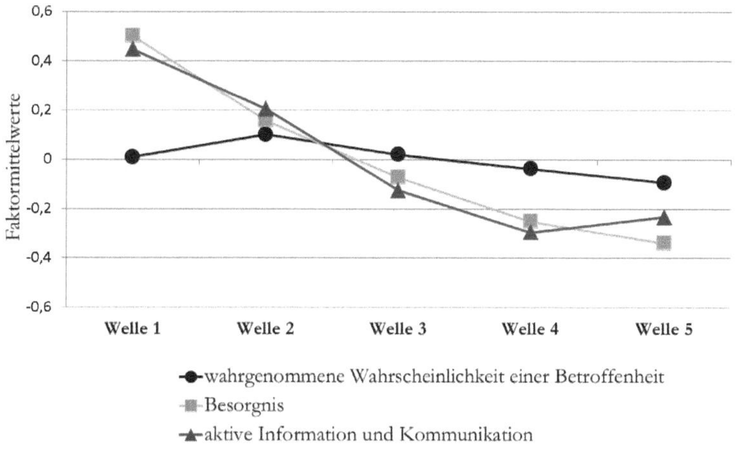

Abbildung 3: Zusammenhang von Risikowahrnehmung (Wahrscheinlichkeit und Besorgnis) und Informationsverhalten

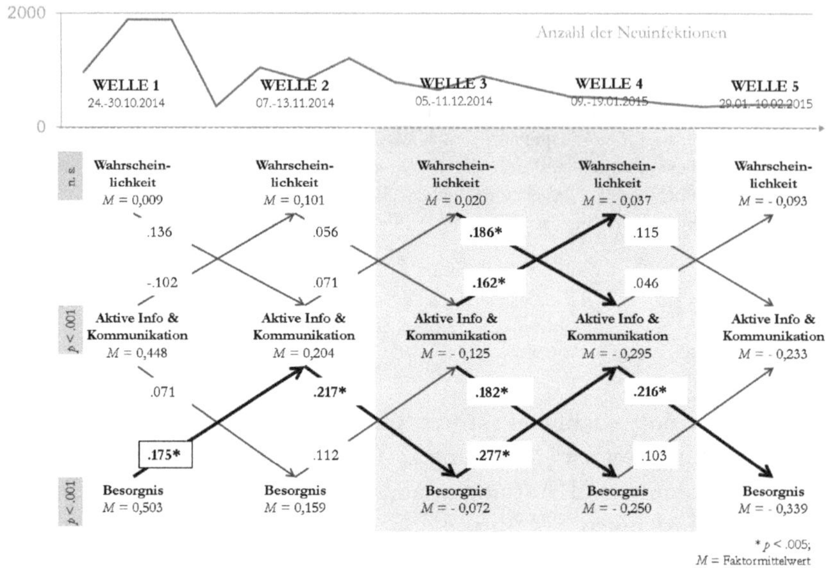

Die Wahrnehmung einer möglichen Betroffenheit von Ebola und das Informationsverhalten stehen ausschließlich zwischen der 3. und 4. Welle in Beziehung. Der Zusammenhang ist wechselseitig: Die Wahrnehmung der Betroffenheit von Ebola wird durch das Informationsverhalten beeinflusst, aber umgekehrt auch das Informationsverhalten durch die Wahrnehmung der Betroffenheit. Dieses Muster zeigt sich auch für den Zusammenhang von Besorgnis und Informationsverhalten und gilt in diesem Fall für nahezu den gesamten Untersuchungszeitraum. Eine sinkende Besorgnis führt in der Folge zu einer geringeren Informationsaktivität, die wiederum eine nachlassende Besorgnis zur Folge hat, welche ihrerseits auf das Informationsverhalten rückwirkt.

5 Diskussion

Die Besorgnis und das Informationsverhalten zeigen im Laufe der Untersuchung eine deutliche Abwärtstendenz. Es scheint, als wäre der Zeitpunkt der Erhebung zu spät gewesen, um mögliche durch eine zunehmende Risikowahrnehmung induzierte Wechselwirkungen analysieren zu können. Offensichtlich hat sich die Besorgnis sehr schnell aufgebaut, schneller als wir unser Panel aufbauen konnten. Die zeitpunktspezifische wechselseitige Abschwächung beider Dimensionen der Risikowahrnehmung und des Informationsverhaltens zwischen Welle 3 und 4 lässt sich dadurch erklären, dass zum Jahresende immer mehr Regionen für Ebola-frei erklärt wurden – es bestand damit eine geringere Notwendigkeit zu erhöhter Alarmbereitschaft und Aufmerksamkeit.

Dennoch zeigen sich auch für den Untersuchungszeitraum die vermuteten Zusammenhänge. Die im Zeitverlauf stabile Kausalkette von Besorgnis und Informationsverhalten deutet auf eine mit den theoretischen Annahmen konforme Wechselwirkung von Situationswahrnehmung und Informationsverhalten hin. Die von Scherer (1997) und Slater (2007) vermuteten Wechselwirkungen zwischen Informationseffekten und Informationsmotiven ließen sich in unserer Studie wiederfinden. Die Zusammenhänge lassen sich im vorliegenden Fall als eine ‚*Beruhigungsspirale*' interpretieren. Wenn die Besorgnis sinkt, dann sinkt in Folge auch die Intensität der Informationssuche. Dies führt wiederum zu einer sinkenden Besorgnis. Dass wir diesen Zusammenhang für die Besorgnis über Ebola, nicht jedoch für die wahrgenommene Wahrscheinlichkeit einer Betroffenheit finden, ist insofern plausibel, da zu keinem Zeitpunkt im Untersuchungszeitraum eine echte Bedrohung in Deutschland gegeben war und somit keine Notwendigkeit zur Reaktion durch Informationssuche bestand. Somit hat sich sowohl die das Konstrukt differenzierende, als auch die prozessorientierte Sicht auf das Informationsverhalten im Kontext von Ebola als fruchtbar erwiesen. Weitere Forschung sollte zeigen, ob dieses Muster auch in ‚*Aktivierungsspiralen*' zu finden ist.

Natürlich unterliegt unser Vorgehen gewissen methodischen Limitationen. Die Stichprobe ist nicht repräsentativ, was die Verallgemeinerungsfähigkeit der Ergebnisse einschränkt. Der Zeitpunkt der Erhebung war – wie oben beschrieben – unglücklich gewählt. Wir konnten nur noch den Abbau und nicht den Aufbau der Besorgnis erfassen. Möglicherweise würden sich für die frühere Phase andere Zusammenhänge ergeben.

Literaturverzeichnis

Anker, A. E., Reinhart, A. M. & Feeley, T. H. (2011). Health Information Seeking: A Review of Measures and Methods. *Methodology in Health Communication Research, 82*(3), 346–354.

Atkin, C. K. (1973). Instrumental Utilities and Information Seeking. In: P. Clarke (Hrsg.), *New Models for Communication Research* (S. 205–242). Beverly Hills/London: Sage Publications.

Baumann, E. (2009). *Die Symptomatik des Medienhandelns. Zur Rolle der Medien im Kontext der Entstehung, des Verlaufs und der Bewältigung eines gestörten Essverhaltens.* Köln: von Halem.

Baumann, E. & Hastall, M. R. (2014). Nutzung von Gesundheitsinformationen. In: K. Hurrelmann & E. Baumann (Hrsg.), *Handbuch Gesundheitskommunikation* (S. 451–466). Bern: Verlag Hans Huber.

Berger, P.L. & Luckmann, T. (1980). *Die gesellschaftliche Konstruktion der Wirklichkeit. Eine Theorie der Wissenssoziologie.* Frankfurt a.M.: Fischer Taschenbuch Verlag.

Bults, M., Beaujean, D. J., Zwart, O., Kok, G., Empelen, P., Steenbergen, J. E., Richardus, J. H. & Voeten, H. A. (2011). Perceived Risk, Anxiety, and Behavioral Responses of the General Public during the Early Phase of the Influenza A (H1N1) Pandemic in the Netherlands: Results of Three Consecutive Online Surveys. *BMC Public Health, 11*(1), 1.

Dervin B., Jacobson, T. L. & Nilan, M.S. (1982). Measuring Aspects of Information Seeking: A Test of a Quantitative/Qualitative Methodology. In: M. Burgoon (Hrsg.), *Communication Yearbook 6* (S. 419–444). Beverly Hills u.a.: Sage.

Dervin B., Nilan, M.S. & Jacobson, T.L. (1982). Improving Predictions of Information Use: A Comparison of Predictor Types in a Health Communication Setting. In: M. Burgoon (Hrsg.), *Communication Yearbook 5* (S. 807–830). New Brunswick/London: Routledge.

Dervin, B., Harlock, S., Atwood, R. & Garzona, C. (1980). The Human Side of Communication: An Exploration in a Health Communication Context. In: D. Nimmo (Hrsg.), *Communication Yearbook 4* (S. 591–608). New Brunswick/London: Routledge.

Freimuth, V., Musa, D., Hilyard, K., Crouse Quinn, S., & Kim, L. (2014). Trusting During the Early Stages of the 2009 H1N1 Pandemic. *Journal of Health Communication: International Perspectives, 19*(3), 321–339.

Gesser-Edelsburg, A., Shir-Raz, Y., Hayek, S. & Sassoni-Bar Lev, O. (2015). What does the Public Know about Ebola? The Public's Risk Perceptions Regarding the Current Ebola Outbreak in an as-yet Unaffected Country. *American Journal of Infection Control, 43* (7), 669–675.

Griffin, R. J., Dunwoody, S. & Neuwirth, K. (1999). Proposed Model of the Relationship of Risk Information Seeking and Processing to the Development of Preventive Behaviors. *Environmental Research, 80*, 230–245.

Griffin R.J., Neuwirth, K., Dunwoody, S. and Giese, J. (2004). Information Sufficiency and Risk Communication. *Media Psychology* (6), 23–61.

Goffman, E. (1970). Expression Games: An Analysis of Doubts at Play. In: E. Goffman, Erving: *Strategic Interaction (*S. 1–81). Oxford: Blackwell.

Hammelstein, P., Pohl, J., Reimann, S. & Roth, M. (2006). Persönlichkeitsmerkmale. In: B. Renneberg & P. Hammelstein (Hrsg.), *Gesundheitspsychologie* (S. 61–105). Heidelberg: Springer Medizin.

Johnson, J. D. & Case, D. O. (2013). *Health Information Seeking.* New York: Peter Lang.

Johnson, J. D. & Meischke, H. (1993). A Comprehensive Model of Cancer-Related Information Seeking Applied to Magazines. *Human Communication Research, 19*, 343–367.

Radeiski, B. (2015). Das Ebolafieber in den Medien. Zu Struktur und Stabilität von medialen Seuchendiskursen. *Aus Politik und Zeitgeschichte, 65* (20–21), 32–38.

Ratzan, S. C. & Moritsugu, K. P. (2014). Ebola Crisis-Communication Chaos We Can Avoid. *Journal of Health Communication, 19* (11), 1213-1215.

Rimal, R. N. & Real, K. (2003). Perceived Risk and Efficacy Beliefs as Motivators of Change. *Human Communication Research, 29,* 370–399.

RKI [Robert Koch-Institut] (2015, 2. Juli). *Informationen zu Ebolafieber in Westafrika, zur Situation in Deutschland und in anderen Ländern.* Abgerufen von http://www.rki.de/DE/Content/InfAZ/E/Ebola/Kurzinformation_Ebola_in_Westafrika.html#doc5046806bodyText4 (06.07.2015).

Scherer, H. (1997). *Medienrealität und Rezipientenhandeln. Zur Entstehung handlungsleitender Vorstellungen.* Wiesbaden: Deutscher Universitäts-Verlag.

Scherer, H. (2004). Schwankender Grund statt festem Boden? Eine Analyse der Auswirkungen der Variabilität von Panelintervallen auf die Ergebnisse von Kausalanalysen im Panel. In W. Wirth, E. Lauf & A. Fahr (Hrsg.), *Forschungslogik und -design in der Kommunikationswissenschaft. Band 1: Einführung, Problematisierungen und Aspekte der Methodenlogik aus kommunikationswissenschaftlicher Perspektive* (S. 179–196). Köln: Herbert von Halem Verlag.

Slater, M. D. (2007). Reinforcing Spirals: The Mutual Influence of Media Selectivity and Media Effects and their Impact on Individual Behavior and Social Identity. *Communication Theory, 17,* 281–303.

Schütz, A. & Luckmann, T. (1975). *Strukturen der Lebenswelt.* Neuwied: Luchterhand.

WHO (2015, 21. Januar). *Ebola Situation Report.* Abgerufen von http://who.int/csr/disease/ebola/situation-reports/en/ (06.07.2015).

Zylka-Menhorn, V. (2014). Infektiöse Irrationalität. *Deutsches Ärzteblatt, 111* (44), A1877.

V.
Gesundheitskommunikation und das Internet

Marko Bachl

Gesundheitsbezogene Internetnutzung in Europa: Second-level Digital Divides?

1 Hintergrund und Forschungsinteresse

Informations- und Kommunikationstechnologien (IKT), insbesondere das Internet, sind für viele Europäer feste Bestandteile des täglichen Lebens. Entsprechend haben sich Onlineangebote auch in Gesundheitsfragen als wichtige Ressourcen etabliert. Die Konsequenzen dieser Entwicklung werden bis heute kontrovers diskutiert (z.B. Kreps & Neuhauser, 2010). Zu den Chancen der Onlinekommunikation im Gesundheitskontext zählen unter anderem die bessere Verfügbarkeit und zielgruppengerechte Aufbereitung von Informationen oder der interaktive Austausch zwischen medizinischen Fachkräften, Patienten, Angehörigen und anderen Interessierten. In dieser optimistischen Sichtweise werden Bürger potenziell zu *empowered eHealth citizens* (Santana et al., 2011, S. 1), die größeren Einfluss auf ihre eigene Gesundheit nehmen und im Umgang mit Gesundheitsproblemen mehr Eigenverantwortung übernehmen können.

Der Ausbau von Onlineangeboten in der Gesundheitskommunikation kann jedoch auch Nachteile mit sich bringen. So warnen Viswanath und Kreuter (2007): „Without careful and systematic research and policy, e-health may work primarily to the advantage of individuals and communities with greater resources and healthcare systems that serve them" (S. 131). Nach dieser pessimistischen Sichtweise nutzt der Ausbau gesundheitsbezogener Informations- und Kommunikationsangebote vor allem denjenigen, die ohnehin schon über einen besseren Zugang zu und größere Kompetenz im Umgang mit gesundheitsrelevanten Informationen verfügen. Personen mit in dieser Hinsicht schlechteren Voraussetzungen laufen dagegen Gefahr, von den ITK-Entwicklungen im Gesundheitsbereich ausgeschlossen zu werden. Als besonders problematisch könnten sich Ungleichheiten in der Nutzung von Onlineangeboten erweisen, die mit Ungleichheiten in anderen gesundheitsrelevanten Bereichen – z.B. Qualität der medizinischen Betreuung oder gesunde Lebensweise – zusammenfallen und diese letztendlich verstärken.

Fragen des ungleichen Profitierens von IKT-Fortschritten werden auch unter dem Stichwort der *Digital Divides* bzw. *Digitalen Spaltungen* diskutiert (z.B. Ball-Rokeach & Jung, 2008). Neben Unterschieden im Zugang zu IKT (*first-level divides*) rücken in der jüngeren Forschung zunehmend Fragen nach unterschiedlichen Nutzungsweisen und Kompetenzen derjenigen in den Fokus, die Zugang zu einer Technologie haben (*second-level divides*, z.B. Hargittai & Hsieh, 2013; van Deursen & van Dijk, 2014). So bestehen innerhalb Europas zwar weiterhin einige Unterschiede im Zugang zum Internet. Mit einem durchschnittlichen Onliner-Anteil von ca. 80% in den Mitgliedsstaaten der Europäischen Union (EU) sind die Unterschiede zwischen den Internetnutzern von ebenso großer Relevanz.[1]

Hier setzt der vorliegende Beitrag an. Ich gehe der Frage nach, ob sich unter den Internetnutzern in der EU systematische Unterschiede bezüglich der Onlinesuche nach gesundheitsbezogenen Informationen zeigen. Dabei werden sowohl die Makro-Ebene (Unterschiede zwischen EU-Staaten) als auch die Mikro-Ebene (Unterschiede zwischen Individuen) untersucht. Das gesundheitsbezogene Online-Informationsverhalten differenziere ich in die Suche nach allgemeinen Informationen zu Gesundheitsthemen und die Suche nach Informationen zu spezifischen Gesundheitsproblemen.

Zwei Argumentationslinien legen nahe, interindividuelle Unterschiede in der Verbreitung gesundheitsbezogener Onlinesuchen zu erwarten. Nach den Überlegungen zu *second-level digital divides* ist die gesundheitsbezogene Informationssuche eine spezialisierte Form der Internetnutzung, die nicht nur den reinen Zugang zum Internet, sondern auch Onlinekompetenz und Vertrautheit mit dem Medium voraussetzt. Entsprechend ist mit den Ergebnissen der Forschung zu Digitalen Spaltungen davon auszugehen, dass jüngere und besser gebildete Individuen mit höherem sozioökonomischen Status, höherer Internet-Affinität und größerem themenspezifischen Wissen wahrscheinlicher einer solchen spezialisierten Onlineaktivität nachgehen (Hargittai & Hsieh, 2013; van Deursen & van Dijk, 2014). Diese Unterschiede konnten in zahlreichen Studien

1 Für eine ausführliche Betrachtung der Relevanz von *first-level* und *second-level divides* siehe Bachl (2016).

zur gesundheitsbezogenen Internetnutzung nachgewiesen werden (vgl. Zschorlich et al., 2015, für eine systematische Überblicksarbeit).

Darüber hinaus sind Frauen bei der gesundheitsbezogenen Onlinesuche aktiver, ähnlich wie bei der Beschäftigung mit Gesundheitsthemen im Allgemeinen (Galdas, Cheater, & Marshall, 2005). Schließlich ist – wenig überraschend – die direkte oder indirekte Betroffenheit von Gesundheitsproblemen ein wichtiger Prädiktor. Dies spiegelt sich auch in der Alterszusammensetzung der Nutzer gesundheitsbezogener Onlinedienste wider. Personen mittleren Alters, die sich häufiger um ihre eigene Gesundheit und die ihrer Kinder und Eltern sorgen, sind hier stärker vertreten als die in anderen Bereichen besonders internetaffinen, aber eben auch meist selbst gesunden und nicht für andere verantwortlichen jüngeren Personen (Zschorlich et al., 2015).

Auch wenn die EU im globalen Maßstab als eine hochentwickelte und homogene Region gilt, so ist doch eine gewisse Varianz in der Verbreitung gesundheitsbezogener Online-Aktivitäten zwischen ihren Mitgliedsstaaten zu erwarten. Unterschiede in der Nutzung können dabei unter anderem durch Unterschiede auf der Angebotsseite begründet sein. Zwar haben sich die staatlichen und wirtschaftlichen Strukturen für IKT-Dienste und -dienstleistungen in den vergangenen Jahrzehnten angeglichen. Es gibt jedoch weiterhin ein Nord/West vs. Süd/Ost Gefälle (Seri, Bianchi, & Matteucci, 2014).

Vergleichende Studien zur gesundheitsbezogenen Internetnutzung in Europa liegen bisher kaum vor. Der Forschungsstand ist geprägt von Befragungen in einzelnen Ländern, wobei ein deutlicher Fokus auf den USA liegt. So zählen Zschorlich und Kollegen (2015, S. 147) in ihrer systematischen Literaturschau 40 Studien aus den USA, aber nur 15 aus einzelnen europäischen Ländern. Lediglich eine Studie zu sieben europäischen Ländern mit Erhebungen in den Jahren 2005 und 2007 ist in größerem Umfang publiziert (Santana et al., 2011). Neben den beschriebenen individuellen Einflussfaktoren wurden in der Studie einige Unterschiede zwischen den Ländern festgestellt. In den nord- und westeuropäischen Ländern (Dänemark, Norwegen, Deutschland) war die Nutzung gesundheitsbezogener Internetangebote weiter verbreitet als im Süden (Griechenland, Portugal). In Anbetracht dieser Lücke im Forschungsstand zielt der vorliegende Beitrag des Weiteren darauf ab, neue Erkenntnisse zu Unterschieden auf der Makro- bzw. Länderebene zu gewinnen und dabei eine größere Anzahl von EU-Staaten zu berücksichtigen.

2 Methode

2.1 Datengrundlage

Die vorliegende Analyse basiert auf dem Flash Eurobarometer 404 (Europäische Kommission, 2015), das im Rahmen des „eHealth Action Plan 2012–2020" der EU erhoben wurde. Der Datensatz und die Dokumentation sind über GESIS öffentlich verfügbar. Die Befragung wurde von TNS Political & Social vom 18. bis zum 20. September 2014 durchgeführt. Die Stichprobe basiert auf einer regional stratifizierten Auswahl zufälliger Telefonnummern (Festnetz- und Mobiltelefone). 25.566 Einwohner der 28 EU-Mitgliedsstaaten (ca. 1.000 Befragte pro Land, außer Luxemburg, Malta und Zypern mit ca. 500 Befragten) nahmen an der Studie teil. Die Daten sind repräsentativ für die ab 15-jährigen EU-Bürger in jedem Land. Grundlage für die folgenden Analysen ist die Teilstichprobe der Internetnutzer (71% der Befragten, n = 18.904).

2.2 Variablen

Gesundheitsbezogene Internetnutzung. Alle Internetnutzer wurden gefragt, ob sie in den letzten 12 Monaten online nach gesundheitsbezogenen Informationen gesucht haben. Befragte, die dies bejahten, spezifizierten die Art der genutzten Informationen in der Folge genauer. Sie gaben an, ob sie 1) allgemeine Informationen zu gesundheitsbezogenen Themen oder zu Möglichkeiten zur Verbesserung des Gesundheitszustands, 2) Informationen zu bestimmten Verletzungen, Krankheiten oder Beschwerden, 3) Informationen nach einem Arztbesuch oder 4) Informationen zu medizinischen Behandlungen oder Verfahren gesucht haben. Die Befragten konnten bis zu zwei Antwortmöglichkeiten auswählen. Um die Darstellung der Befunde zu vereinfachen, wurden die drei letztgenannten Ausprägungen zusammengefasst. 29% der befragten Internetnutzer suchten keine gesundheitsbezogenen Informationen, 19% nur allgemeine Informationen, 32% nur spezifische Informationen zu Gesundheitsproblemen und 20% beide Arten von Informationen.

Prädiktoren der gesundheitsbezogenen Internetnutzung. Folgende soziodemographische Variablen wurden berücksichtigt: Alter, Geschlecht, Bildung (Alter bei Ende der formalen Ausbildung) und Urbanität des Wohnorts. Die selbst eingeschätzte Gesundheit wurde mit der Frage „Wie würden

Sie ihren Gesundheitszustand im Allgemeinen bewerten?“ und vier ordinalen Antwortmöglichkeiten (sehr gut, ziemlich gut, ziemlich schlecht, sehr schlecht) erfasst. Mit denselben Optionen schätzten die Befragten ihr Gesundheitswissen ein („Wie würden Sie Ihre allgemeinen Kenntnisse über gesundheitsbezogene Themen bewerten?“). Die Häufigkeit der privaten Internetnutzung (erfasst auf einer fünfstufigen Ordinalskala) wurde als Indikator für die allgemeine Internet-Affinität herangezogen. Für die Analysen wurden alle Prädiktoren zu zwei- bzw. dreistufigen kategorialen Variablen transformiert. Die verwendeten Ausprägungen werden aus den Ergebnisdarstellungen und der Onlinedokumentation ersichtlich. 869 Fälle mit fehlenden Werten in den Prädiktor-Variablen wurden aus der Analyse ausgeschlossen. Schließlich wurde zudem das Land, in dem die Befragten wohnten, in den Analysen berücksichtigt.

2.3 Datenanalyse

Die bivariaten Vergleiche basieren auf gewichteten Daten. Die Gewichtung korrigiert Verzerrungen der Stichproben innerhalb der Länder hinsichtlich Geschlecht, Alter, geographischer Region und Bevölkerungsdichte (GESIS, 2016). In den multivariaten Modellen wird die Nutzung gesundheitsbezogener Informationen mittels logistischer Mehrebenen-Regressionen vorhergesagt. Dadurch werden Kontexteffekte der Länder, die über die Eigenschaften der Individuen hinausgehen, in der Analyse abgebildet.[2]

3 Ergebnisse

3.1 Digital Divides auf Makro-Ebene

Abbildung 1 zeigt die Anteile der Internetnutzer in den 28 Mitgliedstaaten der EU, die innerhalb der letzten 12 Monate allgemeine Gesundheitsinformationen (linke Grafik) und spezifische Informationen zu Gesundheitsproblemen (rechte Grafik) im Internet gesucht haben. Es lässt sich auf den ersten Blick feststellen, dass beide gesundheitsbezogenen Infor-

2 Alle Schritte der Datenaufbereitung, Analyse und Ergebnisdarstellung sind öffentlich dokumentiert: http://rpubs.com/bachl/lugano_band.

mationssuchen in substantiellen Anteilen der Bevölkerung aller Staaten etabliert sind. Im Durchschnitt aller Staaten suchen 42% der Onliner nach allgemeinen und 51% nach spezifischen Gesundheitsinformationen. Die Suche nach allgemeinen Informationen ist in Griechenland, Kroatien und Ungarn mit je 51% der Internetnutzer etwas stärker verbreitet. Allerdings bewegen sich die meisten Länder in einem überschaubaren Korridor: In 22 der 28 Staaten liegt der Anteil zwischen 35% und 45%.

Abbildung 1: Gesundheitsbezogene Internetnutzung im Ländervergleich

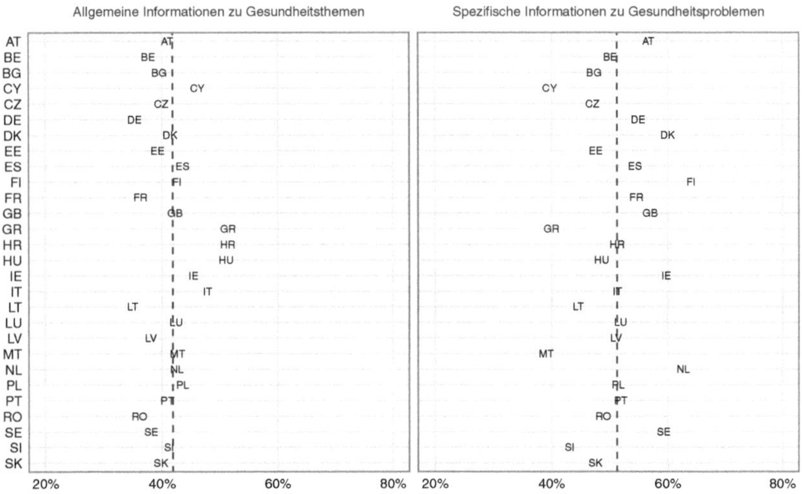

Anmerkungen: Auf der x-Achse ist der Anteil der Internetnutzer in einem Land, die im Internet nach den jeweiligen Informationen suchen, dargestellt. Die gestrichelte vertikale Linie verzeichnet die durchschnittliche Verbreitung über alle Länder hinweg, wobei jedes Land dasselbe Gewicht hat. Basis: Insgesamt n = 18.035, pro Land zwischen n = 279 und n = 870.

Bei der Suche nach spezifischen Informationen weisen Finnland (64%), die Niederlande (63%) sowie Dänemark, Irland und Schweden (je 60%) erkennbar überdurchschnittliche Anteile auf. Am anderen Ende der Verteilung befinden sich Malta (39%), Zypern und Griechenland (je 40%). Insgesamt lässt sich auf Makroebene das aus anderen Bereichen bekannte Nord/West vs. Süd/Ost-Muster erkennen. Die Staaten, in denen die Suche nach spezifischen Gesundheitsinformationen besonders verbreitet ist, weisen auch die höchsten Raten der Internetzugänge auf. Dadurch nutzt in diesen Ländern bereits ca. die Hälfte der Gesamtbevölkerung das Internet, um sich über Krankheiten oder Therapien zu informieren. Die Unterschiede zwischen den Ländern sollten aber auch hier nicht überinterpretiert werden. Denn in über der Hälfte der EU-Mitglieder (17 von 28) liegt der Anteil zwischen 45% und 55%. Insgesamt ist die EU damit auch hinsichtlich der gesundheitsbezogenen Informationssuchen ihrer Onlinebevölkerung eine relative homogene Region.

3.2 Digital Divides auf Mikro-Ebene

Im Vergleich zu den Länderunterschieden sind die Unterschiede zwischen den Individuen stärker ausgeprägt. Den individuellen Prädiktoren nähert sich die Analyse in zwei Schritten. Abbildung 2 zeigt analog zum vorangegangenen Ländervergleich die Anteile der Onliner, die allgemeine bzw. spezifische Gesundheitsinformationen im Internet suchen, in den durch die Prädiktoren gebildeten Gruppen. Damit kann die Prävalenz einfach abgeschätzt werden. Abbildung 3 präsentiert die Effekte jedes Prädiktors unter Kontrolle der übrigen individuellen Faktoren und der Kontexteffekte der EU-Staaten.

Die Befunde zu den soziodemographischen Prädiktoren bestätigen für die EU im Jahr 2014 im Wesentlichen den Forschungsstand. Die Onlinesuche zu allgemeinen Gesundheitsthemen zeigt klare Unterschiede für das Alter der Befragten. Im Durchschnitt der EU-Staaten sind hier etwa die Hälfte der 15-bis-35-jährigen Internetnutzer, 40% der 36-bis-55-Jährigen, aber weniger als ein Drittel der über 55-Jährigen aktiv. Nach der multivariaten Analyse ist im Vergleich zur Referenzgruppe der 36-bis-55-Jährigen die Chance, nach allgemeinen Gesundheitsinformationen zu suchen, für die jüngere Altersgruppe 1,5-mal größer, für die ältere Gruppe 0,7-mal geringer. Bei den spezifischen Informationen zu Gesundheitsproblemen verringern sich die Unterschiede zwischen den Altersgruppen. Nur die über 55-Jährigen zeigen hier mit einem um etwa 10%-Punkte geringeren Anteil bzw. einer 0,7-mal geringeren Chance im Vergleich zur Referenzgruppe weniger Aktivität. Die Gruppe der 36-bis-55-Jährigen liegt mit der jüngsten Altersgruppe in etwa gleichauf.

Abbildung 2: Interindividuelle Unterschiede in der gesundheitsbezogenen Internetnutzung: Bivariate Anteile

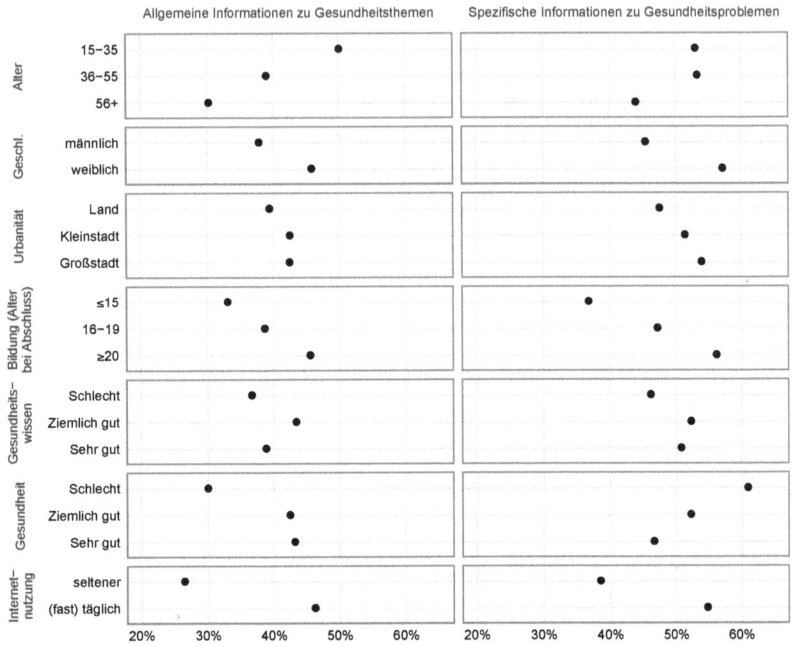

Anmerkungen: Auf der x-Achse ist der Anteil der Internetnutzer in einer durch den Prädiktor gebildeten Gruppe, die im Internet nach den jeweiligen Informationen suchen, dargestellt. Die Werte sind durchschnittliche Anteile über alle Länder hinweg, wobei jedes Land dasselbe Gewicht hat. Basis: Insgesamt n = 18.035, pro Land zwischen n = 279 und n = 870.

Internetnutzerinnen sind in Gesundheitsfragen wesentlich aktiver als Internetnutzer. Besonders deutlich zeigt sich dies unter Kontrolle der übrigen Prädiktoren. Die relative Chance, dass Frauen nach entsprechenden Informationen suchen, übersteigt die der Männer um das 1,5-fache (allgemeine Gesundheitsthemen) bzw. 1,6-fache (spezifische Gesundheitsprobleme). Nur einen geringen Einfluss hat die Urbanität des Wohnorts. In den multivariaten Modellen weisen lediglich die Einwohner ländlicher Gebiete eine im Vergleich mit den Stadtbewohnern leicht verringerte Chance in beiden hier betrachteten Informationsdomänen auf.

Abbildung 3: Interindividuelle Unterschiede in der gesundheitsbezogenen Internetnutzung: Multivariates Mehrebenen-Modell

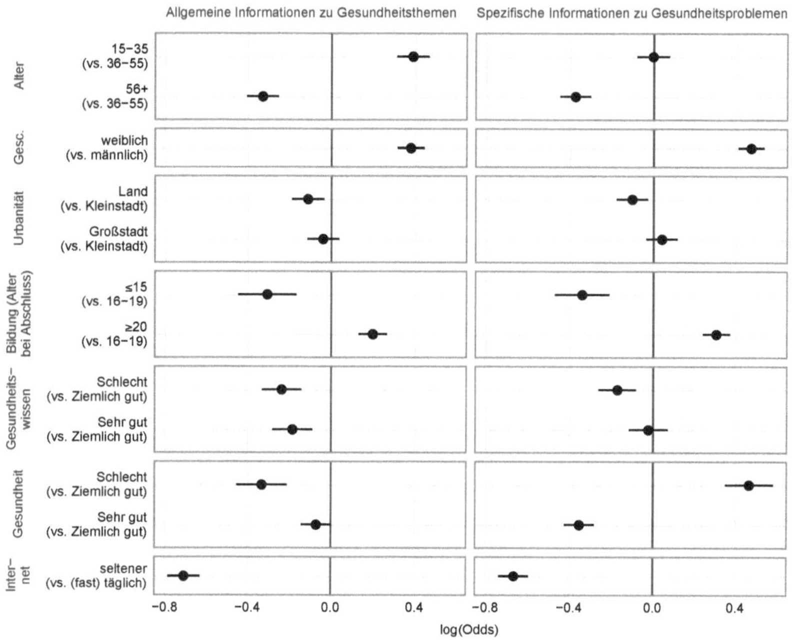

Anmerkungen: Auf der x-Achse sind die Logit-Koeffizienten (Fixed Effects) mit 95%-Konfidenzintervallen dargestellt. Negative (positive) Koeffizienten zeigen eine geringe (höhere) Chance der jeweiligen gesundheitsbezogenen Informationssuche im Vergleich zur in Klammern angegebenen Referenzkategorie unter Kontrolle der übrigen Prädiktoren.

Die kognitiven Fähigkeiten und der Zugang zu Wissensressourcen werden in der Analyse durch die formale Bildung und das selbst eingeschätzte Themenwissen angenähert. Bezüglich der formalen Bildung zeigt sich das aus der Digital-Divides-Literatur bekannte Muster: Auch innerhalb der Gruppe der Internetnutzer führt höhere Bildung zu einer wahrscheinlicheren Suche nach gesundheitsbezogenen Onlineinhalten. Weniger eindeutig fallen die Befunde zum themenspezifischen Gesundheitswissen aus. Zwar ist ein geringerer Kenntnisstand, wie zu erwarten, mit einer geringeren Affinität zu gesundheitsbezogenen Onlinesuchen assoziiert. Eine sehr gute Einschätzung des eigenen Wissens korrespondiert jedoch ebenfalls mit einer im Vergleich mit der mittleren Referenzgruppe geringeren Chance von Suchen nach allgemeinen Gesundheitsinformationen. Dafür scheinen zwei Erklärungen nahezuliegen: Erstens ist es möglich, dass Personen, die sich bereits ein sehr großes Wissen in Gesundheitsfragen zuschreiben, keine (weiteren) allgemeinen Informationen zu diesem Thema im Internet suchen – sei es, weil sie ihren Kenntnisstand bereits für ausreichend halten, andere Quellen bevorzugen, oder ihr Informationsverhalten zu ihrem Spezialthema nicht als *Such*verhalten wahrnehmen. Zweitens kann es sich hier um ein methodologisches Artefakt handeln, das sich aus der Beschränkung auf die Nennung von zwei Themenbereichen der gesundheitsbezogenen Informationssuche ergibt (siehe Diskussion).

Der Gesundheitsstatus der Internetnutzer hat einen klaren Effekt auf die Suche nach spezifischen Informationen zu Gesundheitsproblemen. Von den Personen mit einem sehr oder ziemlich schlechten Gesundheitszustand suchen 61% nach solchen Informationen, die Chance ist bei Kontrolle der übrigen Faktoren im Vergleich mit Personen mit einem ziemlich guten Gesundheitszustand um das 1,7-fache erhöht. Wenn Bedarf nach spezifischen Informationen zu Gesundheitsbeschwerden oder Therapien besteht, wird die entsprechende Online-Informationssuche von vielen genutzt. Allgemeine Gesundheitsinformationen werden dagegen vermehrt von Internetnutzern mit einem (ziemlich) guten Gesundheitszustand gesucht. Es muss auch hier wieder festgehalten werden, dass dieser Befund mit einer gewissen Wahrscheinlichkeit auf ein Artefakt der Fragestellung zurückgeht (siehe Diskussion).

Schließlich zeigt sich, dass die allgemeine Vertrautheit mit und Affinität zu dem Medium Internet, hier zugegebenermaßen recht einfach durch die allgemeine Nutzungshäufigkeit erfasst, deutlich beeinflusst, ob Onlinequellen zum Thema Gesundheit herangezogen werden. Personen, die das Internet nicht (fast) täglich nutzen, gehen diesen spezialisierten Online-Aktivitäten mit wesentlich geringerer Wahrscheinlichkeit nach als diejenigen, die das Internet fest in ihr alltägliches Leben integriert haben.

4 Diskussion und Fazit

Zwischen den Onlinern in verschiedenen Ländern finden sich nur verhältnismäßig geringe Unterschiede. Einige nördliche und westliche Staaten, in denen die allgemeine Internetnutzung mittlerweile annähernd universal ist, weisen auch hohe Anteile von Onlinern, die nach spezifischen

Informationen zu Gesundheitsproblemen suchen, auf. Weniger weit verbreitet sind diesbezügliche Suchen unter den Internetnutzern einiger süd- und osteuropäischer Staaten. Insgesamt kann demnach nur ein schwacher *second-level digital divide* auf der Makro-Ebene festgestellt werden.

Die Unterschiede, die auf die untersuchten individuellen Eigenschaften der Internetnutzer zurückgeführt werden können, fallen deutlicher aus. Für Alter, Geschlecht und formale Bildung zeigen sich die aus der Literatur zu *second-level digital divides* und gesundheitsbezogener Internetnutzung bekannten Effekte. Wesentliche Prädiktoren sind zudem die allgemeine Online-Affinität und – zumindest für die Suche nach spezifischen Informationen zu Gesundheitsproblemen – der Gesundheitsstatus. Internetnutzer, die selbst Gesundheitsprobleme haben, greifen zu großen Teilen auf Online-Informationen zu ihren Beschwerden zurück. Viele in dieser für die Gesundheitskommunikation äußerst relevanten Zielgruppe können über entsprechende Angebote erreicht werden. Schließlich weisen die Befunde klar darauf hin, dass vor allem diejenigen, die das Internet fest in ihr tägliches Leben integriert haben, einer spezialisierten Online-Aktivität wie dem Suchen nach gesundheitsrelevanten Informationen nachgehen.

Insgesamt zeigen die vorgelegten Analysen, dass in allen EU-Mitgliedsstaaten relevante Anteile der Internetnutzer online nach Gesundheitsinformationen suchen. Das Internet ist für die Gesundheitskommunikation in Europa eine wichtige Plattform. Jedoch sollte auch die umgekehrte Interpretation der Befunde nicht vernachlässigt werden: Selbst in einer technologisch hochentwickelten Region wie der EU und bei einer Beschränkung der Analysen auf Personen, die prinzipiell Zugang zum Internet haben, greifen weiterhin viele *nicht* auf Onlineressourcen zu Gesundheitsfragen zurück. Um eine systematische Benachteiligung der Nicht-Nutzer zu verhindern, sind die von Viswanath und Kreuter (2007) angemahnten systematischen Anstrengungen in Forschung und Praxis fortzuführen.

Um die Befunde angemessen einordnen zu können, sollen abschließend einige Einschränkungen des genutzten Datensatzes genannt werden. Bei der als Teil eines EU-Policy-Programms durchgeführten Erhebung handelt es sich um eine Querschnittsbefragung mit teils sehr einfachen Messungen zentraler Konstrukte (z.B. Gesundheit, Gesundheitswissen). Andere wichtige Prädiktoren fehlen (v.a. ökonomischer Status). Für die vorliegende Analyse erweist sich zudem die Abfrage der Informationen, die online gesucht wurden, als problematisch. Die Befragten konnten hier lediglich zwei der vier Antwortmöglichkeiten auswählen. Eine Angabe von zwei spezifischen Informationssuchen kann dadurch zu einer Unterschätzung von allgemeinen Informationssuchen führen. Die Konsequenzen sollten sich insgesamt in überschaubaren Grenzen halten, da nur ca. 10% der Befragten zwei spezifische Informationssuchen genannt haben. In einigen Teilgruppen, z.B. unter Befragten mit einem schlechten Gesundheitszustand oder sehr gutem Gesundheitswissen, liegt dieser Anteil jedoch etwas höher. Es bleibt daher festzuhalten, dass die Schätzungen zur allgemeinen Informationssuche eine Untergrenze sind, die bei einer möglichen Nennung weiterer gesundheitsbezogener Online-Aktivitäten vermutlich überschritten würde.

Trotz der beschriebenen Mängel eignet sich die verwendete Datengrundlage in ihrer Aktualität und geographischen Reichweite sehr gut zum Fortschreiben des Forschungsstandes zur gesundheitsbezogenen Internetnutzung. Für die Zukunft wäre das Etablieren einer primärwissenschaftlichen, kontinuierlichen Monitoring-Befragung nach Vorbild des US-amerikanischen *Health Information National Trends Survey*[3] auch in Europa wünschenswert.

Literaturverzeichnis

Bachl, M. (2016). Online Health Information Seeking In Europe: Do Digital Divides Persist? *Studies in Communication | Media*, angenommen zur Veröffentlichung.

Ball-Rokeach, S. J., & Jung, J.-Y. (2008). Digital divide. In: W. Donsbach (Hrsg.), *The International Encyclopedia of Communication* (S. 1304–1308). Malden: Blackwell Publishing.

Europäische Kommission. (2015). Flash Eurobarometer 404: European Citizens' Digital Health Literacy. *GESIS Datenarchiv, Köln, ZA5948, Version 1.0.0.* doi:10.4232/1.12194.

Galdas, P. M., Cheater, F., & Marshall, P. (2005). Men and Health Help-Seeking Behaviour: Literature review. *Journal of Advanced Nursing, 49*(6), 616–623.

GESIS (2016). *Weighting Overview: Standard & Special EB.* Abgerufen von www.gesis.org/eurobarometer-data-service/survey-series/standard-special-eb/weighting-overview/ (11.04.2016).

Hargittai, E., & Hsieh, Y.-l. P. (2013). Digital Inequality. In: W. H. Dutton (Hrsg.), *Oxford Handbook of Internet Studies* (S. 129–150). Oxford: Oxford University Press.

Kreps, G. L., & Neuhauser, L. (2010). New Directions in eHealth Communication: Opportunities and Challenges. *Patient Education and Counseling, 78*(3), 329–336.

Santana, S., Lausen, B., Bujnowska-Fedak, M., Chronaki, C., Prokosch, H.-U., & Wynn, R. (2011). Informed Citizen and Empowered Citizen in Health: Results from an European Survey. *BMC Family Practice, 12*(1), 20.

3 http://hints.cancer.gov/

Seri, P., Bianchi, A., & Matteucci, N. (2014). Diffusion and Usage of Public e-Services in Europe: An Assessment of Country Level Indicators and Drivers. *Telecommunications Policy*, *38*(5–6), 496–513.

van Deursen, A., & van Dijk, J. (2014). The Digital Divide Shifts to Differences in Usage. *New Media & Society*, *16*(3), 507–526.

Viswanath, K., & Kreuter, M. W. (2007). Health Disparities, Communication Inequalities, and eHealth. *American Journal of Preventive Medicine*, *32*(5, Supplement), S131–S133.

Zschorlich, B., Gechter, D., Janßen, I. M., Swinehart, T., Wiegard, B., & Koch, K. (2015). Gesundheitsinformationen im Internet: Wer sucht was, wann und wie?. *Zeitschrift Für Evidenz, Fortbildung und Qualität im Gesundheitswesen*, *109*(2), 144–152.

Mario Haim, Florian Arendt & Sebastian Scherr

Zum Einfluss von Suchmaschinen-Algorithmen auf das Erscheinen von Hinweisen zur Telefonseelsorge bei erhöhter Suizidalität

1 Einleitung

Individuelle Suizidalität wird von vielen Faktoren beeinflusst, nicht zuletzt von Medien. Medienwirkungen können dabei sowohl protektiv als auch schädlich sein. Einerseits kann die Zahl der Suizide nach Medienberichten über einen Suizid steigen (Werther-Effekt; Phillips, 1974; Stack, 2005), andererseits können Medien durch eine angemessene Berichterstattung über den Umgang mit und die Bewältigung von suizidalen Krisen weitere Suizide verhindern (Papageno-Effekt; Niederkrotenthaler et al., 2010). Journalisten sind daher angehalten, entsprechend vorsichtig mit Suizidberichterstattung umzugehen, Details sowie eine Sensationalisierung oder Romantisierung von Suiziden zu vermeiden, und Hilfsangebote für suizidale Personen anzubieten (Corbo & Zweifel, 2013; Mann et al., 2005; Niederkrotenthaler et al., 2010). Dabei wurde insbesondere auf die positiven Effekte einer Telefonseelsorge und die Angabe einer entsprechenden Nummer im Rahmen von Medienbeiträgen verwiesen (Sudak & Sudak, 2005; Till, Sonneck, Baldauf, Steiner, & Niederkrotenthaler, 2013).

Auch das Internet beeinflusst individuelle Suizidalität. Mehrere Studien zeigen, ähnlich dem Werther-Effekt bei Medienberichten, Zusammenhänge auf, etwa zwischen dem Suchvolumen nach Begriffen aus dem Suizidkontext und tatsächlichen Suizidraten (z.B. Gunn & Lester, 2013; vgl. auch Kemp & Collings, 2011; Recupero, Harms, & Noble, 2008). Suchmaschinen dienen dabei als individuelle Wegweiser, die auf Basis eines Suchbegriffs passende Internetseiten vorschlagen (Carlson, 2007). Für Suchbegriffe aus dem Suizidkontext finden Biddle und Kollegen (2008, S. 800) in einer Inhaltsanalyse von Suchergebnissen, dass rund die Hälfte der gefundenen Seiten, die sich dezidiert mit Suizid auseinandersetzen, suizidal „encouraging, promoting, or facilitating“ sind.

Zahlreiche Suchmaschinen personalisieren diese Resultate zudem über den Suchbegriff hinaus, etwa auf Basis von Personenmerkmalen (z.B. individuelle Suchhistorie), Kontextinformationen (z.B. aktueller Aufenthaltsort) oder dem Verhalten ähnlicher Nutzer (z.B. angeklickte Resultate auf vergangene Suchanfragen). Das Ergebnis auf eine Suchanfrage, so proklamiert etwa Google (2016), ist demnach in seiner Auswahl und Sortierung auf den aktuellen Nutzer und die aktuelle Situation zugeschnitten. Empirische Befunde zum Ausmaß dieser Personalisierung sind indes rar und deuten auf nur begrenzte Personalisierungseffekte hin (z.B. Feuz, Fuller, & Stalder, 2011; Hannak et al., 2013).

Abbildung 1: Screenshot der Telefonseelsorge bei Google

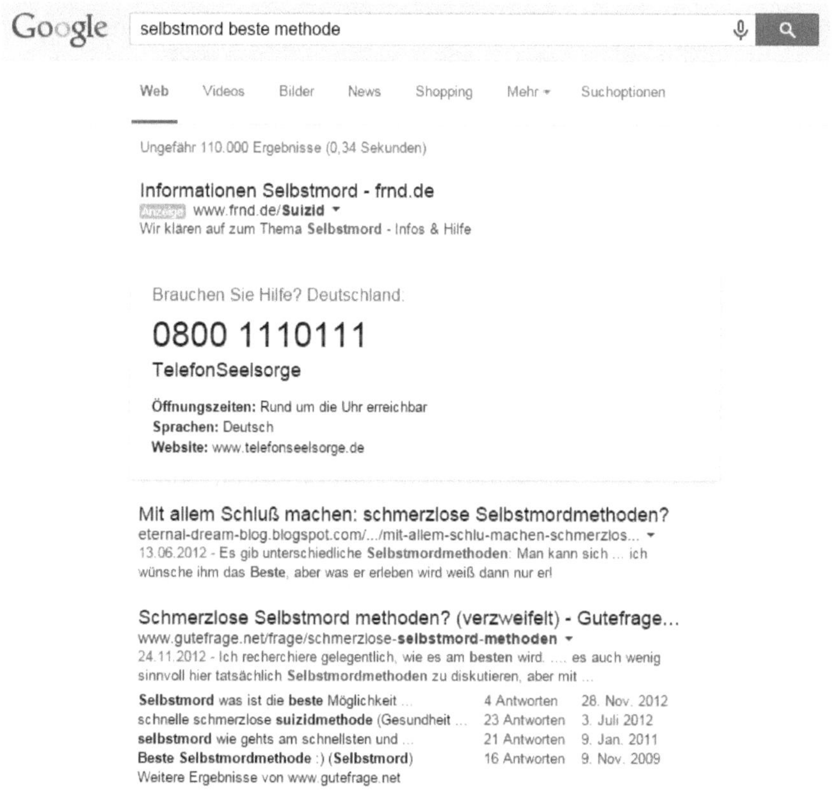

Anmerkungen: Unter bestimmten, nicht näher bekannten, Bedingungen bindet *Google* den Hinweis einer Telefonseelsorge oberhalb der Suchergebnisse und unterhalb bezahlter Anzeigen ein.

Google, der größte Suchmaschinenanbieter weltweit (Internet Live Stats, 2015), bindet dabei nicht nur passende Hyperlinks und Vorschautexte in seine personalisierten Suchergebnisse ein. Das Unternehmen versucht auch, Suchanfragen inhaltlich zu interpretieren. Diese als „Google Knowledge Graph" bezeichnete Technologie zieht entsprechend Schlüsse aus den verfügbaren Informationen (z.B. Suchbegriff, Personenmerkmale, Kontextinformationen) und gleicht diese mit möglichen Resultaten ab, die dann direkt angezeigt werden. So werden unter bestimmten (nicht näher bekannten) Bedingungen nicht nur Links, sondern etwa Bilder, kurze Lebensläufe, aktuelle Nachrichten oder Wetterinformationen direkt angezeigt. Nutzer müssen so für ein passendes Resultat auf ihre Suchanfrage die Ergebnisseite von *Google* nicht mehr verlassen (Zeiger, 2010). Ein Ergebnis daraus ist etwa die Anzeige der Nummer einer Telefonseelsorge, wenn das System Nutzer als suizidal einstuft (Abbildung 1). Die Kriterien für eine derartige Einstufung legt *Google* indes, wie auch die Zusammenstellung und Gewichtung der für die Personalisierung genutzten Informationen, nicht offen (Zeiger, 2010; vgl. auch Diakopoulos, 2015; Pasquale, 2015).

Die vorliegende Studie[1] versucht, diese Lücke im Rahmen der Suizidforschung zu schließen. Sie geht der Frage nach, unter welchen Umständen *Google* seine Nutzer als suizidal einstuft, um ihnen eine entsprechende Telefonseelsorge anzubieten, die wiederum, im Einklang mit der Forschung zu Werther- und Papageno-Effekten, folgenreich für suizidal gefährdete Nutzer sein kann. Aufgrund fehlender Befunde zur Personalisierung von Suchbegriffen im Suizidkontext wird auf die Bildung dezidierter Hypothesen verzichtet. In Anlehnung an Biddle und Kollegen (2008) wird aber dennoch ein experimentelles Design angelegt, bei dem die genutzten Suchbegriffe unterschiedliche Niveaus von Suizidalität abbilden sollen. Damit soll der Suchmaschine die Möglichkeit gegeben werden, unterschiedliche Suizidalität der Nutzer zu antizipieren.

2 Methode

Für die Untersuchung wurden n = 1200 virtuelle Agenten entwickelt. Virtuelle Agenten sind Software-gesteuerte Simulationen realen Nutzer-

1 Die Studie ist Teil einer übergeordneten Untersuchung zu Filter-Bubble-Effekten bei Suchmaschinen im Suizidkontext (Haim, Arendt, & Scherr, 2016).

verhaltens, die automatisiert unterschiedliche Suchanfragen stellten und die erhaltenen Ergebnisse protokollierten („agent-based testing"; Qi, Kung, & Wong, 2005). Es handelt sich entsprechend um eine Beobachtung mit einem experimentellen Dreigruppenvergleich[2], wobei sich nur die genutzten Suchbegriffe der Agenten unterschieden. Ein Drittel der Agenten (n = 400) wählte demnach Suchbegriffe, die suizidalen Schaden implizierten (z.B. „beste methode suizid"), ein weiteres Drittel wählte Hilfe suchende Begriffe (z.B. „selbstmordgedanken bewältigen"). Die Kontrollgruppe nutzte nicht-suizidale Suchterme (z.B. „konzert").

Der Untersuchungszeitraum betrug eine Woche im Februar 2015. Alle Simulationen wurden von demselben, zuvor unbenutzten Computer durchgeführt. Damit blieb die IP-Adresse über alle Agenten konstant, wodurch Einflüsse der IP-Adresse auf das Suchergebnis egalisiert wurden (Hannak et al., 2013). Der Computer befand sich außerhalb eines universitären Netzwerks, um mögliche Reaktanz durch IP-Subnetz-Identifikation zu vermeiden.

Die einzelnen Agenten wurden mithilfe von *CasperJS*[3] entwickelt, einer Funktionsbibliothek für serverseitiges JavaScript. *CasperJS* erlaubt die Simulation von individuellem Nutzungsverhalten auf Webseiten. Die einzelnen Agenten in den jeweiligen Experimentalgruppen wurden durch ein Shell-Skript, das unter Unix-Systemen das automatisierte Ausführen anderer Software erleichtert, organisiert. So konnte eine parallele sowie redundante Durchführung der Tests und Beobachtungen gewährleistet werden (Haim, 2015). Während der Untersuchung wählte das Shell-Skript einen zufälligen Agenten aus einer zufälligen Experimentalgruppe und startete das *CasperJS*-System für eben diesen Agenten. Darin wurden zunächst die individuellen Cookies vergangener Suchaufrufe geladen, um der Suchmaschine durch das Hinterlegen von Kennungs-Cookies eine erneute Identifizierung einzelner Agenten zu ermöglichen. Anschließend wurde ein zufälliger Suchbegriff ausgewählt, der der jeweiligen Experimentalgruppe zur Verfügung stand. Der Agent navigierte zur deutschen *Google*-Seite (http://www.google.de) und suchte nach dem Begriff. Nach der Codierung des Erscheinens der Telefonseelsorge speicherte der

2 In der übergeordneten Untersuchung wurde zudem das Klickverhalten der Agenten variiert. Jeweils die Hälfte der Agenten in den drei genannten Experimentalgruppen folgte demnach regelmäßig der Empfehlung der Suchmaschine und klickte auf das erste Suchergebnis. Dieser Umstand ist für die vorliegende Studie nicht relevant und wird entsprechend nicht weiter ausgeführt.

3 Die Bibliothek ist frei verfügbar (CasperJS.org) und baut auf der ebenfalls frei verfügbaren Bibliothek PhantomJS sowie der offenen HTML-Rendering-Engine WebKit auf.

Agent neu hinzugekommene Cookies und beendete die Sitzung. Dieser Ablauf wurde kontinuierlich (für den nächsten Agenten) wiederholt, wobei jeder Agent seine individuell gespeicherten Cookies verwaltete. So stellten die Agenten im Untersuchungszeitraums im Mittel M = 19,1 (SA = 1,4) Suchanfragen. Insgesamt wurden 22962 Suchen durchgeführt.

2.1 Unabhängige Variable

Die Suchbegriffe wurden in Anlehnung an Wong und Kollegen (2013) in drei Gruppen definiert: (1) suizidale Begriffe *ohne Bitte um Hilfe*, (2) suizidale Begriffe *mit der Bitte um Hilfe* sowie (3) neutrale Begriffe. Jede Gruppe umfasste mehrere Suchterme, von denen pro Suchanfrage einer ausgewählt und aus Konsistenzgründen kleingeschrieben wurde.

(1) Für die Gruppe der suizidalen Begriffe ohne Bitte um Hilfe wurden zwölf englische Suchterme verwendet, auf die bereits im Rahmen einer anderen Studie zurückgegriffen wurde (Inhaltsanalyse suizidaler Suchergebnisse bei Suchmaschinen; Biddle et al., 2008). Um der sprachlichen Differenz Rechnung zu tragen, wurde dabei „suicide" im Deutschen sowohl mit „Suizid" als auch als „Selbstmord" übersetzt, und dementsprechend im Deutschen, soweit grammatikalisch möglich, mit jeweils zwei Suchtermen erfasst. Die Liste suizidaler Begriffe ohne Bitte um Hilfe umfasste demnach 22 Suchanfragen (z.B. „schmerzfreier suizid", „schneller selbstmord", „arten sich umzubringen").

(2) Da eine ähnliche Liste für suizidale Begriffe mit der Bitte um Hilfe nicht existiert, wurden Suchbegriffe in Anlehnung an Biddle und Kollegen (2008) erstellt. Die 24 Suchanfragen umfassen Begriffe zu Prävention (z.B. „anzeichen für suizid erkennen"), Notfallhilfe (z.B. „selbstmord hilfe") und dem sozialen Umfeld (z.B. „suizid freund").

(3) Für die neutralen Begriffe der Kontrollgruppe wurden Wörter der Berlin Affective Word List (BAWL; Võ et al., 2009) genutzt. Die BAWL umfasst 2900 deutschsprachige Begriffe, die im Rahmen von Befragungen anhand ihrer Valenz, ihres Erregungsniveaus sowie ihrer Abbildbarkeit („imageability") bewertet werden. Für die vorliegende Untersuchung kamen nur Begriffe zum Einsatz, deren Valenz zwischen -2 und +2 (auf einer Skala von -3 bis +3) bewertet wurden, um möglichst neutrale und in ihrer Valenz homogene Suchanfragen zu stellen. Die Liste umfasste demnach 2647 Begriffe unterschiedlicher Valenz (M = 0,1; SA = 1,1; z.B. „abendrot", „erbe", „kichern").

2.2 Abhängige Variable

Das Erscheinen der Information zur Telefonseelsorge und entsprechender Telefonnummer wurde für jede Suchanfrage dichotom erfasst. Da die Agenten über den Untersuchungszeitraum verteilt zufällig gezogen wurden, weisen nicht alle Agenten dieselbe Anzahl an Suchanfragen und kodierten Hinweisen zur Telefonseelsorge auf.

3 Ergebnisse

Über die gesamten Suchanfragen aller Agenten hinweg (n = 22962) erscheint der Hinweis zur Telefonseelsorge in 6,1% der Fälle (n = 1404). Diese Häufigkeit variiert erwartungsgemäß über die drei Experimentalgruppen. So erscheint der Hinweis bei keiner Anfrage aus der Kontrollgruppe, in 5,5% der Anfragen mit um Hilfe bittenden Begriffen und in 14% der Anfragen mit suizidalen Begriffen ohne Bitte um Hilfe. Über den Untersuchungszeitraum hinweg sind diese Anteile konstant (Abbildung 2).

Abbildung 2: Anteil an Suchergebnissen mit Telefonseelsorge

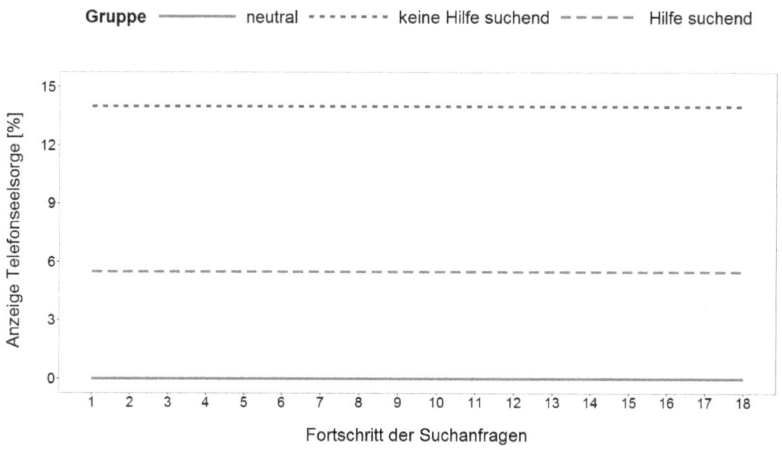

Anmerkungen: Die Abszisse zeigt den individuellen Fortschritt der Suchanfragen über die Zeit an. Ein Wert von „3" bezeichnet hier also die dritte Suchanfrage aller Agenten. Der Anteil an gezeigten Telefonseelsorgen über die Zeit ist entsprechend konstant.

Dieser Befund überrascht. Unabhängig davon, ob die erste, dritte oder fünfzehnte Suchanfrage über alle Agenten betrachtet wird, es erhielten immer exakt dieselben Agenten den Hinweis für eine Telefonseelsorge. Mit anderen Worten: 78 Agenten wurden beim Erstaufruf als suizidal eingestuft, sodass ihnen fortan bei jeder Suchanfrage die Telefonnummer präsentiert wurde (*Spill-over-Effekte*). Die restlichen 1122 Agenten erhielten den Hinweis dagegen bei keiner einzigen Suchanfrage. Weiterführende statistische Auswertungen erübrigen sich aufgrund der fehlenden Varianz.

4 Diskussion

Als mögliche Gründe für diese automatisierte Einstufung ganzer Personen anstelle individueller Suchanfragen (*Spill-over-Effekte*) kommen (1) die Suchbegriffe, (2) Personenmerkmale, (3) Informationen über das Verhalten ähnlicher Nutzer, (4) Kontextinformationen sowie (5) ein Zufallsfaktor in Betracht (für einen Überblick zu Empfehlalgorithmen vgl. Oechslein & Hess, 2013).

(1) Eine naheliegende Ursache könnte in systematischen Verzerrungen durch unterschiedliche Suchbegriffe liegen. Dies würde bedeuten, dass es einige (wenige) Begriffe innerhalb der Experimentalgruppen gibt, die *Spill-over-Effekte* auslösen, wohingegen andere Begriffe in dieser Hinsicht folgenlos blieben. Ein derartiges Muster zeigt sich jedoch nicht: Insgesamt 20 der 22 suizidalen Suchbegriffe ohne Bitte um Hilfe und 12 der 24 suizidalen Suchbegriffe mit der Bitte um Hilfe lösten die *Spill-over-Effekte* mindestens einmal aus. Insbesondere für die erste Gruppe bleibt somit eine Erklärung für die Einstufung als suizidal aus, zumal – zur Erinnerung – nur 14% aller Agenten dieser Gruppe eine derartige Einstufung erfuhren.

(2) Personenmerkmale können von Internetangeboten auf zwei Wegen erfasst und verarbeitet werden: Indem sie während der Nutzung gesammelt oder aber von anderen Diensten, etwa vom E-Mail-Dienst Google Mail oder von Werbe-Dienstleistern, die auf zahlreichen Webseiten Anzeigen schalten und somit über mehrere Angebote hinweg Daten sammeln, übernommen werden. Eine Sammlung jeglicher Personenmerkmale ist aufgrund der von uns verwendeten, „neuen“ Agenten ausgeschlossen, da diese bei der ersten Suchanfrage weder jemals zuvor eingeloggt waren noch in irgendeiner Form erfasst worden sind (z.B. durch

Cookies oder Browser-Fingerprinting). Die (fälschliche) Übernahme von Daten von anderen Diensten, etwa aufgrund der IP-Adresse, stellt ebenfalls keine adäquate Erklärung dar, da sie für alle Agenten identisch wäre.

(3) Ebenso verhält es sich mit Informationen über das Verhalten ähnlicher Nutzer. Die Agenten konnten entweder alle einheitlich oder aber gar nicht mit bestehenden Daten in Verbindung gebracht werden. Entsprechende Schlussfolgerungen aus den Beobachtungen über andere Nutzer hätte entsprechend Auswirkungen auf alle oder keine Agenten.

(4) Mögliche Kontextinformationen, die für Suchmaschinenanbieter bei einer Anfrage verfügbar sind, umfassen Angaben zum Internetzugang, dem aktuellen Aufenthaltsort, genutzter Software sowie Datum und Uhrzeit. Erneut sind Angaben zu Internetzugang, Aufenthaltsort und Software nicht dazu geeignet, Unterschiede zwischen Agenten zu erklären – sie wurden über alle Agenten konstant gehalten. Da jeder der Agenten etwa dreimal täglich eine Suchanfrage stellte, kann das Datum als Einflussfaktor ausgeschlossen werden. Einzig die Uhrzeit variierte von Agent zu Agent, allerdings gleichmäßig, sodass auch hierin keine Ursache für die Erkennung von Suizidalität begründet liegen kann. So wurde während des ersten Durchlaufs der erste Agent um 6:16 Uhr für suizidal befunden, der letzte um 20:53; der erste Agent, dem keine Suizidalität vonseiten *Google* attestiert wurde, stellte eine Suchanfrage um 5:58 Uhr, der letzte um 21:15.

(5) Schließlich bleibt die Möglichkeit eines Zufallsfaktors auf Anbieterseite: So wäre es denkbar, dass nur jeder *n*-te Nutzer, der einen gewissen Schwellenwert an Suizidalität überschreitet, den Hinweis auf die Telefonseelsorge angezeigt bekommt. Ein derartiges Muster kann aufgrund fehlender Zugriffsdaten allerdings nicht überprüft werden. Wir haben daher direkt bei *Google* nachgefragt, das Unternehmen reagierte allerdings auf Anfragen in Bezug auf unsere Befunde bislang nicht.

5 Fazit

Suchmaschinen sind ein wichtiger Wegweiser im Internet. Durch die Personalisierung der Resultate versuchen die Anbieter, Nutzern ein möglichst passgenaues Suchergebnis zu liefern. Suizidal gefährdete Personen bilden davon keine Ausnahme. Durch den Versuch, den inhaltlichen Sinn einer Suchanfrage zu erkennen, versuchen einige Anbieter, Suchanfragen direkt, also ohne Weiterleitung auf andere Internetseiten, zu beantworten. So erhalten etwa Nutzer von *Google*, die aufgrund nicht näher beschriebener Kriterien als suizidal eingestuft werden, den Hinweis für eine Telefonseelsorge. Diese Praxis erfolgt entsprechend den Empfehlungen zur Suizidberichterstattung für Medienunternehmen und ist demnach positiv hervorzuheben. Die vorliegende Studie fragt nach den Kriterien, unter denen dieser Hinweis auf eine Telefonseelsorge bei erhöhter Suizidalität erscheint.

Die Studie kommt zu dem Schluss, dass lediglich in etwa bei jeder zehnten suizidalen Suchanfragen der Hinweis auf eine Telefonseelsorge gezeigt wird. Eine häufigere Anzeige des Hinweises wäre daher in Zukunft sicherlich wünschenswert. Die Befunde zeigen überdies, dass Nutzer, denen der Hinweis zur Telefonseelsorge angezeigt wurde, bereits bei der ersten Suchanfrage von Google als suizidal eingestuft wurden. Ebenjene Nutzer konnten im weiteren Verlauf der Untersuchung dieses „Label" auch nicht mehr ablegen und erhielten den Hinweis auf jede ihrer späteren Suchanfragen. Gleichzeitig bekamen Nutzer, die im ersten Durchlauf als nicht suizidal eingestuft wurden, den Hinweis niemals angezeigt.

Solche *Spill-over-Effekte* überraschen, zumal sich etwa in der Diskussion um Filter- und Personalisierungsalgorithmen zeigt, dass dringender Aufklärungsbedarf hinsichtlich solcher Mechanismen besteht („public sphericules", Gitlin, 1998; „filter bubbles", Pariser, 2011; „echo chambers", Sunstein, 2009). Pauschale Kategorisierungen von Nutzern, wie sie sich in der vorliegenden Untersuchung zeigen, dürften eher Wasser auf die Mühlen der Personalisierungskritiker sein (vgl. Bucher, im Druck). Inwiefern die oft diskutierte Transparenz der Selektions- und Sortierkriterien für Suchmaschinen (bzw. allgemeiner: Intermediäre) dabei zielführend ist (z.B. Diakopoulos, 2014), kann vor dem Hintergrund der vorliegenden Befunde zumindest bezweifelt werden. So ist eine transparente Erklärung darüber, warum ein Algorithmus einen (mitunter suizidal gefährdeten) Benutzer als nicht suizidal einstuft, zwar wünschenswert, jedoch nicht abschließend zielführend. Ein erster wichtiger Schritt in eine richtige Richtung wäre sicherlich der konstruktive Diskurs zwischen Intermediären, Politik und Wissenschaft. Ziel einer adäquaten Online-Suizidprävention muss es sein, möglichst allen vulnerablen Personen ein entsprechendes Hilfsangebot zu präsentieren.

Literaturverzeichnis

Biddle, L., Donovan, J., Hawton, K., Kapur, N., & Gunnell, D. (2008). Suicide and the Internet. *BMJ*, *336*, 800–802.

Bucher, T. (im Druck). 'Machines don't Have Instincts': Articulating the Computational in Journalism. *New Media & Society*. Abgerufen von http://doi.org/10.1177/1461444815624182 (11.04.2016).

Carlson, M. (2007). Order versus Access: News Search Engines and the Challenge to Traditional Journalistic Roles. *Media, Culture & Society*, *29*(6), 1014–1030.

Corbo, A. M., & Zweifel, K. L. (2013). Sensationalism or Sensitivity: Reporting Suicide Cases in the News Media. *Studies in Communication Sciences*, *13*, 67–74.

Diakopoulos, N. (2014). Algorithmic Accountability. Journalistic Investigation of Computational Power Structures. *Digital Journalism*, *3*, 398–415.

Diakopoulos, N. (2015). Algorithmic Accountability: On the Investigation of Black Boxes. Abgerufen von http://towcenter.org/research/algorithmic-accountability-on-the-investigation-of-black-boxes-2/ (11.04.2016).

Feuz, M., Fuller, M., & Stalder, F. (2011). Personal Web Searching in the Age of Semantic Capitalism: Diagnosing the Mechanisms of Personalisation. *First Monday*, *16*(2).

Gitlin, T. (1998). Public Spheres or Public sphericules. In: T. Liebes & J. Curran (Hrsg.), *Media, Ritual and Identity* (S. 168–174). London: Routledge.

Google Inside Search. (2016). How Search Works. From Algorithms to Answers. Abgerufen von http://www.google.com/insidesearch/howsearchworks/thestory/ (11.04.2016).

Gunn, J. F. I., & Lester, D. (2013). Using Google Searches on the Internet to Monitor Suicidal Behavior. *Journal of Affective Disorders*, *148*, 411–412.

Haim, M. (2015). *ScrapeBot. A CasperJS-Based Tool for Automatized Website Interaction and Scraping*. Abgerufen von https://github.com/MarHai/ScrapeBot/ (11.04.2016).

Haim, M., Arendt, F., & Scherr, S. (2016). Abyss or Shelter? On the Relevance of Web Search Engines' Search Results when People Google for Suicide. *Health Communication*.

Hannak, A., Sapiezynski, P., Molavi Kakhki, A., Krishnamurthy, B., Lazer, D., Mislove, A., & Wilson, C. (2013). Measuring Personalization of Web Search. In: *Proceedings of the 22nd International Conference on World Wide Web* (S. 527–538). Rio de Janeiro: International World Wide Web Conferences Steering Committee.

Internet Live Stats. (2015). Google Search Statistics. Abgerufen von http://www.internetlivestats.com/google-search-statistics/ (11.04.2016).

Kemp, C. G., & Collings, S. C. (2011). Hyperlinked Suicide: Assessing the Prominence and Accessibility of Suicide Websites. *Crisis*, *32*, 143–151.

Mann, J. J., Apter, A., Bertolote, J., Beautrais, A., Currier, D., Haas, A., … others. (2005). Suicide Prevention Strategies: A Systematic Review. *Jama*, *294*, 2064–2074.

Niederkrotenthaler, T., Voracek, M., Herberth, A., Till, B., Strauss, M., Etzersdorfer, E., … Sonneck, G. (2010). Role of Media Reports in Completed and Prevented Suicide: Werther v. Papageno Effects. *The British Journal of Psychiatry*, *197*, 234–243.

Oechslein, O., & Hess, T. (2013). Incorporating Social Networking Information in Recommender Systems: The Development of a Classification Framework. In: *Proceedings of the 26th Bled eConference* (S. 287–298). Bled, Slowenien. Abgerufen von http://aisel.aisnet.org/bled2013/19 (11.04.2016).

Pariser, E. (2011). *The Filter Bubble: How the New Personalized Web is Changing What we Read and How we Think*. New York, NY: Penguin.

Pasquale, F. (2015). *The Black Box Society: The Secret Algorithms that Control Money and Information*. Cambridge, MA: Harvard University Press.

Phillips, D. P. (1974). The Influence of Suggestion on Suicide: Substantive and Theoretical Implications of the Werther Effect. *American Sociological Review*, *39*, 340–354.

Qi, Y., Kung, D. C., & Wong, E. W. (2005). An Agent-Based Testing Approach for Web Applications (Bd. 2, S. 45–50). IEEE.

Recupero, P. R., Harms, S. E., & Noble, J. M. (2008). Googling Suicide: Surfing for Suicide Information on the Internet. *The Journal of Clinical Psychiatry*, *69*, 878–688.

Stack, S. (2005). Suicide in the Media: A Quantitative Review of Studies Based on Nonfictional Stories. *Suicide and Life-Threatening Behavior*, *35*, 121–133.

Sudak, H. S., & Sudak, D. M. (2005). The Media and Suicide. *Academic Psychiatry*, *29*, 495–499.

Sunstein, C. R. (2009). *Republic.com 2.0*. Princeton, N.J.: Princeton University Press.

Till, B., Sonneck, G., Baldauf, G., Steiner, E., & Niederkrotenthaler, T. (2013). Reasons to Love Life. *Crisis*, *34*, 382–389.

Võ, M. L.-H., Conrad, M., Kuchinke, L., Urton, K., Hofmann, M. J., & Jacobs, A. M. (2009). The Berlin Affective Word List Reloaded (BAWL-R). *Behavior Research Methods*, *41*, 534–538.

Wong, P. W.-C., Fu, K.-W., Yau, R. S.-P., Ma, H. H.-M., Law, Y.-W., Chang, S.-S., & Yip, P. S.-F. (2013). Accessing Suicide-Related Information on the Internet: A Retrospective Observational Study of Search Behavior. *Journal of Medical Internet Research*,

Zeiger, R. Helping You Find Emergency Information when You Need it. Abgerufen von http://blog.google.org/2010/11/helping-you-find-emergency-information.html (11.11.2010).

Lisa Meyer & Constanze Rossmann

Organspende und Organspendeskandal in der interpersonal-öffentlichen Kommunikation

1 Einleitung

Negative Berichterstattung, insbesondere Skandalberichterstattung, hat das Potenzial, die öffentliche Meinung zu verändern (González-Bailón et al., 2012; Kepplinger, 1998). Entsprechend äußerte Kepplinger (1996) mit Verweis auf verschiedene Studienergebnisse (u.a. Barton & Smith, 1994; Patterson, 1994) die Vermutung, dass skandalisierende Berichterstattung einen Einfluss auf Meinungen und Verhalten der Bevölkerung sowie ihr Vertrauen in angeprangerte Akteure hat. So wird ein Zusammenhang zwischen der Berichterstattung über politische Skandale[1] und der Politikverdrossenheit der Bevölkerung vermutet (Kepplinger, 1996; Maier, 2003; Thompson, 2000). Ob die Vorwürfe tatsächlich zutreffen, spielt dabei keine Rolle: Skandale „wirken auch dann, wenn sie sich als falsch herausstellen" (Kepplinger, 2012, S. 8). Allerdings muss ein Skandal auf die entsprechende Empfindung im Publikum stoßen und öffentliche Empörung auslösen (Neckel, 1989; Schütze, 1985).

Der sogenannte Organspendeskandal[2] dient in der vorliegenden Studie als exemplarisches Beispiel für die Untersuchung ebenjener Empfindung und Empörung des Publikums. Um eventuelle Veränderungen der öffentlichen Wahrnehmung im Zuge dieses Gesundheitsskandals nachzeichnen zu können, wurde eine quantitative Inhaltsanalyse der interper-

---

1 Die vorliegende Forschungsarbeit folgt dem von Kepplinger geprägten Skandalverständnis, das auf einer Unterscheidung von Missständen und Skandalen fußt und Kommunikation als zentralen Skandalmechanismus betrachtet (Kepplinger, 2001). Nach ihm sind alle modernen Skandale mediengemacht (Kepplinger & Hartung, 1993). Ist in dieser Studie die Rede von Skandalen (bzw. Skandalakteuren oder Skandalphasen), wird daher damit immer das mediale Konstrukt, nicht der zugrundeliegende Missstand bezeichnet.

2 Im Juni 2012 wurde der Vorwurf öffentlich, am Uni-Klinikum Göttingen sei bei der Vergabe von Spenderorganen manipuliert worden. Die maßgeblich von der Süddeutschen Zeitung vorangetriebene Enthüllung dieser Missstände löste den so genannten Organspendeskandal aus, der sich in den folgenden Monaten auf weitere Kliniken ausweitete und die Bevölkerung erheblich verunsicherte. So wurden im Jahr 2012 laut der Deutschen Stiftung Organtransplantation (2013) im Vergleich zum Vorjahr 12,8% weniger Organspenden durchgeführt; im Jahr 2013 verringerte sich die Zahl sogar um weitere 16,3% (DSO, 2014).

sonal-öffentlichen Kommunikation in Gesundheitsforen und Kommentaren zu Onlineartikeln über Organspende durchgeführt. Die Studie ist Teil eines größeren Forschungsprogramms, das sich mit Skandalisierung in der Gesundheitsberichterstattung beschäftigt.

2 Interpersonal-öffentliche Kommunikation über Organspende

Interpersonal-öffentliche Kommunikation (ipöK) vereint Merkmale massenmedialer wie interpersonaler Kommunikation (Haas et al., 2010). Wie bei massenmedialer Kommunikation verläuft ipöK asynchron, das Publikum ist dispers und eher anonym. Die Kommunikationsteilnehmer besitzen ein begrenztes Wissen übereinander und ihre Botschaften sind langfristig verfügbar. Merkmale der interpersonalen Kommunikation (ipK) spielen insofern eine Rolle, als Beobachter selbst aktiv werden können und die Kommunikation interaktiv ist, d.h. die Rollen von Kommunikator und Rezipient wechseln können. Als Prototyp der interpersonal-öffentlichen Kommunikation sehen Haas et al. (2010) die Foren-Kommunikation, unter der sie Kommentare auf Nachrichtenseiten und in Online-Foren zusammenfassen. Beide Formen sind im Gesundheitskontext und speziell im Zusammenhang mit dem Thema Organspende in dreierlei Hinsicht relevant: (1) als Informationsquelle, (2) als Indiz für die ipK sowie (3) für die Wahrnehmung der Öffentlichkeit.

2.1 Bedeutung von Gesundheitsforen und Online-Diskussionen

In den letzten Jahren stieg die Zahl der Gesundheitsforen rasant an: Mehr und mehr Menschen suchen nach alternativen Quellen für Gesundheitsinformationen und wollen sich mit Gleichgesinnten austauschen (Nambisan, 2011). So gehören Foren in Gesundheitsfragen mittlerweile zu den meistgenutzten Web-2.0-Plattformen (Kalalahti et al., 2013) und dienen als Anlaufstelle im Internet (Baumann & Czerwinski, 2015). Hinter der großen Nachfrage stehen verschiedene Motive: Neben der Suche nach sozialer Unterstützung und einem Gefühl von Zugehörigkeit gehen Internetnutzer vor allem zur Informationssuche auf Gesundheitsforen (Döring, 2014; Tanis, 2008). Sie haben dort einen einfachen Zugang zu verschiedenen Meinungen (Wright, 2008), recherchieren nach gesundheitsbezogenen Beiträgen und Erfahrungsberichten von

Dritten, „schenken ihnen Vertrauen und lassen sich auch davon beeinflussen“ (SKOPOS, 2012, S. 18).

Auch Leserkommentare zu Onlineartikeln wirken auf die Rezipienten. Selbst wenn nur ein kleiner Teil der Leserschaft Artikel kommentiert, haben vergleichsweise viele Mediennutzer Interesse daran, diese Meinungsäußerungen zu lesen (Springer & Pfaffinger, 2012). Auf sogenannte „Lurker“, also diejenigen, die Online-Diskussionen nur beobachten, nehmen die Inhalte dabei ebenso Einfluss wie auf aktive Kommentatoren (Springer, 2011). Dabei können Nutzerkommentare sowohl die Wahrnehmung der Medieninhalte als auch die persönliche Meinung zum Thema verändern (Houston et al., 2011; Thorson et al., 2010).

2.2 Interpersonale Kommunikation und Organspende

Der Austausch mit anderen ist in Gesundheitsfragen generell für viele Menschen wichtig (BZgA, 2014). Zudem prägt das Gespräch mit nahestehenden Personen die Wahrnehmung von Organspende und die Einstellung gegenüber postmortalen Spenden (Morgan & Miller, 2002a, 2002b; Schutte & Kappel, 1997). Auch die Bereitschaft zu Organspende steht in starkem Zusammenhang mit der interpersonalen Diskussion (vgl. Afifi et al., 2006; TNS Opinion & Social, 2010).

Da Organspende eine Reihe von heiklen Themen berührt, wie Tod oder Umgang mit Leichen (Merkel, 2012; Morgan, 2004), und mit teils irrationalen Vorstellungen besetzt ist (Morgan & Miller, 2002a), gestalten sich Gespräche mit Angehörigen und Freunden allerdings oftmals schwierig (Waldrop et al., 2004). Zusätzlich wird die ipK in diesem Kontext dadurch erschwert, dass Organspende und Tod in vielen Gesellschaften tabuisiert werden (Sanner, 1994; Vollmann, 2012). Das Ansprechen eines solchen Tabuthemas berge das Risiko, Gesprächspartner zu verärgern oder zu verletzen, so Morgan (2004). Da die Anonymität vieler Online-Foren die Hemmschwelle zur Kommunikation reduziert und vor Verurteilung schützt (Springer, 2011; Wright, 2008), könnten diese Probleme in der ipöK geringer ausfallen. So erlauben es Foren auch in Bezug auf Organspende, Unsicherheit und Sorgen zu äußern, ohne die eigene Identität zu riskieren oder das Umfeld zu brüskieren (Howard, 2014).

2.3 IpöK als Indiz für öffentliche Wahrnehmung

Ein Blick auf Online-Diskussionen lohnt sich auch deshalb, weil die ipöK als Indiz für die Meinungsverteilung in der Öffentlichkeit gewertet werden kann (Haas & Brosius, 2011; Haas et al., 2010). Vergleicht man die öffentliche Meinung im Internet mit der demoskopischen öffentlichen Meinung, zeigt sich, dass das grundlegende Meinungsklima in beiden Sphären ähnlich ist: Meinungen, die im Internet häufiger zum Ausdruck gebracht werden, dominieren auch die demoskopische öffentliche Meinung (Schweiger & Weihermüller, 2008). Diese Angleichung könnte in der Tatsache begründet liegen, dass eine breite Schicht an Menschen heute ganz selbstverständlich Internettools nutzt, um ihre Meinung zu politischen, wirtschaftlichen, gesundheitlichen und sozialen Fragen zu äußern (Biswas, 2009). Dies gilt insbesondere für jüngere Generationen: Einer Untersuchung von Zapatero et al. (2013) zufolge betrachtet mehr als die Hälfte der 14- bis 35-Jährigen Onlinekommunikation mit Fremden als normale Form der sozialen Beziehung und ipK.

3 Forschungsfragen

Aus diesen Gründen stützt sich das vorliegende Projekt auf die Analyse der ipöK, um zu untersuchen, inwieweit sich der Organspendeskandal auf die öffentliche Meinung der deutschen Bevölkerung zum Thema Organspende niedergeschlagen hat.

FF1: Wie verändert sich die interpersonal-öffentliche Kommunikation über Organspende im Zuge des Skandals hinsichtlich der Themen, Bewertungen und des Framings?

Da ipöK bislang noch nicht im Kontext von Skandalen betrachtet wurde und über die Charakteristiken der einzelnen ipöK-Formen wenig bekannt ist, wird zudem untersucht, ob sich Online-Diskussionen und Foren-Threads in Bezug auf zentrale inhaltliche Muster unterscheiden.

FF2: Wie unterscheiden sich Posts in Gesundheitsforen und Kommentare zu Onlineartikeln in der Kommunikation über Organspende hinsichtlich der Themen, Bewertungen und des Framings?

4 Methode

Die ipöK über Organspende wird mittels einer quantitativen Inhaltsanalyse für den Zeitraum von 01.01.2009 bis 31.12.2013 untersucht. Um im Gegensatz zu anderen Studien nicht nur die direkten Skandalereignisse beleuchten, sondern auch einen zeitlichen Vergleich anstellen zu können, setzt der Analysezeitraum deutlich vor dem skandalauslösenden Ereignis im Juni 2012 ein. Betrachtet werden zum einen die Kommentarverläufe zu Organspendeartikeln der Onlinemedien sueddeutsche.de und bild.de, zum anderen sämtliche Threads zum Thema Organspende auf den beiden größten deutschen Gesundheitsportalen mit Foren-Angebot, netdoktor.de und onmeda.de (IVW, 2015). Die Diskussionen zu Organspendeartikeln wurden erfasst, indem die Schlagworte „Organspende" (bzw. „Organ-Spende") oder „Organtransplantation" (bzw. „Organ-Transplantation") in die Suchmaske der beiden Onlinemedien eingegeben wurden. Für jeden einzelnen Artikel wurde überprüft, ob er einen direkten Bezug zum Thema Organspende hatte und ob User-Kommentare zu dem Text abgegeben worden waren. Daneben wurden auf beiden Gesundheitsportalen diejenigen Threads identifiziert, deren Titel eines der genannten Schlagworte enthielten.

Neben Themen und Bewertungen wurden auch die in den Diskussionen relevanten Frames erhoben, die im Vorfeld qualitativ identifiziert worden waren (vgl. Meyer & Rossmann, 2015). Da Frames als „in Texten vorliegende größere Sinnkomplexe" (Harden, 2002, S. 88) gesehen werden, ist es bei der Identifizierung von Frames nach Matthes (2007) entscheidend, dass nicht kurze Texte untersucht werden, sondern kontextualisierende Einheiten. Anders bestünde die Gefahr, dass „jede inhaltsanalytische Variation als Variation im Framing" verstanden wird (Matthes, 2014, S. 35). Daher wurde die ipöK nicht auf der Basis einzelner Posts oder Kommentare, sondern als komplette Diskussion analysiert – auch wenn diese Entscheidung bedingt, dass die in Bezug auf das Framing größere Aussagekraft zulasten einer höheren Fallzahl geht.

Insgesamt konnten 125 Diskussionen auf Nachrichtenseiten und in Gesundheitsforen festgestellt werden, die sich mit dem Thema Organspende beschäftigten. In den Foren onmeda.de und netdoktor.de wurden 39 Threads, auf sueddeutsche.de und bild.de 68 Kommentarverläufe mit Organspende-Bezug erfasst. Sie umfassten zusammen 1.236 Kommentare bzw. Posts. Der Mittelwert des Diskussionsumfangs pro Thread lag bei 21 Äußerungen (SA = 37).

5 Ergebnisse

Mit Blick auf die Bewertung von Organspende zeigte sich ein deutlicher Wandel der öffentlichen Wahrnehmung. Vor Beginn des Skandals wurde Organspende in 36% der 125 Foren-Threads und Kommentarverläufe überwiegend positiv beurteilt. In 26% der Diskussionen fiel die Einschätzung mehrheitlich neutral, in 38% ambivalent oder negativ aus. Dieser deutliche Dualismus relativierte sich im Zuge des Skandals: In nur noch 14% der Diskussionen wurde Organspende positiv beurteilt, 59% bewerteten sie dagegen ambivalent oder negativ ($\chi^2(2) = 7.83$; $p<.05$, Cramer's V = .26).

Eine ähnliche Verschiebung zeigt sich hinsichtlich des Hauptthemas. Wurden vor dem Skandal vor allem medizinische Aspekte (44%; Fisher-Exakt-Test, $p <.001$; Phi = .33), Einzelschicksale (13%; Fisher-Exakt-Test; $p < .05$; Phi = .21) und gesetzliche oder juristische Maßnahmen (13%; Fisher-Exakt-Test; $p > .05$) diskutiert, so standen später die Missstände im Zentrum (60%; Fisher-Exakt-Test; $p < .001$; Phi = .50) und nur noch zweitrangig medizinische Aspekte (14%; Fisher-Exakt-Test; $p < .001$; Phi = .33). Entsprechend weniger positiv (Prä-Skandal: 23%; Skandal: 5%) oder neutral (Prä-Skandal: 32%; Skandal: 10%) und vermehrt ambivalent oder negativ (Prä-Skandal: 46%; Skandal: 85%; $\chi^2(2) = 21{,}37$: $p < .001$, Cramer's V = .42) standen die User dem zentralen Diskussionsthema dann gegenüber.

Auch hinsichtlich des Framings kann eine solche Entwicklung beobachtet werden. Wurde Organspende vor Skandalbeginn vor allem im Kontext der Deutungsmuster Angst (28%; Fisher-Exakt-Test; $p < .05$, Phi = .39), Altruismus (19%; Fisher-Exakt-Test; $p > .05$) und Reform (16%; Fisher-Exakt-Test; $p > .05$), also ebenfalls sehr ambivalent, betrachtet, überwogen nach Bekanntwerden der Manipulationsfälle an deutschen Kliniken die Frames Systemfehler (30%; Fisher-Exakt-Test; $p < .05$; Phi = .18) und krimineller Einzelner (25%; Fisher-Exakt-Test; $p < .01$; Phi = .16). Positive Deutungsmuster, wie Altruismus, Appell und Erfolg, kamen deutlich seltener vor und auch Angst spielte eine geringere Rolle. Mit Bezug auf Forschungsfrage 1 kann also durchaus eine Veränderung der in der ipöK dargestellten öffentlichen Wahrnehmung und Bewertung der Organspende festgestellt werden.

Vergleicht man nun im nächsten Schritt die Diskussion des Themas in Foren-Threads und Online-Diskussionen für den gesamten Untersuchungszeitraum, so zeigen sich ebenfalls deutliche Unterschiede. Während sich Foren-Nutzer überwiegend positiv (45%) oder neutral (42%), hingegen nur selten ambivalent oder negativ äußern (13%), verschiebt sich das Verhältnis in Online-Diskussionen deutlich. Kommentarschreiber bewerten Organspende nur selten positiv (12%) oder neutral (20%), in den meisten Fällen dominiert eine negative Haltung (69%; $\chi^2(2) = 32.76$; $p < .001$; Cramer's V = .53). Dieser Unterschied spiegelt sich auch in den Themen der Diskussionen wider. Während in Foren vor allem medizinische Aspekte (62%; Fisher-Exakt-Test; $p < .001$; Phi = .57), gesellschaftliche Probleme (10%; Fisher-Exakt-Test; $p > .05$) oder gesetzliche bzw. juristische Maßnahmen (10%; Fisher-Exakt-Test; $p > .05$) im Bereich der Organspende behandelt werden, dominieren in den Online-Diskussionen auf Nachrichtenseiten Inhalte mit Bezug zu Missständen (58%; Fisher-Exakt-Test, $p < .001$; Phi = .52). Am zweithäufigsten werden gesetzliche oder juristische Maßnahmen erörtert (13%; Fisher-Exakt-Test, $p > .05$). Auch die Bewertung der Themen fällt dementsprechend unterschiedlich aus: Foren-User behandeln in 50% der Threads neutrale Aspekte (positiv: 24%; negativ: 26%), Kommentarschreiber stehen dem diskutierten Thema in 91% der Fälle ambivalent oder negativ gegenüber (positiv: 6%; neutral: 4%; $\chi^2(2) = 54.35$; $p < .001$, Cramer's V = .67). Diese Negativität drückt sich auch im Framing der Diskussionen aus. In Online-Diskussionen dominieren die Deutungsmuster Systemfehler (29%; Fisher-Exakt-Test; $p < .01$; Phi = .28), krimineller Einzelner (22%; Fisher-Exakt-Test; $p < .05$; Phi = .23) und Angst (18%; Fisher-Exakt-Test, $p > .05$). In Threads hingegen wird Organspende vor allem im Kontext von Altruismus (Fisher-Exakt-Test; $p < .01$; Phi = .39), Mangel (Fisher-Exakt-Test; $p < .05$; Phi = .26) und Reform (Fisher-Exakt-Test; $p < .05$; Phi = .24) behandelt.

6 Diskussion und Fazit

Grundsätzlich kann beobachtet werden, dass Foren-Nutzer eine positive Haltung einnehmen, Kommentarschreiber hingegen negativ eingestellt sind. Sowohl auf Ebene der Themen und des Framings der Diskussionen, als auch in der Bewertung von Organspende zeigte sich eine konsistente Haltung, die in Foren und Diskussionen sehr unterschiedlich ausfällt. Dieses Ergebnis lässt sich zum einen dadurch erklären, dass die Anzahl der Kommentare nach Bekanntwerden der Missstände deutlich zugenommen hat und somit entsprechende Themen und Bewertungen auch in der Betrachtung des gesamten Zeitraums dominieren. Im gleichen Zeitraum hat die Anzahl an Foren-Threads abgenommen, was die beobachteten Unterschiede zum Teil erklären dürfte.

Ein weiterer Grund könnte in den Nutzungsmotiven liegen, die mit diesen Kommunikationsformen verbunden werden. So dienen Gesundheitsforen vor allem der Informationssuche (Döring, 2014; Tanis, 2008), daneben spielt das Gefühl von Zugehörigkeit eine große Rolle (Springer, 2011). Forennutzer teilen Erfahrungen und erleben sich als Teil einer Gemeinschaft (Döring, 2014; Tanis, 2008). Kommentarschreiber hingegen werden dann aktiv, wenn sie ihr Wissen erweitern wollen, sich für die publizierten Themen interessieren und fehlende Meinungen und Standpunkte ergänzen wollen (Ziegele et al., 2013). Besonders stark kommentiert werden schockierende, berührende und überraschende Themen (Tsagkias et al., 2009) sowie Beiträge, die Interpretationen oder Bewertungen des Journalisten enthalten (Weber, 2012). Während Foren also stärker als soziale Plattform genutzt werden, dienen Online-Diskussionen überwiegend dem Meinungsaustausch. Die Tatsache, dass die meisten Kommentatoren unter Pseudonymen schreiben, führt außerdem dazu, dass viele Kommentare unsensibel oder unhöflich ausfallen, Spekulationen und Fehlinformationen enthalten sowie Unmut oder Missfallen ausdrücken (Hlavach & Freivogel, 2011; Liu & Li, 2012).

Darüber hinaus ergab die Betrachtung der ipöK, dass sich der Blick der Öffentlichkeit auf Organspende nach dem skandalauslösenden Ereignis verändert hat. Organspende wird negativer bewertet, positiv besetzte Aspekte der Organspende finden weniger Beachtung, der Fokus richtet sich stattdessen auf die Missstände. Dieser Perspektivenwandel geht allerdings nicht einher mit einer größeren Verunsicherung bzw. Angst, was vermutlich dem Anwendungsbeispiel Organspende geschuldet ist und sich nicht auf Gesundheitsskandale allgemein übertragen lässt. Denn während die Bevölkerung etwa bei Lebensmittelskandalen (wie EHEC) tatsächlich oder vermeintlich eine unmittelbare Gefährdung erlebt, war nur ein kleiner Personenkreis von den Datenmanipulationen im Bereich der Organspende direkt betroffen. Die Möglichkeit, selbst auf eine Organspende angewiesen und damit den Vorgängen im Organvergabesystem ausgeliefert zu sein, ist zu unwahrscheinlich und von der alltäglichen Lebenswelt zu weit entfernt, als dass die Menschen zu einer Auseinandersetzung gezwungen wären.

Die Ergebnisse müssen allerdings vor dem Hintergrund kritisch betrachtet werden, dass nur zwei Onlinemedien und zwei Gesundheitsforen analysiert wurden. Zugunsten eines längeren Untersuchungszeitraums wurde auf eine umfassendere Stichprobe mit weiteren Medienangeboten verzichtet. Auch aufgrund der Entscheidung, die Kommentare auf der Ebene der gesamten Diskussion und nicht des einzelnen Posts zu betrachten, und der dadurch bedingten kleineren Fallzahl, hat die Analyse der ipöK begrenzte Aussagekraft. Darüber hinaus ist bei der Betrachtung der ipöK zu beachten, dass sich Internetnutzer allgemein und auch Nutzer von Online-Gesundheitsinformationen vom Bevölkerungsdurchschnitt unterscheiden (vgl. BSMO, 2003; Marstedt, 2003). Auch Kommentarschreiber und Foren-User im Speziellen stellen keinen repräsentativen Querschnitt der Bevölkerung dar (Haas et al., 2010).

Als limitierender Faktor muss des Weiteren angeführt werden, dass auf Basis eines inhaltsanalytischen Vorgehens kein Nachweis dafür geliefert werden kann, dass die Skandalberichterstattung einen Einfluss auf die öffentliche Meinung und im zweiten Schritt Auswirkungen auf die tatsächliche Spendenbereitschaft hatte. Was die vorliegende Teilstudie jedoch leisten kann, ist, die Veränderung der Wahrnehmung eines Teils der Bevölkerung zu skizzieren, Entwicklungen im Zeitvergleich aufzuzeigen und Hinweise auf einen Meinungsumschwung zu geben.

Literaturverzeichnis

Afifi, W. A., Morgan, S. E., Stephenson, M. T., Morse, C., Harrison, T., Reichert, T., et al. (2006). Examining the Decision to Talk with Family About Organ Donation: Applying the Theory of Motivated Information Management. *Communication Monographs, 73*(2), 188–215.

Barton, A. H. & Smith, T. W. (1994). If There is Real Opinion Change, How Much Real Opinion Exists? *International Journal of Public Opinion Research, 6*(2), 204–206.

Baumann, E. & Czerwinski, F. (2015). Erst mal Doktor Google fragen? Nutzung neuer Medien zur Information und zum Austausch über Gesundheitsthemen. In: J. Böcken, B. Braun & R. Meierjürgen (Hrsg.), *Gesundheitsmonitor 2015. Bürgerorientierung im Gesundheitswesen* (S. 57–79). Gütersloh: Verlag Bertelsmann Stiftung.

Bibliographisches Institut. (k. D.). *Empörung, die.* Abgerufen von www.duden.de/rechtschreibung/Empoerung (23.11.2015).

Biswas, M. (2009). Discourse Analysis of Online Discussion and News Stories on the Legislative Pay Raise Bill in Louisiana. *Journal of New Communications Research, 4*(1), 47–65.

BSMO. (2003). *Nutzung und Nutzer von Gesundheitsinformationen im Internet.* Bertelsmann-Springer Medizin Online. Abgerufen von https://www.afgis.de/kongress/pdf/H%E4rtel_Pr%E4sentation_030623_afgis.pdf (13.01.2014).

BZgA. (2014). Wissen, Einstellung *und Verhalten der Allgemeinbevölkerung zur Organ- und Gewebespende. Zusammenfassung der wichtigsten Ergebnisse der Repräsentativbefragung 2013.* Abgerufen von www.organspende-info.de/sites/all/files/files/RepBefragung_Bericht_final.pdf (07.03.2015).

Donsbach, W. & Gattwinkel, D. (1998). *Öl ins Feuer. Die publizistische Inszenierung des Skandals um die Rolle der Ölkonzerne in Nigeria.* Dresden: University Press.

Döring, N. (2014). Peer-to-Peer-Gesundheitskommunikation mittels Social Media. In: K. Hurrelmann & E. Baumann (Hrsg.), *Handbuch Gesundheitskommunikation* (S. 286–305). Bern: Hans Huber.

DSO. (2013). *Zahl der Organspenden in 2012 drastisch gesunken.* Abgerufen von www.dso.de/dso-pressemitteilungen/einzelansicht/article/zahl-der-organspenden-in-2012-dramatisch-gesunken-1.html (30.05.2014).

DSO. (2014). *Zahl der Organspender in 2013 weiter stark gesunken.* Abgerufen von https://www.dso.de/dso-pressemitteilungen/einzelansicht/article/zahl-der-organspender-in-2013-weiter-stark-gesunken.html (23.02.2014).

González-Bailón, S., Banchs, R. E. & Kaltenbrunner, A. (2012). Emotions, Public Opinion, and US Presidential Approval Rates: A 5-Year Analysis of Online Political Discussions. *Human Communication Research, 38*(2), 121–143.

Haas, A. & Brosius, H.-B. (2011). Interpersonal-öffentliche Kommunikation in Diskussionsforen: Strukturelle Äquivalenz mit der Alltagskommunikation? In: J. Wolling, A. Will & C. Schumann (Hrsg.), *Medieninnovationen. Wie Medienentwicklungen die Kommunikation in der Gesellschaft verändern* (S. 103–119). Konstanz: UVK.

Haas, A., Keyling, T. & Brosius, H.-B. (2010). Online-Diskussionsforen als Indikator für interpersonale (Offline-)Kommunikation? Methodische Ansätze und Probleme. In: N. Jackob, T. Zerback, O. Jandura & M. Maurer (Hrsg.), *Das Internet als Forschungsinstrument und Gegenstand in der Kommunikationswissenschaft* (S. 246–267). Köln: Herbert von Halem.

Harden, L. (2002). *Rahmen der Orientierung: eine Längsschnittanalyse von Frames in der Philosophieberichterstattung deutscher Qualitätsmedien.* Wiesbaden: DUV.

Hlavach, L. & Freivogel, W. H. (2011). Ethical implications of Anonymous Comments Posted to Online News Stories. *Journal of Mass Media Ethics, 26*(1), 21–37.

Houston, J. B., Hansen, G. J. & Nisbett, G. S. (2011). Influence of User Comments on Perceptions of Media Bias and Third-Person Effect in Online News. *Electronic News, 5*(2), 79–92.

Howard, M. C. (2014). An Epidemiological Assessment of Online Groups and a Test of a Typology: What are the (Dis)Similarities of the Online Group Types? *Computers in Human Behavior, 31*(1), 123–133.

IVW. (2015). *Gemessene Nutzungsdaten: Online.* Abgerufen von http://ausweisung.ivw-online.de/index.php?i=116 (10.12.2015).

Kalalahti, H., Pletneva, N., van der Heijden, I. & Boyer, C. (2013). Users' attitudes towards health-related Web 2.0 platforms. *Swiss Medical Informatics, 29*, 1–7.

Kepplinger, H. M. (1996). Skandale und Politikverdrossenheit – ein Langzeitvergleich. In: O. Jarren, P. Donges & H. Weßler (Hrsg.), *Medien und politischer Prozeß* (S. 41–58). Opladen: Westdeutscher Verlag.

Kepplinger, H. M. (1998). *Die Demontage der Politik in der Informationsgesellschaft.* Freiburg: Karl Alber.

Kepplinger, H. M. (2001). *Die Kunst der Skandalierung und die Illusion der Wahrheit.* München: Olzog.

Kepplinger, H. M. (2012). *Die Mechanismen der Skandalisierung. Zu Guttenberg, Kachelmann, Sarrazin & Co.: Warum einige öffentlich untergehen – und andere nicht.* München: Olzog.

Kepplinger, H. M. & Hartung, U. (1993). *Am Pranger. Eine Fallstudie zur Rationalität öffentlicher Kommunikation.* München: Fischer.

Liu, X. & Li, X. (2012). *Online Disagreement Expression and Reasoned Opinions: An Exploratory Study of Political Discussion Threads on Online Newspapers.* Vortrag präsentiert auf der Jahrestagung der International Communication Association, Phoenix.

Maier, J. (2003). Die üblichen Verdächtigen oder zu unrecht beschuldigt? Zum Einfluß politischer Skandale und ihrer Medienresonanz auf die Politikverdrossenheit in Deutschland. *Bamberger Beiträge zur Politikwissenschaft, 2*(12), 1–33.

Marstedt, G. (2003). Auf der Suche nach gesundheitlicher Information und Beratung: Befunde zum Wandel der Patientenrolle. In: J. Böcken, B. Braun & M. Schnee (Hrsg.), *Gesundheitsmonitor 2003. Die ambulante Versorgung aus Sicht von Bevölkerung und Ärzteschaft* (S. 117-135). Gütersloh: Verlag Bertelsmann Stiftung.

Matthes, J. (2007). *Framing-Effekte. Zum Einfluss der Politikberichterstattung auf die Einstellungen der Rezipienten.* München: Fischer.

Matthes, J. (2014). *Framing.* Baden-Baden: Nomos.

Merkel, J. (2012). Kommunikation der Bundeszentrale für gesundheitliche Aufklärung (BZgA) zur Organ- und Gewebespende. In BZgA (Hrsg.), *Aufklärung zur Organ- und Gewebespende in Deutschland: Neue Wege in der Gesundheitskommunikation* (S. 68–77). Köln: Bundeszentrale für gesundheitliche Aufklärung.

Meyer, L. & Rossmann, C. (2015). Organspende und Organspendeskandal in den Medien-Frames in der Berichterstattung von Süddeutscher Zeitung und Bild. In: M. Schäfer, O. Quiring, C. Rossmann, M. R. Hastall & E. Baumann (Hrsg.), *Gesundheitskommunikation im gesellschaftlichen Wandel* (S. 49–62). Baden-Baden: Nomos.

Morgan, S. E. (2004). The Power of Talk: African Americans' Communication with Family Members about Organ Donation and its Impact on the Willingness to Donate Organs. *Journal of Social & Personal Relationships, 21*(1), 112–124.

Morgan, S. E. & Miller, J. K. (2002a). Beyond the Organ Donor Card: The Effect of Knowledge, Attitudes, and Values on Willingness to Communicate About Organ Donation to Family Members. *Health Communication, 14*(1), 121–134.

Morgan, S. E. & Miller, J. K. (2002b). Communicating About Gifts of Life: The Effect of Knowledge Attitudes, and Altruism on Behavior and Behavioral Intentions Regarding Organ Donation. *Journal of Applied Communication Research, 30*(2), 163–178.

Nambisan, P. (2011). Information Seeking and Social Support in Online Health Communities: Impact on Patients' Perceived Empathy. *Journal of the American Medical Informatics Association, 18*(3), 298–304.

Neckel, S. (1989). Das Stellhölzchen der Macht. Zur Soziologie des politischen Skandals. In: R. Ebbinghausen & S. Neckel (Hrsg.), *Anatomie des politischen Skandals* (S. 55–80). Frankfurt a. M.: Suhrkamp.

Patterson, T. E. (1994). *Out of Order. An Incisive and Boldly Original Critique of the News Media's Domination of America's Political Process.* New York: Vintage Books.

Rossmann, C. (2010). Gesundheitskommunikation im Internet. Erscheinungsformen, Potenziale, Grenzen. In: W. Schweiger & K. Beck (Hrsg.), *Handbuch Online-Kommunikation* (S. 338–363). Wiesbaden: VS Verlag.

Sanner, M. (1994). Attitudes toward Organ Donation and Transplantation: A Model for Understanding Reactions to Medical Procedures after Death. *Social Science & Medicine, 38*(8), 1141–1152.

Schutte, L. & Kappel, D. (1997). Barriers to Donation in Minority, Low-Income, and Rural Populations. *Transplantation Proceedings, 29*(8), 3746–3747.

Schütze, C. (1985). *Skandal. Eine Psychologie des Unerhörten.* Bern/München: Scherz.

Schweiger, W. & Weihermüller, M. (2008). Öffentliche Meinung als Online-Diskurs – ein neuer empirischer Zugang. *Publizistik, 53*(4), 535–559.

SKOPOS. (2012). *Wie social ist das Gesundheits-Web? Die MSL-Gesundheitsstudie 2012.* MSL-Group Germany GmbH. Abgerufen von http://download.skopos.de/news/skopos_gesundheit-2012-broschuere.pdf (15.01.2015).

Springer, N. (2011). Suche Meinung, biete Dialog? Warum Leser die Kommentarfunktion auf Nachrichtenportalen nutzen. In: J. Wolling, A. Will & C. Schumann (Hrsg.), *Medieninnovationen. Wie Medienentwicklungen die Kommunikation in der Gesellschaft verändern* (S. 247–264). Konstanz: UVK.

Springer, N. & Pfaffinger, C. (2012). *Why Users Comment Online News and Why They don't.* Vortrag präsentiert auf der Jahrestagung der International Communication Association, Phoenix.

Tanis, M. (2008). Health-Related Online Forums: What's the Big Attraction? *Journal of Health Communication, 13*(7), 698–714.

Thompson, J. B. (2000). *Political Scandal. Power and Visibility in the Media Age.* Cambridge: Polity Press.

Thorson, K., Vraga, E. & Ekdale, B. (2010). Credibility in Context: How Uncivil Online Commentary Affects News Credibility. *Mass Communication & Society, 13*(3), 289–313.

TNS Opinion & Social. (2010). *Organ donation and transplantation.* Special Eurobarometer im Auftrag der Europäischen Kommission. Abgerufen von http://ec.europa.eu/public_opinion/archives/ebs/ebs_333a_en.pdf (13.01.2014).

Tsagkias, M., Weerkamp, W. & De Rijke, M. (2009). *Predicting the Volume of Comments on Online News Stories.* Vortrag präsentiert auf der 18th ACM Conference on Information and Knowledge Management, Hong Kong.

Vollmann, J. (2012). Ethische Aspekte der Gesundheitskommunikation über die postmortale Organspende. In: BZgA (Hrsg.), *Aufklärung zur Organ- und Gewebespende in Deutschland: Neue Wege in der Gesundheitskommunikation* (S. 108–113). Köln: Bundeszentrale für gesundheitliche Aufklärung.

Waldrop, D., Tamburlin, J. A., Thompson, S. J. & Simon, M. (2004). Life and Death Decisions: Using School-Based Health Education to Facilitate Family Discussion about Organ and Tissue Donation. *Death studies, 28*(7), 643–657.

Weber, P. (2012). Nachrichtenfaktoren & User Generated Content. Die Bedeutung von Nachrichtenfaktoren für Kommentierungen der politischen Berichterstattung auf Nachrichtenwebsites. *Medien & Kommunikationswissenschaft, 60*(2), 218–239.

Wright, K. B. (2008). New Technologies and Health Communication. In: K. B. Wright & S. D. Moore (Hrsg.), *Applied Health Communication* (S. 63–84). Cresskill, NJ: Hampton Press.

Zapatero, C., Brändle, G. & San-Román, R. (2013). Interpersonal Communication in the Web 2.0. The Relations of Young People with Strangers. *Revista Latina de Comunicación Social, 16*(68), 436–456.

Ziegele, M., Johnen, M., Bickler, A., Jakobs, I., Setzer, T. & Schnauber, A. (2013). Männlich, rüstig, kommentiert? Einflussfaktoren auf die Aktivität kommentierender Nutzer von Online-Nachrichtenseiten. *Studies in Communication / Media, 2*(1), 67–114.

Nicola Döring & Yvonne Prinzellner

Gesundheitskommunikation auf YouTube: Der LGBTIQ-Kanal „The Nosy Rosie“[1]

1 Einleitung

Für Jugendliche, die mit der Pubertät in ein erwachsenes Sexualleben hineinwachsen, sind sexuelle Identitätsbildung und Sexualaufklärung wichtige gesundheitsbezogene Themen (Bucksch, Glücks & Kolip, 2013). Besonderen Informations- und Unterstützungsbedarf haben dabei oft Heranwachsende, die sexuellen Minoritäten angehören (Haag & Chang, 1998). Denn sie finden in ihrem unmittelbaren sozialen Umfeld deutlich weniger Ansprechpersonen und Rollenmodelle für ihre Lebens- und Liebesweisen als heterosexuelle Jugendliche und sind darüber hinaus nicht selten mit Diskriminierung und Stigmatisierung konfrontiert, was ein deutliches Gesundheitsrisiko darstellt (American Psychological Association, 2008; Coker et al., 2010). Im Rahmen von Peer-to-Peer-Beratung unterstützen sich Jugendliche und Erwachsene aus der LGBTIQ (lesbian, gay, bisexual, transsexual/transgender, intersexual/intergender, queer) Szene deswegen seit Langem mehr oder minder institutionalisiert wechselseitig (GLSEN, CiPHR, & CCRC, 2013), wobei die Social-Media-Videoplattform YouTube als neuer Medienkanal stark an Bedeutung gewinnt (Döring, 2014). YouTube gehört aktuell in Deutschland und international zu den beliebtesten Anlaufstellen Jugendlicher im Internet (mpfs, 2015). Sie können dort selbstproduzierte Videos veröffentlichen, vor allem aber Videos zu allen erdenklichen Themen – einschließlich gesundheitsbezogener Themen – anschauen, bewerten, kommentieren und mit anderen teilen (Döring, 2014, 2015b). Dabei ist YouTube bislang jedoch aufseiten der Inhaltsproduktion stark männlich dominiert (Döring, 2015a).

Im vorliegenden Beitrag wird vor diesem Hintergrund untersucht, ob und wie speziell Mädchen und junge Frauen, die aufgrund nicht-hetero-

1 1 Der Beitrag entstand im Rahmen des Forschungsprojekts „Chancen und Risiken des Internet für die Mädchengesundheit", gefördert vom Ministerium für Gesundheit, Emanzipation, Pflege und Alter Nordrhein-Westfalen (MGEPA NRW).

sexueller Orientierung einer sexuellen Minderheit angehören, YouTube in gesundheitsförderlicher Weise für sich nutzen. Dazu wurde als Fallbeispiel der YouTube-Kanal „The Nosy Rosie" ausgewählt, da es sich laut Selbstbeschreibung um den traditionsreichsten deutschsprachigen Kanal von und für LGBTIQs handelt (siehe Abbildung 1). Der Kanal wurde 2010 von einer lesbischen Frau gegründet und wird aktuell von vier lesbischen und bisexuellen jungen Frauen und einer homosexuellen trans* Person betrieben, wobei das Team über die Zeit wechselt. Der YouTube-Kanal hat bislang rund 600 Videos publiziert, mehr als 6.800 Kanal-Abonnements gewonnen und verzeichnet über 1,81 Millionen Video-Aufrufe (Stand: April 2016). Die Kanalbetreibenden (die Rosies) beschreiben ihren Kanal auf YouTube als den „ersten V-log Deutschlands rund um das Thema Homosexualität!", wobei sie das Ziel haben, „zu INFORMIEREN, zu UNTERSTÜTZEN, AUFZUKLÄREN, und einfach der Welt zu zeigen, dass es völlig OK ist, lesbisch, schwul, trans* oder bi zu sein".

Abbildung 1: Screenshot des YouTube-Kanals „The Nosy Rosie" (Stand: April 2016)

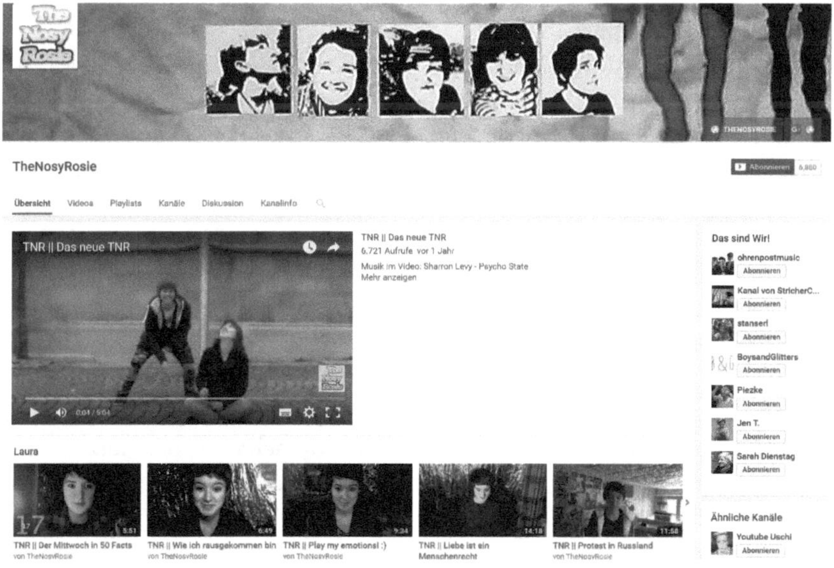

2 Forschungsstand und Forschungslücke

Generell werden Onlinekommunikation und speziell Soziale Medien als wichtige Ressourcen für sexuelle Minoritäten beschrieben. Denn angesichts anhaltender gesellschaftlicher Diskriminierung, Isolation und Informationsmängel fördert die unterstützende Vernetzung mittels Sozialer Medien die Allgemeingesundheit sowie die sexuelle Gesundheit (Döring, 2012). So können sich die hier fokussierten lesbischen Mädchen und Frauen u.a. auf Community-Plattformen wie Lesarion.de untereinander kennenlernen und Treffen vereinbaren sowie sich in den dortigen Online-Foren bei Problemen wechselseitig beraten. Auch auf Social-Networking-Plattformen wie Facebook existieren regionale und überregionale Gruppen von und für lesbische und bisexuelle Mädchen und Frauen, in denen es um Informationen über Szene-Veranstaltungen, um politischen Aktivismus oder Hilfe beim Coming-Out geht. Die Peer-to-Peer-Kommunikation auf YouTube hat als Video-Kommunikation u.a. die Besonderheit, dass authentische lesbische und bisexuelle Rollenmodelle öffentlich sichtbar und ansprechbar werden – und zwar für Mädchen, die sich selbst als lesbisch oder bisexuell identifizieren, für Mädchen, die sich ihrer sexuellen Identität noch unsicher sind oder diese bewusst offenhalten wollen, sowie für Außenstehende.

Die bisherige internationale Forschung hat sich einzelnen Aspekten lesbischer Peer-to-Peer-Kommunikation auf YouTube gewidmet: So zeigte sich, dass YouTube von Mädchen und jungen Frauen u.a. genutzt wird, um lesbische Repräsentationen in Mainstream-Medien zu sammeln, wodurch gemeinschaftlich ein potenziell identitätsstärkendes Online-Archiv gebildet wird (Yeung, 2014). Zudem wird YouTube von lesbischen Mädchen und jungen Frauen eingesetzt, um selbstproduzierte Videos zu veröffentlichen, in denen es um gesundheitsrelevante Fragen der eigenen sexuellen Identität, um Stigmatisierung und Mobbing sowie deren Bewältigung geht (Phillips, 2013; Green et al., 2015). Außerdem wird lesbischer Beziehungsalltag dargestellt (McBean, 2014). Diese inhaltsanalytischen Studien heben die positiven, empowernden Botschaften der nutzergenerierten YouTube-Videos von und für lesbische Mädchen und Frauen hervor. Fokusgruppen-Diskussionen zeigen jedoch auch problematische Aspekte lesbischer Selbstoffenbarung auf YouTube, etwa tatsächliche oder befürchtete ablehnende Reaktionen des Publikums (de Ridder & van Bauwel, 2015). Untersuchungen der deutschsprachigen lesbischen Peer-to-Peer-Kommunikation auf YouTube sind rar.

3 Forschungsfragen

Ausgehend von der oben identifizierten Forschungslücke geht die vorliegende Studie folgenden Forschungsfragen (FF) nach:

FF1: Welche gesundheitsbezogenen und gesundheitsrelevanten Themen werden auf dem LGBTIQ-YouTube-Kanal „The Nosy Rosie“ in den Videos angesprochen?

FF2: Wie sozial unterstützend werden die aufgeworfenen gesundheitsbezogenen und gesundheitsrelevanten Themen auf dem LGBTIQ-Kanal „The Nosy Rosie“ in den Videos und in den Video-Kommentaren behandelt?

FF3: Welche theoretischen Schlussfolgerungen lassen sich über Empowerment-Prozesse durch den LGBTIQ-Kanal „The Nosy Rosie“ ableiten?

4 Methode

Für den YouTube-Kanal „The Nosy Rosie" wurde für das Jahr 2014 eine Vollerhebung aller Videos und Video-Kommentare durchgeführt: Das Materialkorpus bestand aus 155 Videos und insgesamt 1.546 Video-Kommentaren. Sowohl die Videos als auch die Video-Kommentare wurden einer quantitativen Inhaltsanalyse unterzogen. Das Codebuch wurde dabei sowohl induktiv am Material als auch deduktiv anhand der Fachliteratur entwickelt. So wurde zur Kategorisierung von Gesundheitsbelangen Jugendlicher auf die KiGGS-Studie zurückgegriffen, die Teil des Gesundheitsmonitorings des Bundesgesundheitsministeriums ist (Robert Koch Institut, 2011). Zudem wurde Fachliteratur zu den spezifischen Gesundheitsanliegen jugendlicher LGBTIQ-Personen sowie zu sozialer Unterstützung (nach Bruns, 2013) herangezogen. Pro Video wurde jeweils das Hauptthema codiert.

Das aus 55 Kategorien bestehende Codebuch wurde einem Pretest (n = 60, zwei unabhängige Codierende) unterzogen. Es zeigte sich eine gute Intercoder-Reliabilität (50 binäre Kategorien: Mittelwert des Cohen's Kappa-Koeffizienten = .89; 5 metrische Kategorien: Mittelwert der Intraklassenkorrelationen = .93).

Hinsichtlich der *gesundheitsbezogenen* Themen in den Videos wurden die Gesundheitsprobleme der weiblichen LGBTIQ-Jugendlichen nach KiGGS in drei Gruppen unterteilt: 1. Körperliche Gesundheit (z.B. akute und chronische Krankheiten, Schmerzen), 2. Psychische Gesundheit (z.B. emotionale Probleme, Essstörungen), 3. Gesundheitsverhalten (z.B. Umgang mit Alkohol und Tabak). Zusätzlich wurden *LGBTIQ-bezogene gesundheitsrelevante* Themen codiert (z.B. sexuelle Identitätsfindung, Diskriminierungserfahrungen). Weiterhin wurden *YouTube-Kanal-bezogene* Themen codiert (z.B. Aufrufe zur Zuschauer-Beteiligung, Vorstellung neuer oder Verabschiedung ehemaliger Rosies). Zudem wurde für jedes Video codiert, ob und wenn ja welche Form der sozialen Unterstützung (informationelle, emotionale, instrumentelle Unterstützung nach Bruns, 2013) vorkam. Ebenso wurde soziale Unterstützung in den *Zuschauer-Kommentaren* zu den einzelnen Videos codiert.

Forschungsethisch ist die wissenschaftliche Untersuchung öffentlich zugänglicher Sozialer Medien (hier: YouTube-Videos und Video-Kommentare) laut Richtlinien der Deutschen Gesellschaft für Online-Forschung ohne ausdrückliches Einverständnis der Community legitim (DGOF, 2014).

5 Ergebnisse

Im Folgenden werden zunächst im Sinne einer Gegenstandsbeschreibung allgemeine Eckdaten zum YouTube-Kanal „The Nosy Rosie" (TNR) geliefert, anschließend die drei Forschungsfragen beantwortet.

5.1 Eckdaten zum YouTube-Kanal „The Nosy Rosie" (TNR)

Die untersuchten 155 TNR-Videos aus dem Jahr 2014 hatten eine durchschnittliche Länge von 9 Minuten (SA = 4:06), wobei das kürzeste Video (1:33) den Titel „*Sichert eure Daten*" trägt und das längste Video (21:09) mit „*Eva's 100 Fragen, die keiner fragt (Vorstellungsvideo – Extended Version)*" betitelt ist. Die Videos sind durchgängig nicht besonders aufwändig produziert oder geschnitten, sondern zeigen in erster Linie die Rosies selbst vor der Kamera sitzend und sprechend. Dabei wird vor allem über persönliche Erfahrungen und Einstellungen berichtet, es werden aber auch populärkulturelle Quellen und wissenschaftliche Studien zitiert.

Die TNR-Videos aus dem Jahr 2014 wurden im Durchschnitt 1.556,73 Mal angesehen (SA=2.315,34). Das Video mit den meisten Views bzw. Aufrufen (25.845) hat den Titel „*Gaydar-woran erkennt man Schwule und Lesben?*": Das Video mit den wenigsten Aufrufen (304) heißt „*Erklärbar: Outtakes und Witziges*". Das Video-Publikum hinterließ pro

Video im Durchschnitt 34,85 (SA = 29,46) positive Bewertungen bzw. Likes, 2,00 (SA = 3,13) negative Bewertungen bzw. Dislikes und 10,71 (SA = 16,39) Video-Kommentare.

5.2 Gesundheitsbezogene und gesundheitsrelevante Themen auf dem Kanal TNR

Hinsichtlich der in den TNR-Videos behandelten Themen (FF1) zeigte sich, dass *gesundheitsrelevante LGBTIQ-Themen eindeutig im Vordergrund* standen (87%). Dabei ging es oft um *sexuelle Identität und Coming-Out* (14%) wie etwa in „*Bist du schwul, oder was*“, um die Anbahnung und Pflege homo- oder bisexueller romantischer Beziehungen (z.B. „*My sweet Valentine*“, 9%) und auch um sexuelle Erfahrungen mit gleichgeschlechtlichen Partnerinnen (z.B. „*Homosexualität und das Etikett der Untreue*“, 4%). Besonders beliebt waren Videos, in denen lesbische Paare gemeinsam vor der Kamera agierten: Paar-Videos erzielten durchschnittlich 2.353,41 (SA = 3.545,83) Aufrufe gegenüber Einzel-Videos mit 1.067,10 (SA = 614,73) Views, wobei dieser Unterschied statistisch signifikant war (t(df 60) = 2.76; p = .008, d = .58). Die 10 beliebtesten TNR-Videos 2014 (siehe Tabelle 1) zeigten mit Ausnahme von Video 8 alle lesbische Paare.

Tabelle 1. Die 10 meistgesehenen Videos des YouTube-Kanals „The Nosy Rosie“ aus dem Jahr 2014 und deren Hauptthema

Videotitel	Views	Hauptthema
1. Gaydar - woran erkennt man Schwule und Lesben?	25.845	Sexuelle Identität
2. Ganz viele kleine Coming-outs	9.107	Sexuelle Identität
3. Haben Lesben besseren Sex?	8.608	Sexualverhalten
4. Bist du Schwul, oder was?	5.170	Diskriminierungserfahrungen
5. Queer-Quiz	4.960	Sexuelle Identität
6. Stereotype oder die "Hosentaschen-Theorie"	4.742	Sexuelle Identität
7. Regenbogenfamilien	3.975	Lebenskonzepte
8. Bisexualität ist eine Lüge. (?!?)	3.561	Diskriminierungserfahrungen
9. TAG: 25 Fragen	3.538	Informationen über TNR-Kanal / Rosies
10. Ist Blau warm oder kalt?	3.462	LGBTIQ-Community / Szene

Von den 13% der Videos, welche direkt *gesundheitsbezogene Themen* ansprachen, waren 2% dem Bereich der körperlichen Gesundheit (z.B. HIV), 4% der psychischen Gesundheit (z.B. Borderline-Störung) und 7% dem Gesundheitsverhalten zuzuordnen (z.B. Umgang mit Medien, Körperpflege).

Zusammenfassend lässt sich festhalten, dass der YouTube-Kanal TNR schwerpunktmäßig gesundheitsrelevante Fragen der LGBTIQ-Identität und -Lebensweise aufgreift. Entsprechend der Selbstbeschreibung des Kanals (siehe Einleitung) wird über weibliche Homosexualität informiert und aufgeklärt, wobei positive Aspekte im Vordergrund stehen. Verbreitete Gesundheitsprobleme der heutigen Jugendlichen, die stark im Fokus der öffentlichen und fachlichen Debatte stehen (z.B. Übergewicht, Robert Koch Institut, 2011, S. 21) werden ebenso wenig angesprochen wie in der Literatur diskutierte Gesundheitsprobleme speziell von LGBTIQ-Jugendlichen (z.B. verstärkter Alkohol- und Drogenkonsum als Reaktion auf Diskriminierung; z.B. Buffin et al., 2012; Corliss et al., 2010; Ziyadeh et al., 2007).

5.3 Soziale Unterstützung in Videos und Video-Kommentaren des Kanals TNR

Insgesamt war die häufigste Form der sozialen Unterstützung in den 155 untersuchten TNR-Videos die *informationelle Unterstützung* (97%) in Form von Weitergabe des Wissens und der Erfahrungen der Video-Macherinnen an ihr Publikum. In 52% der TNR-Videos war *emotionale Unterstützung* vorzufinden: Hier wurde das Publikum ausdrücklich ermutigt und getröstet, vor allem mit dem Hinweis, nicht alleine zu sein und sich jederzeit an die Rosies wenden zu können. *Instrumentelle Unterstützung* fand sich in 41% der Videos wieder. Diese kam vor allem in Form von direkten Online-Links zu weiterführenden Informationsangeboten vor.

Dass das Publikum sehr positiv auf die Videos reagiert, zeigte sich zunächst an den *Video-Bewertungen*: Von durchschnittlich 36,85 Bewertungen pro Video im Jahr 2014 waren 95% Likes und 5% Dislikes (siehe Abschnitt „Eckdaten zum YouTube-Kanal „The Nosy Rosie“). Von den insgesamt 1.546 *Kommentaren* zu den TNR-Videos war ebenfalls der Großteil (90%) positiv: Das Publikum lobte in eigenen Worten entweder die Rosies selbst oder die Video-Themen und sprach damit Unterstützung für die Video-Produzentinnen aus. So wurde beispielsweise zum

Video „*Was bedeutet tolerant sein?*" kommentiert „*Sehr schönes Video mit einem (für mich) Thema über das sehr viel diskutiert werden kann :D*".

Das Video mit den meisten positiven Kommentaren im Jahr 2014 war jenes von Lisa und Chanti mit dem Thema „*Queer Quiz*", das Begrifflichkeiten aus der LGBTIQ-Szene auf amüsante Weise erklärt. Von den insgesamt 29 Kommentaren waren 25 positiv unterstützend gegenüber den Video-Macherinnen (z.B. „*Ihr seid so wahnsinnig sympathisch und zuckersüß, vor allem im Umgang miteinander. Bitte weiter so!)*". Negative oder gar hasserfüllte Kommentare bildeten mit 10% einen geringen Anteil: Das Video mit den meisten negativen Kommentaren war „*Gaydar – Woran erkennt man Schwule und Lesben?*" von dem Pärchen Lisa und Chanti. In dem Video werden unter anderem Kleidungs-Klischees der LGBTIQ-Szene diskutiert. Hier finden sich in den insgesamt 190 Kommentaren 99 negative bzw. vereinzelt auch *hasserfüllte Kommentare* wie z.B. „*ihr seid vol schwul und kake*". Bei dem vereinzelt auftretenden Online-Hate wurden die Video-Macherinnen jedoch stets von anderen Zuschauenden in Schutz genommen, die die hasserfüllten Kommentare bzw. deren Autoren ihrerseits kritisierten, z.B. „*Jeder kann doch so leben wie er oder sie will. Nehmen wir mal an es wäre umgekehrt dann würdest du warscheinlich gegen Heterosexuelle hetzen*".

Zusammenfassend lässt sich festhalten: Der soziale Unterstützungscharakter des YouTube-Kanals „The Nosy Rosie" für LGBTIQs kommt darin zum Ausdruck, dass die Video-Macherinnen in ihren Videos ausdrücklich hilfreiche Botschaften an das Publikum senden und das Publikum umgekehrt ausdrücklich wertschätzende und unterstützende Bewertungen und Kommentare an die Video-Macherinnen richtet. Darüber hinaus ist der Social-Media-Charakter des Kanals an der fortlaufend engen Interaktion zwischen Video-Produzentinnen einerseits und Video-Zuschauern andererseits erkennbar: In 97% der TNR-Videos aus dem Jahr 2014 wurden Zuschaueranregungen aufgegriffen (z.B. Themenwünsche umgesetzt) und in 63% der Video-Kommentare wurden konkrete Anregungen für zukünftige Videos (z.B. Themenwünsche, Fragen) formuliert.

5.4 Empowerment-Prozesse auf dem Kanal TNR

Unter *Empowerment* versteht man allgemein die Selbstermächtigung einer Person oder Gruppe, wodurch mehr Kontrolle über das eigene Leben gewonnen wird (Rappaport, 1987). Empowerment meint den Zugriff auf Ressourcen und den Erwerb von Fähigkeiten, um das eigene Leben aktiv gestalten zu können und „sich nicht gestalten zu lassen“ (Brandes & Stark, 2016, para 1). Anhand der Inhaltsanalysen der TNR-Videos sowie der Video-Kommentare lässt sich theoriebasiert auf Empowerment-Prozesse sowohl aufseiten der lesbischen und bisexuellen Video-Macherinnen als auch aufseiten der Video-Zuschauerinnen rückschließen.

Die *Video-Macherinnen* bzw. Rosies, die mit ihren lesbischen oder bisexuellen bzw. trans* Identitäten und Lebensweisen selbst im Zentrum der Videos stehen, leisten im Zuge der Video-Produktion selbstwertstärkende Identitätsarbeit und erhalten dafür überwiegend sehr positive und unterstützende Resonanz von ihrem Publikum. Darüber hinaus bilden sie sich selbst fortlaufend weiter, indem sie gezielt auf die jeweils aktuellen Publikumsfragen eingehen und dabei im Zuge der Informationsaufbereitung auch Recherchen in der Szene durchführen oder wissenschaftliche Quellen einarbeiten. Während lesbische Mädchen und Frauen gesellschaftlich marginalisiert und in den Mainstream-Medien weitgehend unsichtbar sind, treten sie auf dem selbstproduzierten YouTube-Kanal öffentlich als anerkannte Expertinnen für ihre Lebensweisen und Belange auf. Video-Macherinnen, die nach einiger Zeit des TNR-Engagements wegen des hohen Aufwandes wieder aussteigen, bleiben dem Kanal oft noch treu und kehren gelegentlich als „Golden Rosies“ mit einem Gast-Beitrag zurück.

Empowerment-Effekte für das *Publikum* sind darin zu erkennen, dass die Videos lesbischen und bisexuellen Mädchen sowie jungen Frauen positive authentische Rollen- und Lebensmodelle visuell präsentieren, auf ihre Fragen eingehen und ausdrücklich unterstützende Botschaften vermitteln. Zuschauerinnen erfahren über den Kanal TNR u.a. von Events in der deutschsprachigen LGBTIQ-Szene oder können Hilfe direkt von den Rosies oder von anderen Kanal-Zuschauerinnen erhalten (z.B. über die Video-Kommentare). Die Fülle der konkreten Tipps (z.B. zum Coming-Out in Schule und Familie, zur Überwindung von Liebeskummer, zu Szene-Treffpunkten und homosexuellenfreundlichen Reisezielen) sollte im Sinne von Empowerment die Handlungsfähigkeit der Zuschauerinnen fördern, was auch in den Video-Kommentaren zum Ausdruck kommt. Der inspirierende und handlungsanleitende Charakter des Kanals wird nicht zuletzt darin deutlich, dass sich regelmäßig aus dem Kreis der Zuschauerinnen neue Rosies als Video-Macherinnen rekrutieren.

6 Diskussion

In seiner gesundheitsorientierten Gesamtausrichtung ist der YouTube-Kanal „The Nosy Rosie" eindeutig *salutogenetisch*: Nicht Krankheiten und Probleme rund um weibliche Homosexualität stehen im Fokus, sondern positive Identitätsentwicklung und inspirierende Rollenmodelle sowie selbstbestimmte lesbische und bisexuelle Lebensführung. Dabei wird neben dem hohen Maß informationeller, emotionaler und instrumenteller sozialer Unterstützung vor allem auch die Gemeinschaftsbildung gefördert und zwar innerhalb der LGBTIQ-Szene, über die ausführlich berichtet wird, aber auch innerhalb der TNR-Kanal-Community, die durch regen konstruktiven Austausch zwischen den Video-Macherinnen und Video-Zuschauerinnen geprägt ist.

Die Studie zeigt das Potenzial von YouTube für die Peer-to-Peer-Gesundheitskommunikation sexueller Minoritäten auf. Einschränkend ist jedoch festzuhalten, dass die Untersuchung sich auf einen einzigen YouTube-Kanal beschränkt und somit Inhaltsanalysen weiterer LGBTIQ-Kanäle bzw. -Videos notwendig sind, um zu generalisierbaren Aussagen zu kommen. Die Video-Inhalte wurden thematisch ausgewertet, aber nicht hinsichtlich ihrer medizinischen oder psychologischen Korrektheit (z.B. bei Aussagen über HIV, Boderline oder Safer Sex) überprüft. Auf der Basis der inhaltsanalytischen Auswertung der TNR-Videos und Video-Kommentaren können zwar theoretisch begründete Rückschlüsse auf Empowerment-Prozesse bei den Video-Macherinnen und den Video-Zuschauerinnen gezogen werden, um deren tatsächliche Perspektiven genauer zu erfassen, wären jedoch Befragungen notwendig. Der Befund, dass die öffentliche Kommunikation in den Video-Kommentaren ganz überwiegend positiv ausfällt, wäre beispielsweise für eine Gesamteinschätzung um Befragungsdaten zu ergänzen, in denen sich die Rosies darüber äußern, ob sie ggf. hasserfüllte Kommentare löschen oder ob sie auf nicht-öffentlichen Wegen (z.B. per E-Mail) negative Reaktionen zu ihren Videos erhalten.

Zukünftige Medieninhaltsanalysen und Befragungsstudien zur Peer-to-Peer-Gesundheitskommunikation sexueller Minoritäten könnten auch die Merkmale und Folgen des *YouTube-Coming-Out-Jahres 2015* untersuchen. 2015 hatten sich namhafte US-amerikanische (z.B. Ingrid Nilsen) und deutschsprachige (z.B. Melina Sophie) YouTuberinnen sowie YouTuber öffentlich als homosexuell geoutet. Die Coming-Out-Videos erhielten Millionen Aufrufe (Ingrid Nilsen: über 14,5 Mio. Views, Melina

Sophie: über 4 Millionen Views; Stand: April 2016) und wurden in Sozialen Medien intensiv diskutiert. YouTube setzte zur Würdigung dieser Entwicklung die Regenbogenflagge auf das Thumbnail des Jahresrückblicksvideos 2015 („YouTube Rewind: Now Watch me 2015").

Literaturverzeichnis

American Psychological Association. (2008). *Answers to your Questions: For a Better Understanding of Sexual Orientation and Homosexuality*. Washington, DC: APA. Abgerufen vonwww.apa.org/topics/lgbt/orientation.pdf (11.04.2016).

Bucksch, J., Glücks, S.C. & Kolip, P. (2013). Sexual- und Verhütungsverhalten 15-jähriger Mädchen und Jungen in Deutschland. In: Kolip, P., Klocke, A., Melzer, W. & Ravens-Sieberer, U. (Hrsg). *Gesundheit und Gesundheitsverhalten im Geschlechtervergleich. Ergebnisse des WHO-Jugendgesundheitssurvey „Health Behaviour in School-aged Children."*. (S. 96–112). Weinheim: Beltz Juventa

Buffin, J., Alastair, R., Williams, H., & Winter, A. (2012). *Part of the Picture: Lesbian, Gay, and Bisexual People's Alcohol and Drug Use in England (2009–2011)*. Abgerufen von http://lgbt.foundation/downloads/123 (11.04.2016).

Brandes, S. & Stark, W. (2016). Empowerment, Befähigung. In Bundeszentrale für gesundheitliche Aufklärung (Hrsg). *Leitbegriffe der Gesundheitsförderung*. Abgerufen von www.bzga.de/leitbegriffe/?id=angebote&idx=169 (11.04.2016).

Bruns, W. (2013). *Gesundheitsförderung durch soziale Netzwerke. Möglichkeiten und Restriktionen.* Wiesbaden: Springer Verlag.

Coker, T.R., Austin, S.B. & Schuster, M.A. (2010). The Health and Health Care of Lesbian, Gay, and Bisexual Adolescents. *Annual Review of Public Health*, 31, 457–477.

Corliss, H.L., Rosario, M., Wypij, D., Wylie, S.A., Frazier, L.A. & Austin, B.S. (2010). Sexual Orientation and Drug Use in a Longitudinal Cohort Study of U.S. Adolescents. *Addictive Behaviors*, 35 (5), 517–521.

De Ridder, S. & Van Bauwel, S. (2015). The Discursive Construction of Gay Teenagers in Times of Mediatization. Youth's Reflections on Intimate Storytelling, Queer Shame and Realness in Popular Social Media Places. *Journal of Youth Studies*, 18 (6), 777–793.

DGOF (Deutsche Gesellschaft für Online-Forschung e.V.) (2014). *Richtlinie für Untersuchungen in den und mittels der Sozialen Medien. Soziale Medien Richtlinie.* Abgerufen von http://rat-marktforschung.de/fileadmin/user_upload/pdf/R11_RDMS_D.pdf (11.04.2016).

Döring, N. (2012). Internet Sexuality. In: Yan, Z. (Hrsg.), *Encyclopedia of Cyber Behavior.* (S. 808–827). Hershey: IGI Global.

Döring, N. (2014). Peer-to-Peer Gesundheitskommunikation mittels Social Media. In: Hurrelmann/Baumann (Hrsg.) *Handbuch Gesundheitskommunikation.* (S. 286–305) Bern. Verlag Hans Huber.

Döring, N. (2015a). Die YouTube-Kultur im Gender-Check. *merz – medien + erziehun, zeitschrift für medienpädagogik*, 59 (1), 17–24.

Döring, N. (2015b). Gesundheitskommunikation auf YouTube: Fallstudien zu 25 Lifestyle- und Fitness-Kanälen. In: M. Schäfer, O. Quiring, C. Rossmann, M. Hastall & E. Baumann (Hrsg.), *Gesundheitskommunikation im gesellschaftlichen Wandel.* (S. 105–117) Baden-Baden: Nomos.

Döring, N. (2015c). Medien und Sexualität. In F. von Gross, D. Meister & U. Sander (Hrsg.), *Medienpädagogik – ein Überblick.* (S. 323–364) Weinheim: Beltz Juventa.

GLSEN, CiPHR, & CCRC (2013). *Out Online: The Experiences of Lesbian, Gay, Bisexual and Transgender Youth on the Internet.* New York: GLSEN. Abgerufen von www.glsen.org/sites/default/files/Out%20Online%20FINAL.pdf (11.04.2016).

Green, M., Bobrowicz, A. & Ang, C.S. (2015). The Lesbian, Gay, Bisexual and Transgender Community Online. Discussions of Bullying and Self-Disclosure in YouTube Videos. *Behaviour & Information Technology*, 34 (7), 704–712.

Haag, A.M. & Chang, F.K. (1998). The Impact of Electronic Networking on the Lesbian and Gay Community. *Journal of Gay & Lesbian Social Services*, 7 (3), 83-94.

McBean, S. (2014). Remediating Affect. "Luclyn" and Lesbian Intimacy on YouTube. *Journal of Lesbian Studies*, 18 (3), 282–297.

mpfs (Medienpädagogischer Forschungsverbund Südwest) (2015). *JIM-Studie 2015. Jugendliche, Information, (Multi-) Media: Basisuntersuchung zum Medienumgang 12- bis 19-Jähriger.* Abgerufen von www.mpfs.de/fileadmin/JIM-pdf15/JIM_2015.pdf (11.04.2016).

Philips, L.M. (2013). Offering Hope and Making Attributions through YouTube. An Exploratory Ethnographic Content Analysis of the Social Change-Oriented „It Gets Better Project". *The Journal of Social Media in Society*, 2 (1), 30–65.

Rappaport, J. (1987). Terms of Empowerment/Exemplars of Prevention. Towards a Theory for Community Psychology. *American Journal of Community Psychology*, 15, 121–148.

Robert Koch Institut (2011). *Beiträge zur Gesundheitsberichterstattung des Bundes.KiGGS – Kinder und Jugendgesundheitsstudie Welle 1. Projektbeschreibung.* Abgerufen von www.rki.de/DE/Content/Gesundheitsmonitoring/Gesundheitsberichterstattung/GBEDownloadsB/KiGGS_welle1.pdf?__blob=publicationFile (11.04.2016).

Roth, U. (2015). Coming-Out im Netz!? Die Bedeutung des Internets im Coming-Out von queer-lesbischen Frauen. *Studien Netzwerk Frauen- und Geschlechterforschung NRW* Nr. 22.

Yeung, S. (2014). YouTube as de facto lesbian archive. Global fandom, online viewership and vulnerability. *Television Connectivity*, 34 (2), 43–51.

Ziyadeh, N.J., Prokop, L.A., Fisher, L.B., Rosario, M., Field, A.E., Camargo Jr.,C.A. & Austin, B.S. (2007). Sexual orientation, gender, and alcohol use in a cohort study of U.S. adolescent girls and boys. *Drug and Alcohol Dependence*, 87 (2–3), 119–130.

Markus Seifert, Svea Benad, Marcus Fetzer & Lisa Schuberth

Geteiltes Leid ist halbes Leid: Welche Bedeutung haben Onlinemedien bei der Bewältigung von Trauer? [1]

1 Einleitung

Die Themen Tod und Trauer gelten als innerhalb kürzester Zeit zu bewältigende, innere Angelegenheiten (Cook & Philips, 1995; Michaels, 2013). Für die Verarbeitung eines Verlusts ist der Ausdruck des Leids jedoch unerlässlich. Die Suche nach neuen Formen der Trauerbewältigung wie z.B. Selbsthilfegruppen begann in modernen Gesellschaften (Heller, 2007), wobei auch Medien – wie beispielsweise die Traueranzeigen in Tageszeitungen – eine Rolle bei der Bewältigung von Todesfällen spielen. Parallel nimmt die Verbreitung technischer Kommunikationsmedien stetig zu (Hepp, Berg & Roitsch, 2014). Es kann angenommen werden, dass durch differenzierte Medienangebote immer mehr Kommunikationshandlungen der Menschen auf Kommunikationsmedien basieren (Krotz, 2007). So stellt sich also die Frage, ob der Alltag und die Kultur der Menschen durch stetige Medienentwicklungen wie die Verbreitung des Internets verändert (Krotz, 2003) und inwieweit Themen wie Tod und Trauer vermehrt zum Gegenstand privater Gespräche und auch öffentlicher Kommunikation im Internet werden. Trauernde haben die Möglichkeit, ihre Trauer um Freunde oder Familienangehörige in Sozialen Netzwerken auszudrücken. Sie können sich in Trauerforen auch anonym mit Personen austauschen, die ein ähnliches Schicksal erlitten haben oder Ratschläge einholen (Schmid, 2014). Weiterhin ermöglichen es digitale Friedhöfe, persönliche Trauerwebseiten (Halling, 2009) und Videoportale wie YouTube, an die verstorbene Person zu erinnern.

Während sich bisherige Studien stark auf die öffentliche Trauer wie z.B. um prominente Persönlichkeiten in den Medien fokussierten (Döveling, 2007), blieb das Verarbeiten von privaten Trauerfällen mithilfe von Onlinemedien bislang unbeleuchtet. Der vorliegende Beitrag hat das Ziel

1 An der Studie beteiligt waren neben den Autoren (in alphabetischer Reihenfolge): Johanna Müller, Olga Potsiluiko sowie Alia Smektala.

herauszufinden, welche Bedeutung Onlinemedien für die Bewältigung von Trauer haben.

2 Theoretischer Hintergrund und Forschungsfragen

Bisher war aus der wissenschaftlichen Auseinandersetzung mit dem Prozess der Trauerbewältigung noch kein theoretisches Modell hervorgegangen, welches die Rolle von (Online-)Medien in den Fokus rückt. Deshalb haben wir ein „Modell der Trauerbewältigung unter Verwendung von Medien" (Abbildung 1) entwickelt, welches im Folgenden vorgestellt werden wird.

Abbildung 1: Modell der Trauerbewältigung unter Verwendung von Medien (eigene Darstellung in Anlehnung an Stroebe & Schut, 2010 und Lazarus, 1999)

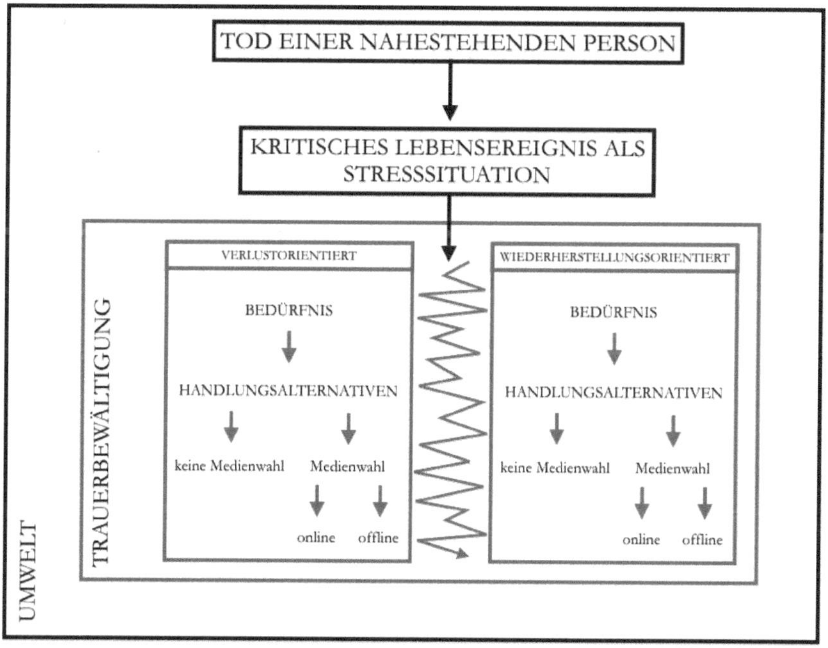

Nach dem „Transaktionalen Stressmodell" von Lazarus (1999) bewertet die trauernde Person zunächst ein Ereignis – den Todesfall einer nahestehenden Person – und seine für die Bewältigung zur Verfügung stehenden Ressourcen. Werden die für den Umgang mit diesem kritischen Lebensereignis nötigen Ressourcen wie vor allem emotionale Stabilität oder soziale Unterstützung als unzureichend eingeschätzt, entsteht eine Stresssituation. Daraufhin wird versucht, diese Situation zu bewältigen (Lazarus, 1999)[2].

Im Zuge dessen setzt ein Bewältigungsprozess ein, wobei die Person nach dem „Dual Process Model of Coping with Bereavement“ (*DPM*; Stroebe & Schut, 1999) zwischen einer verlust- oder wiederherstellungsorientierten Konfrontation mit dem Verlust oszilliert. Verlustorientierung bedeutet, dass sich Trauernde mit dem Tod des nahestehenden Menschen beschäftigen und versuchen, Trauer und Leid zu verarbeiten. Bei einer wiederherstellungsorientierten Konfrontation mit der Trauer versucht eine Person, sich in der veränderten Umwelt zurechtzufinden. Dies geschieht zum Beispiel dadurch, dass das Leben neu organisiert wird, durch das Übernehmen neuer Aufgaben oder das Finden neuer Beschäftigungen (Stroebe & Schut, 2010). Nach dem DPM können verlust- und wiederherstellungsorientierte Tätigkeiten im Alltag schnell wechselnd aufeinanderfolgen: Die trauernde Person kann sich in Momenten der verlustorientierten Bewältigung Fotos der verstorbenen Person ansehen und in anderen Momenten den Verlust verdrängen. Kurz darauf kann sie sich mit neuen Freunden treffen, mit denen sie nicht über den Verlust redet oder mit bestehenden sozialen Kontakten darüber sprechen, wie das Leben weitergehen kann und somit wiederherstellungsorientiert handeln. Explizit – und darin besteht der wesentliche Unterschied zum oben genannten Modell von Lazarus (1999) – wird nicht nur die Konfrontation mit dem Stressor (dem Tod), sondern auch die Verdrängung des Stressors integriert. Folglich werden auch aus der Trauer resultierende banale Tätigkeiten und Auszeiten vom Trauern berücksichtigt (Stroebe & Schut, 2010). Dazu gehören z.B. das Nachgehen von Hobbys, körperliche Ertüchtigung oder auch das Ablenken mithilfe von Medien.

Ob in einer Stresssituation als eine der möglichen Handlungsalternativen auf Medien im Allgemeinen und auf Onlinemedien im Speziellen zurückgegriffen wird, ist gemäß unserem „Modell der Trauerbewältigung

2 Lazarus (1999) spricht in diesem Zusammenhang von „Bewältigungsstrategie“: Dieser Begriff hat seinen Ursprung in der psychologischen Stressforschung und beschreibt einen Prozess, in dem mit einer Situation umgegangen wird, die als bedrohlich bewertet wird (Asendorpf & Neyer, 2012). Eine derartige Situation stellt beispielsweise der Tod einer nahestehenden Person dar.

unter Verwendung von Medien" von den Bedürfnissen der trauernden Person abhängig. Theorien rationaler Medienwahl eignen sich im Zusammenhang dieses Themas nur bedingt, da diese von einer rationalen Entscheidung bei der Mediennutzung ausgehen, Menschen aber in Trauerphasen eher emotionsgeleitet handeln und Medien auswählen. Das vorliegende Modell greift jedoch die Idee des Uses- and Gratifications-Ansatzes (Katz, Blumler & Gurevitch, 1974) auf. Dem Ansatz nach können Bedürfnisse während der Trauerbewältigung entstehen, die medial oder nicht-medial befriedigt werden. Diese sind individuell geprägt (Schweiger, 2007) und lassen sich in kognitive, affektive und soziale Bedürfnisse sowie Identitätsbedürfnisse gruppieren (Kunczik & Zipfel, 2001). Nutzen Rezipienten Medien, um neue Informationen oder Wissen zu erhalten, so dient dies dazu, kognitive Bedürfnisse zu befriedigen. Im Rahmen der Trauerbewältigung ist es beispielsweise denkbar, dass sich Personen über die Todesursache – z.B. eine Krebs-Erkrankung – oder über unterschiedliche Wege des Umgangs mit Trauer informieren. Sich durch Mediennutzung zu entspannen oder abzulenken, stellt eine Befriedigung affektiver Bedürfnisse wie Eskapismus dar. Trauernde könnten beispielsweise das Fernsehen oder Radio einschalten, um nicht an ihre Trauer denken zu müssen. Unter sozialen Bedürfnissen wird die Suche nach Anschlusskommunikation mithilfe von Medien verstanden. Das bedeutet, dass z.B. bestimmte Medien nur rezipiert werden, um anschließend mit Freunden gemeinsam darüber sprechen zu können und sich so sozial nicht zu isolieren. Identitätsbedürfnisse beziehen sich auf die Suche nach Selbstidentifikation zum Beispiel durch parasoziale Interaktion z.B. mit Trauernden während der Mediennutzung (Kunczik & Zipfel, 2001).

Da der Tod schließlich auch als gesellschaftliches und kulturelles Ereignis anzusehen ist, welches durch gesellschaftliche Konventionen und den sozialen Umgang damit definiert wird, muss im Prozess der Trauerbewältigung auch die Umwelt, in der die trauernde Person steht, in Form eines Rahmens berücksichtigt werden (Vogel, 2012; Wikan, 1988).

Vor dem Hintergrund unseres Forschungsinteresses lassen sich damit folgende Forschungsfragen formulieren:

FF1: Wie werden Online-Medien in den Prozess der Trauerbewältigung integriert?

FF2: Welche Bedürfnisse der Trauernden leiten die Auswahl von Medien?

3 Untersuchungsmethode

Zur Beantwortung dieser beiden Forschungsfragen wurde ein Mehrmethoden-Design verwendet. Dabei wurde im Frühjahr 2015 im ersten Schritt eine quantitative, standardisierte Vorbefragung trauernder Personen durchgeführt. Diese diente in erster Linie dem Rekrutieren von Probanden. Im zweiten Schritt folgten qualitative, problemzentrierte Einzelinterviews mit einigen dieser Trauernden. Die Entscheidung für eine qualitative Datenerhebung begründet sich zum einen durch das bisher noch unzureichend erforschte Thema der medialen Trauerbewältigung und zum anderen durch die Besonderheiten dieses überaus sensiblen Forschungsthemas.

Über Selbsthilfegruppen, Bestattungsunternehmen sowie Trauer- und Selbsthilfegruppen für Krebskranke via Facebook wurden 150 Trauernde postalisch oder elektronisch kontaktiert. An sie wurde ein schriftlich auszufüllender, standardisierter Fragebogen versandt, verbunden mit der Aufforderung, die Bögen zu komplettieren und wieder an den Absender zurückzuschicken oder bei den jeweiligen Kontaktstellen abzugeben. Die Antwortrate betrug 53%, es konnten damit 80 Trauernde rekrutiert werden. Der Fragebogen bestand aus drei Teilen: Im ersten Teil wurden Informationen zur alltäglichen Mediennutzung gesammelt. Die Erhebung orientierte sich überwiegend am Vorgehen der ARD/ZDF-Onlinestudie (van Eimeren & Frees, 2014).[3] Die individuelle Trauerintensität wurde im zweiten Teil mithilfe einer deutschen Version des Texas-Revised Inventory of Grief (Faschingbauer, 1981) – dem TRIG-D (Znoj, 2004) – erfasst. Das TRIG-D umfasst 16 der 21 Items in der Originalversion. 13 Items der deutschen Version wurden aus dem englischen Fragebogen übersetzt. Sie wurden um drei weitere ergänzt. Die Skalierung der TRIG-D ist in Anlehnung an das Original fünfstufig und lässt sich von 4 „trifft zu" bis 0 „trifft nicht zu" beantworten (Bsp.: „Ich weine immer, wenn ich an die verstorbene Person denke") ($M = 2{,}45$; $SA = 0{,}80$; $n = 79$; $\alpha = .88$, 16 Items). In einem dritten Teil des Fragebogens wurden die trauenden Probanden gebeten, über den Trauerfall an sich zu berichten. Ergänzt wurden Fragen zur Soziodemografie (Geschlecht, Alter, Wohnsitz, Haushaltsgröße, höchster Schulabschluss), wobei diese Fragen über-

3 Da vor allem die Onlinemedien zur Trauerbewältigung für die Studie von Relevanz waren, wurden der Kurznachrichtendienst WhatsApp und das Videotelefonieprogramm Skype als Antwortmöglichkeiten für die Nutzung von Online-Angeboten hinzugefügt.

wiegend den Standards des statistischen Bundesamtes entnommen wurden (Statistisches Bundesamt, 2010). Abschließend wurden die Trauernden noch danach gefragt, ob sie für ein ausführlicheres, persönliches Gespräch zur Verfügung stehen würden.

Danach wurden aus der Gruppe von 61 Befragten, die sich hierfür bereit erklärten, jene ausgewählt, die eine hohe Trauerintensität aufwiesen. Dazu wurde eine Faktorenanalyse des TRIG-D (Znoj, 2004) durchführt und anschließend ein gewichteter Index für die Intensität der Trauer gebildet. Die Skala des auf Basis des TRIG-D (Znoj, 2004) berechneten Trauerintensitäts-Index reichte von 0 bis 4, wobei 0 für die geringste Intensität der Trauer steht (alle Items wurden mit „trifft nicht zu" beantwortet) und ein Wert von 4 die höchste Trauerintensität ausdrückt (alle Items wurden mit „trifft zu" beantwortet). Wir nahmen an, dass Befragte mit einem Wert über dem Skalenmittelwert von 2 den Todesfall als ein kritisches Lebensereignis – verbunden mit einer starken Intensität der Trauer sowie einem hohen Involvement mit dem Thema Tod und Trauer – bewerteten. Dies war bei 55 Befragten der Fall.

Fünfunddreißig Personen wurden nachfolgend bezüglich eines Interviewtermins kontaktiert. Maßgeblich hierfür war, dass verschiedene Altersgruppen sowie auch eine unterschiedliche Herkunft (nach dem Wohnsitz in den einzelnen Bundesländern) berücksichtigt werden sollten. Nach Absagen oder fehlenden Rückmeldungen konnten 22 ein- bis zweistündige semi-strukturierte Interviews geführt werden. Interviewer waren sechs Studierende des Studienfachs Kommunikationswissenschaft an der Universität Erfurt, die im Vorfeld der Untersuchungen durch einen Vertreter der Thüringer Hospiz- und Palliativakademie intensiv geschult wurden. Bedingt durch das besonders sensible Thema fanden einige Gespräche im privaten Umfeld der Befragten statt, andere wiederum wurden – teilweise auf Wunsch der Befragten – an neutralen Plätzen in öffentlichen Einrichtungen durchgeführt. Entlang eines Interviewleitfadens wurden die Trauernden zur Nutzung von Onlinemedien im Rahmen der Trauerbewältigung sowie zu den Gründen und situativen Kontexten der Medienwahl befragt. Gleichzeitig flossen in den jeweiligen Leitfaden die individuellen Angaben der Trauernden zur alltäglichen Mediennutzung und zum Trauerfall aus der vorangegangenen standardisierten Befragung mit ein, um einen fokussierten Interviewverlauf zu gewährleisten. Die Interviews wurden auf Tonband aufgenommen, wobei vorab das Einverständnis zur Aufzeichnung eingeholt wurde. Anschließend wurden die Aufnahmen mithilfe des computergestützten Programms f4 bzw. f5 wörtlich transkribiert. Da es sich bei der Thematik Tod und Trauer um ein außerordentlich emotionales Thema handelt, wurden ebenfalls non- bzw. paraverbale Äußerungen wie beispielsweise eine zittrige Stimme, Räuspern, Weinen, Lachen und Lächeln sowie Sprechpausen erfasst.

Für die Erstellung eines Kategoriensystems wurden deduktiv Kategorien aus dem Leitfaden entwickelt, welche anschließend induktiv durch Informationen aus den Interviews ergänzt wurden. Das so entstandene Kategoriensystem weist eine hierarchische Gliederung der einzelnen Kategorien und Unterkategorien auf. Für die computergestützte Inhaltsanalyse wurden die Transkripte in das Programm MAXQDA importiert, woraufhin sie von sechs Personen codiert wurden. Anschließend wurden die einzelnen Kategorien anhand der codierten Aussagen beschrieben und mit Zitaten belegt. In der nachfolgenden Themenanalyse wurden die Textsegmente interpretiert und systematisiert, die dem gleichen Code zugeordnet wurden. Auf Basis der Zusammenstellung aller zu einer Kategorie vorhandenen Textstellen wurde eine Dimensionsanalyse durchgeführt, im Rahmen derer die Spannbreite der Aussagen ermittelt wurde und verschiedene Dimensionen identifiziert werden konnten. Danach wurde eine vergleichende Themenanalyse vorgenommen (Kuckartz, 2005). Hierfür wurden die MAXQDA-Funktionen des „Code-Matrix-Browser“ und des „Code-Relations-Browser“ verwendet. So konnten zum einen für eine qualitative Typenbildung Ähnlichkeiten zwischen einzelnen Personen sowie zum anderen Zusammenhänge zwischen den Kategorien identifiziert werden, welche für die anschließende Interpretation notwendig waren.

4 Ergebnisse

Die hier dargestellten Ergebnisse beziehen sich auf den qualitativen Teil der Studie. Sie basieren auf den Angaben von 22 Interviewten. Davon waren 16 weiblich und sechs männlich. Das Durchschnittsalter lag bei 52 Jahren, wobei der jüngste Teilnehmer 25 Jahre und die älteste Teilnehmerin 85 Jahre alt war. Die Mehrzahl der Teilnehmer hatte ihren Wohnsitz in Thüringen (73%), war verwitwet (41%) und lebte alleine (55%). Der größte Teil der 22 Befragten hatte keine Kinder (64%) und gehörte keiner Religionsgemeinschaft an (77%).

Mithilfe der beschriebenen Analysen konnten in einem ersten Auswertungsschritt zunächst folgende Themen extrahiert werden, die für die Forschungsfragen des vorliegenden Beitrags relevant sind:

- Trauerbewältigung ohne Medien,
- Trauerbewältigung durch Offline- und Onlinemedien,
- Motive für/gegen den Austausch mit gleichermaßen Betroffenen,
- Motive für/gegen die Mediennutzung zur Trauerbewältigung und
- Stellenwert der Medien bei der Trauerbewältigung.

Die Ergebnisse zeigen im zweiten Auswertungsschritt, dass Onlinemedien von fast allen Befragten – 19 von 22 – für die Trauerbewältigung eingesetzt werden. Als wichtigste Gründe hierfür wurden der Erfahrungsaustausch und die emotionale Unterstützung genannt. Weiter sind den Befragten die mögliche Anonymität im Internet und die soziale Kontrolle der Gesprächssituationen wichtig. Auch die raumzeitliche Unabhängigkeit, die der Trauer über die Nutzung von Onlinemedien geboten wird, sowie die schnellen Rückkopplungsmöglichkeiten in akuten Situationen nennen einige der Trauernden als wichtige Motive. Des Weiteren werden Onlinemedien aus Bequemlichkeit oder aufgrund der Niedrigschwelligkeit von Angeboten ausgewählt. Sie können zudem einen größeren emotionalen Abstand zum Verlust schaffen als persönliche Gespräche.

Fällt die Wahl der Handlungsalternativen bei der Trauerbewältigung vor dem Hintergrund dieser Motive auf die Verwendung von Onlinemedien, dann unterscheidet sich die tatsächliche, konkrete Nutzung je nach Bedürfnis (vgl. Abbildung 1). Die Ergebnisse der 22 Leitfaden-Interviews zeigen, dass zwischen den Bedürfnissen *Information*, *Austausch* und *Gedenken* unterschieden werden kann.

Information

Fast alle Befragten nutzen das Internet in ihrer Trauerphase zur Information. Dabei recherchieren sie über das Trauern allgemein, Möglichkeiten der Bewältigung des Leids oder auch über die Krankheit, an der die nahestehende Person verstorben ist, also „*wissenschaftliche Erklärungen von Trauer*“ und „*Behandlungsmethoden*“ (I11, A95). Diese Informationen ziehen sie aus verschiedenen Quellen wie Trauerwebsites, Foren oder auch Mediatheken. Auffallend ist, dass die Trauernden zur Information kaum andere Medien wie das herkömmliche Fernsehen oder nicht-mediale Alternativen wählen.

Austausch

Häufig wird das Internet auch zum Austausch – z.B. in Facebook-Gruppen – mit gleichermaßen Betroffenen genutzt. Mit Freunden, also dem näheren Umfeld, werden eher E-Mails oder Nachrichten über den Kurznachrichtendienst WhatsApp ausgetauscht. Doch auch wenn Onlinemedien in der interpersonalen oder der Gruppen-Kommunikation eingesetzt werden: Noch häufiger möchten sich Trauernde persönlich mit anderen Menschen unterhalten. Nach den Ergebnissen der qualitativen Interviews sind Onlinemedien folglich eher als Ergänzung zum nicht-medialen Austausch zu sehen.

Die Gespräche mit gleichermaßen Betroffenen werden meist als hilfreich für die eigene Trauerbewältigung angesehen:

> „Und auf der anderen Seite ist [es] die Gruppe, die mir immer wieder gezeigt und bewiesen hat, dass ich nicht alleine und im geteilten Leid steh." (I13, A47).

Einige der Befragten stellen auch Erfahrungen und Ratschläge für andere zur Verfügung:

> „Meine Emotionen, meine Gefühle, meine Sachen, die ich erlebt habe, da rein zu stellen für andere schon mal als Hilfe, was sie erwarten oder als Gedankenanlass oder Gedankenidee." (I7, A155).

Gedenken

Möchten Trauernde der verstorbenen Person gedenken, dann nutzen sie das Internet sehr unterschiedlich: Die Bandbreite reicht hier vom Lesen von Gedichten über das Entzünden digitaler Kerzen bis hin zum Verfassen von Facebook-Posts. Aber auch dabei ergänzen Onlinemedien die nicht-medialen Wege der Trauerbewältigung wie z.B. Friedhofsbesuche. Ein Befragter gedenkt durch die Rezeption von Inhalten wie dem Musikhören über das Internet:

> „Die Möglichkeit, alte Lieder rauszuholen, die Erinnerungen aufwecken können, die aber auch bei der Trauer helfen können." (I10, A364)

Ergänzend konnten in einem dritten Auswertungsschritt fünf verschiedene Typen der Nutzer von Onlinemedien zur Trauerbewältigung identifiziert werden, wobei 20 der 22 Befragten jeweils einem Typ zugeordnet werden konnten. In zwei Fällen war dies nicht eindeutig möglich. Der „sich Informierende" (Typ 1; n = 4, z.B. I13) sucht trotz sozialen Rückhalts nach trauerspezifischen Informationen. Gekennzeichnet ist er durch eine Tendenz zur verlustorientierten Bewältigung. Außerdem soll der Trauerfall möglichst privat bleiben. Auch der „sich mit Freunden und Familie Austauschende" (Typ 2; n = 4, z.B. I14) tut dies trotz eines großen Familien- und Freundeskreises, was er mit der Niedrigschwelligkeit der Kommunikationswege begründet. Dabei bewältigt auch er sein Leid meist verlustorientiert. Hingegen trifft der „sich mit gleichermaßen Betroffenen Austauschende" (Typ 3; n = 4, z.B. I7) trotz sozialen Rückhalts oft auf Unverständnis in seinem Umfeld. Er tauscht sich online mit gleichermaßen Betroffenen aus, auch wenn ihm hierfür nur begrenzt Medienangebote zur Verfügung stehen. Der „inhaltsrezipierende Gedenkende" (Typ 4; n = 4, z.B. I22) zeigt ebenso eine Neigung zur verlustorientierten Bewältigung. Dabei ist ihm die Privatheit des Trauerfalls wichtig und dementsprechend nutzt er mediale und nicht-mediale Rituale zum Gedenken. Einen Schritt weiter geht der „inhaltsgenerierende Gedenkende" (Typ 5; n = 4, z.B. I4). Zusätzlich zur Nutzung nicht-medialer Rituale und der Rezeption von Inhalten schafft er online eigene Inhalte im Gedenken an die verstorbene Person.

5 Fazit

Die FF1 lautete: „Wie werden Online-Medien in den Prozess der Trauerbewältigung integriert?" Die vorliegende Studie kommt zu dem Schluss, dass Onlinemedien im Zuge einer Mediatisierung der Alltagskommunikation schon jetzt zur Trauerbewältigung gehören und dass sie der Trauer damit einen zusätzlichen Raum bieten. Wie im „Modell der Trauerbewältigung unter Verwendung von Medien" (Abbildung 1) festgehalten, zeigt sich insgesamt, dass die Nutzung von Onlinemedien als eine der Handlungsalternativen in den meisten Fällen als Ergänzung herkömmlicher Trauerwege dient. Bestimmte Formen des Trauerns, wie z.B. das Besuchen von Friedhöfen oder das Erstellen einer Traueranzeige in Zeitungen, werden nicht ersetzt. Zudem geht aus unseren Daten hervor, dass die Trauerbewältigung zumeist verlust- und weniger wiederherstellungsorientiert verläuft.

Weiterhin lässt sich die Frage, welche Bedürfnisse der Trauernden die Auswahl von Medien leiten (FF2), wie folgt beantworten: Onlinemedien haben je nach Bedürfnislage ein unterschiedliches Gewicht im Prozess der Trauerbewältigung. Sie gewinnen dann für Trauernde eine große Bedeutung, wenn sie das Bedürfnis nach *Information* oder *Austausch* verspüren. Mit Bezug auf den Uses- and Gratifications-Ansatz (Katz, Blumler & Gurevitch, 1974) gehen damit kognitive und soziale Bedürfnisse einer trauerbezogenen Nutzung von Onlinemedien voran. Möchten Menschen dem Verstorbenen *gedenken*, sind Onlinemedien von einer etwas geringeren Bedeutung. Nach den Ergebnissen der vorliegenden Studie spielen sie bei der *Ablenkung* vom Verlust aber keine Rolle.

Diese Ergebnisse müssen jedoch vor dem Hintergrund methodischer Limitationen bewertet werden: Dazu zählt eine Verzerrung der Stichprobe, da mit der Rekrutierung über Selbsthilfegruppen bereits Personen ausgewählt wurden, die offen über ihren Verlust sprechen möchten. Zudem konnte die Erhebungssituation während der qualitativen Interviews im Befragungszeitraum von etwa zwei Wochen nicht vollständig konstant gehalten werden. Dass einige Gespräche im privaten Umfeld stattfanden und andere an neutralen Plätzen geführt wurden, begrenzt die Vergleichbarkeit der Daten, weil sich die Befragten abhängig vom Umfeld mehr oder weniger frei äußerten. Letztlich bestand eine der größten Herausforderungen darin, alltägliche Tätigkeiten wie z.B. das Fernsehen in einzelnen Fällen eindeutig als verlust- oder wiederherstellungsorientierte Trauerarbeit zu identifizieren und von einer Ablenkung von der Trauer abzugrenzen. Mithilfe der vorliegenden Studie ist es aber dennoch erstmals möglich, die Bedeutung von Onlinemedien für die private Trauerbewältigung vor dem Hintergrund der Bedürfnisse der Trauernden abzuschätzen.

Literaturverzeichnis

Asendorpf, J. B., & Neyer, F. J. (2012). *Psychologie der Persönlichkeit.* Berlin: Springer.

Cook, B., & Phillips, S. G. (1995). *Verlust und Trauer: Bedeutung – Umgang – Bewältigung.* Berlin: Ullstein Mosby.

Döveling, K. (2007). Feeling is Believing: Eine kommunikationswissenschaftliche Analyse der Trauer um Papst Johannes Paul II. In J. Malik, J. Rüpke, & T. Wobbe (Hrsg.), *Religion und Medien – Vom Kultbild zum Internetritual* (S. 73–92). Münster: Aschendorff.

Faschingbauer, T. (1981). *The Texas Revised Inventory of Grief.* Houston: Honeycomb Publishing.

Halling, T. (2009). „Plötzlich und für uns alle unfassbar…“ Der vorzeitige Tod zwischen privater und öffentlicher Erinnerung seit dem Zeitalter der Aufklärung. *Historical Social Research/Historische Sozialforschung, 34*(4), 231–246.

Heller, B. (2007). Abwehr oder Solidarität? Zum Umgang mit Sterbenden, Toten und Trauernden. In: B. Heller & F. Winter (Hrsg.), *Tod und Ritual. Interkulturelle Perspektiven zwischen Tradition und Moderne* (S. 9–26). Münster: LIT.

Hepp, A., Berg, M., & Roitsch, C. (2014). *Mediatisierte Welten der Vergemeinschaftung: Kommunikative Vernetzung und das Gemeinschaftsleben junger Menschen.* Wiesbaden: VS Verlag für Sozialwissenschaften.

Katz, E., Blumler, J. G., & Gurevitch, M. (1974). Uses and Gratifications Research. The *Public Opinion Quarterly, 37*(4), 509–523.

Krotz, F. (2003). Metaprozesse sozialen und kulturellen Wandels und die Medien. *Medien Journal, 27*(1), 7–19.

Krotz, F. (2007). *Mediatisierung: Fallstudien zum Wandel von Kommunikation.* Wiesbaden: VS Verlag für Sozialwissenschaften.

Kuckartz, U. (2005). Computerunterstützte Inhaltsanalyse. In L. Mikos & C. Wegener (Hrsg.), *Qualitative Medienforschung. Ein Handbuch* (S. 445–457). Konstanz: UVK.

Kunczik, M., & Zipfel, A. (2001). *Publizistik: Ein Studienhandbuch.* Köln: Böhlau.

Lazarus, R. (1999). *Stress and Emotion. A New Synthesis.* New York: Springer Publishing Company.

Michaels, A. (2013). Trauer und rituelle Trauer. In J. Assmann, F. Maciejewski; & A. Michaels (Hrsg.), *Der Abschied von den Toten. Trauerrituale im Kulturvergleich* (S. 7–15). Göttingen: Wallstein.

Schmid, O. (2014). *Tod und Trauer im Internet.* Abgerufen von www.gedenkseiten.de/magazin/tod-und-trauer-im-internet/ (19.06.2016).

Schweiger, W. (2007). *Theorien der Mediennutzung: Eine Einführung.* Wiesbaden: VS Verlag für Sozialwissenschaften.

Statistisches Bundesamt (2010). *Statistik und Wissenschaft, Demographische Standards.* Abgerufen von www.gesis.org/fileadmin/upload/dienstleistung/tools_standards/DemSta2010.pdf (19.06.2016).

Stroebe, M. S., & Schut, H. (1999). The Dual Process Model of Coping With Bereavement: Rationale and Description. *Death Studies, 23*, 197–224.

Stroebe, M. S., & Schut, H. (2010). The Dual Process Model Of Coping With Bereavement: A Decade On. *Journal of Death and Dying, OMEGA, 61*(4), 273–289.

van Eimeren, E., & Frees, B. (2014). Ergebnisse der ARD/ZDF-Onlinestudie 2014: 79 Prozent der Deutschen online – Zuwachs bei mobiler Internetnutzung und Bewegtbild. *Media Perspektiven, 7–8*, 378–396.

Vogel, R. T. (2012). *Todesthemen in Der Psychotherapie: Ein integratives Handbuch zur Arbeit mit Sterben, Tod und Trauer.* Stuttgart: Kohlhammer.

Wikan, U. (1988). Bereavement and Loss in Two Muslim Communities: Egypt and Bali Compared. *Social Science and Medicine, 27*, 451–460.

Znoj, H. (2004). *Komplizierte Trauer.* Göttingen: Hogrefe.

VI.
Technologiegestützte Interventionen in der Gesundheitskommunikation

Paula Stehr, Constanze Rossmann & Veronika Karnowski

Aneignung von Ernährungs-Apps: Forschungsstand und Adaption des *Mobile Phone Appropriation*-Modells

1 Einleitung

Mobile Health (kurz: *mHealth*) gewinnt sowohl weltweit als auch in Deutschland in der Gesundheitsförderung und -versorgung zunehmend an Bedeutung. Insbesondere Smartphone-Apps wird aufgrund ihrer mobilen Nutzbarkeit und allgegenwärtigen Verfügbarkeit, aber auch aufgrund zahlreicher technischer Funktionen, darunter vor allem der mobile Onlinezugang, ein großes Potenzial für die Gesundheitsförderung zugeschrieben (DiFilippo, Huang, Andrade & Chapman-Novakofski, 2015). So bieten sie die Möglichkeit, persönliche Gesundheitsdaten zu sammeln und Fortschritte, aber auch Rückschläge, mit Freunden sowie anderen Personen wie beispielsweise dem behandelnden Arzt online zu teilen (Morris & Aguilera, 2012).

Diese Möglichkeiten werden für zunehmend mehr Menschen relevant. Bereits die Hälfte der Deutschen nutzt ein Smartphone (63% davon täglich), wobei die Zahl der Nutzerinnen und Nutzer zwischen 2013 und 2014 um 25% gestiegen ist (Lopez, 2014). Entsprechend nehmen auch die Nutzerzahlen für mobile Gesundheitsanwendungen zu. So hat laut einer Umfrage der IKK Classic (2014) ein Fünftel der deutschen Bevölkerung bereits Gesundheits-Apps genutzt. Auf der Angebotsseite hat die Anzahl der auf den Betriebssystemen iOS und Android verfügbaren Gesundheits-Apps die 100.000 überschritten; der Anteil der Ernährungs-Apps beträgt 7,4%. Dabei steht in der Regel das Self-Monitoring von Ernährung (Sama, Eapen, Weinfurt, Shah & Schulman, 2014), insbesondere das Zählen von Kalorien (Gallup, 2014), im Vordergrund.

Zur Effektivität von Fitness- und Ernährungs-Apps gibt es bereits einige Studien. Erste Erkenntnisse deuten darauf hin, dass solche Apps langfristige Verhaltensänderungen bewirken und damit auch die Gesundheit positiv beeinflussen können (Payne, Lister, West & Bernhardt, 2015; Fanning, Mullen & McAuley, 2012). Allerdings wurde die Effektivität von Fitness- und Ernährungs-Apps bisher vor allem in Pilot-Studien und anhand von speziell für die jeweilige Studie entwickelten Apps erforscht (Payne et al., 2015), ohne dabei die dahinterliegenden Wirkmechanismen differenziert zu betrachten. Entsprechend fassen Tomlinson, Rotheram-Borus, Swartz und Tsai (2013, S. 2) die Problematik der bisherigen Forschung wie folgt zusammen: „Each pilot study is examining whether their particular style of a black box application works better than not having any black box application." Des Weiteren ist die Aussagekraft dieser Studien aufgrund der meist kleinen Fallzahl, unterschiedlicher Interventions-Zeiträume und einer geringen Varianz in Bezug auf das Alter der Probanden eingeschränkt (DiFilippo et al., 2015).

Ernährungs-Apps haben also das Potenzial Verhaltensänderungen zu bewirken – die Ergebnisse bisheriger (Pilot-)studien bleiben jedoch widersprüchlich (Becker et al., 2014). Darüber hinaus ist noch relativ wenig dazu bekannt, wie, wie lange und weshalb mHealth-Anwendungen genutzt werden. mHealth-Anwendungen, wie Ernährungs-Apps, können jedoch nur dann langfristig wirksam sein, wenn sie auch genutzt werden. Vor diesem Hintergrund setzen wir uns in dem vorliegenden Beitrag mit der Nutzung und Aneignung von Ernährungs-Apps auseinander. Im Folgenden sollen zunächst bisherige Erkenntnisse zu Determinanten der Nutzung mobiler Apps dargelegt werden. Anschließend wird die Aneignung mobiler Medien durch das Mobile Phone Appropriation-Modell (*MPA*-Modell; Wirth, von Pape & Karnowski, 2008) beschrieben. Dadurch können jenseits der Unterscheidung, ob jemand mobile Medien nutzt oder nicht, differenzierter Aussagen über deren Aneignung getroffen werden. Schließlich entwickeln wir daraus ein Konzept, wie das Modell modifiziert werden könnte, um die Aneignung von Ernährungs-Apps empirisch zu erfassen.

2 Determinanten der Nutzung mobiler Apps

Aufgrund der vereinzelten und widersprüchlichen Befundlage zur Effektivität von Fitness- und Ernährungs-Apps, sollten wir einen Schritt zurückgehen und zunächst die tatsächliche, alltägliche Nutzung und Aneignung von Ernährungs-Apps am Beispiel einer sehr beliebten App erforschen. Dies erlaubt es zudem, die Nachteile der Erforschung einer speziell für die Untersuchung entwickelten App zu umgehen. So lange wir nicht wissen, wie und warum Menschen Gesundheits-Apps nutzen, welche Motive, Vorstellungen und Erwartungen ihre Nutzung lenken und wie stabil ihre Nutzungsmuster sind, wird unser Wissen über die Rolle von Gesundheits-Apps in der Gesundheitsförderung und auch ihre potenzielle Effektivität eingeschränkt bleiben. Bisher haben sich nur wenige Studien mit der alltäglichen Nutzung von Gesundheits-Apps beschäftigt (Yoganathan & Kajanan, 2014). Eine Reihe von Studien haben die Nutzung von Apps im Allgemeinen untersucht, einige aus der Perspektive von Benutzerfreundlichkeit und Design (z.B. Hoehle & Venkatesh, 2015; Hoehle, Zhang & Venkatesh, 2015), andere mit einem Fokus auf psychologische und motivationale Determinanten (z.B. Lin, Fang & Hsu, 2014; Yeh, Chen & Wu, 2015). Lin et al. (2014) haben Nutzen und Belohnungen (Uses-and-Gratifications-Ansatz; Katz, Blumler & Gurevitch, 1974; Ruggiero, 2000) von Smartphone-Apps untersucht und nennen sozialen Nutzen, Zugang und Mobilität, Unterhaltung, Status-Suche, Streben nach Glück, Informationssuche und Sozialisation als die zentralen Nutzungsmotive von Apps. In Anlehnung an die Theory of Reasoned Action (TRA; Ajzen & Fishbein, 1980) und das Task-Technology Fit-Modell (TTF; Goodhue & Thompson, 1995) untersuchten Yeh, Chen und Wu (2015) die individuellen affektiven Faktoren zur Erklärung dauerhafter Nutzung von Apps und verweisen auf subjektive Normen und Einstellungen als relevante Erklärungsfaktoren. Es bleibt jedoch fraglich, inwieweit die Erkenntnisse zu allgemeinen Motiven und Vorstellungen der App-Nutzung auf Gesundheits-Apps übertragen werden können.

Yoganathan und Kajanan (2014) untersuchten die Determinanten der Nutzung von Fitness-Apps anhand der Unified Theory of Acceptance and Use of Technology (UTAUT; Venkatesh, Morris, Davis & Davis, 2003) sowie des Elaboration Likelihood-Modells (ELM; Petty & Cacioppo, 1986). Sie führten eine Befragung mit 83 Studierenden durch, welche die Beschreibung einer Fitness-App erhielten und auf dieser Grundlage Aussagen über Erwartungen an die App sowie ihre eigene Motivation zu physischen Aktivitäten und der Nutzung der App trafen. Auf der Basis von Strukturgleichungsmodellen fanden die Autoren heraus, dass Individuen mit höherer intrinsischer Motivation zu trainieren, die Nutzung als einfacher empfanden und einen stärkeren sozialen Einfluss wahrnahmen. Darüber hinaus moderierte die Glaubwürdigkeit der App die Zusammenhänge dahingehend, dass Nutzer glaubwürdige Apps unabhängig davon, ob sie eine mögliche Leistungssteigerung versprachen, eher nutzten, während die erwartete Leistungssteigerung durch die Apps bei geringer Glaubwürdigkeit eher eine Rolle spielte.

Auch wenn diese Erkenntnisse bereits erste Hinweise darauf geben, welche Erwartungen und Motive die Nutzung von Gesundheits-Apps beeinflussen, so bleiben dennoch Fragen offen: Erstens wissen wir nicht, ob die Erwartungen für verschiedene Gesundheitsbereiche (Fitness vs. Ernährung) vergleichbar sind, zweitens erklären Modelle wie UTAUT, ELM und TRA/TPB immer nur einen Teil des Ganzen, da die langfristige Nutzung von mobilen Angeboten und deren Integration in den Alltag unberücksichtigt bleiben. Im vorliegenden Beitrag setzen wir uns daher mit der Aneignung von Ernährungs-Apps auseinander, um uns diesen Fragen anzunähern.

3 Aneignung mobiler Medien – das Mobile Phone Appropriation-Modell

Wir ziehen das *MPA*-Modell heran, ein Modell, das explizit dafür entwickelt wurde, die Integration mobiler Angebote in den Alltag der Nutzer zu untersuchen (Wirth et al., 2008). In seinen Grundzügen ist das *MPA*-Modell eine Erweiterung der *TPB* (Ajzen, 1991) und erklärt menschliches Handeln durch Einstellungen in Bezug auf das Verhalten, subjektive Normen und die wahrgenommene Verhaltenskontrolle. Um weitere Aspekte der Aneignung zu erfassen, wurde das Modell um weitere theoretische Bausteine – konkret Diffusion von Innovationen (Rogers, 2003), Technology Acceptance-Modell (Davis, 1986), Rahmen-Analyse (Goffman, 1974), Domestizierungs-Ansatz (Silverstone & Haddon, 1996) sowie Uses-and-Gratifications-Ansatz (UGA; Katz, Blumler & Gurevitch, 1974) – ergänzt. Der folgende Abschnitt beschreibt kurz die zentralen Konzepte und Annahmen des *MPA*-Modells (siehe Abb. 1).

In Anlehnung an den Domestizierungs-Ansatz (Silverstone & Haddon, 1996) betrachtet das *MPA*-Modell die Aneignung mobiler Medien als einen kreativen und aktiven Prozess, welcher in unterschiedlichen Nutzungsmustern der individuellen Anwender resultiert. Dies spiegelt sich in verschiedenen Teildimensionen im Modell wider, z.B. objektbezogene und funktionale Aspekte. Ersteres umfasst Handlungen, die auf das Gerät selbst bezogen sind, z.B. die Verschönerung mit Accessoires oder die Auswahl eines Klingeltons. Letzteres basiert auf dem UGA und unterscheidet funktionale Aspekte wie Ablenkung/Zeitvertreib oder die Kontaktpflege. Darüber hinaus integriert das *MPA*-Modell symbolische

Abbildung 1: Das MPA-Modell (von Pape, Karnowski & Wirth, 2008, S. 100)

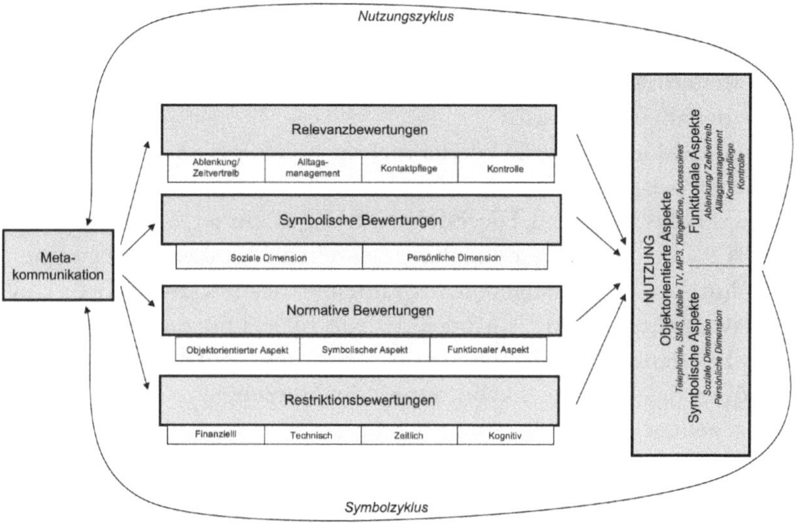

Aspekte in die Teildimension der Handlung, um den symbolischen Wert sowohl des Objekts als auch der Nutzung zu berücksichtigen. Dieser symbolische Aspekt kombiniert eine soziale und eine psychologische Dimension, d.h. Aspekte des Verhaltens, welche für den Nutzer selbst sowie für den Nutzer in Relation zu seinem sozialen Umfeld wichtig sind. Entsprechend der Klassifizierung der beschriebenen Teildimensionen werden die Bewertungen ebenfalls in Funktionsbewertungen und symbolische Bewertungen mit den entsprechenden Unterkategorien unterschieden.

Darüber hinaus werden normative Bewertungen und Restriktionen als Einflussvariablen modelliert. Normative Bewertungen werden in folgende drei Handlungs-Aspekte unterschieden: objektbezogen, symbolisch und funktional. Restriktionsbewertungen werden unterschieden in finanziell, technisch, zeitlich und kognitiv. Zudem integriert das *MPA*-Modell das Konzept der Meta-Kommunikation, d.h. den Einfluss der Kommunikation über Kommunikationstechnologien auf den Aneignungsprozess. Drei verschiedene Formen der Meta-Kommunikationen werden unterschieden: Massenkommunikation, interpersonale Kommunikation und die Beobachtung anderer. Im Ganzen ist das *MPA*-Modell als ein zirkulärer Prozess konzeptualisiert, bei dem Meta-Kommunikation die Handlungsaspekte sowie normative Bewertungen und Kontrollüberzeugungen diskutiert und beeinflusst. Diese wiederum beeinflussen die Handlung in einem zweiten Schritt. Die Handlungen selbst prägen wiederum weitere Meta-Kommunikation, sodass der Aneignungsprozess immer wieder angestoßen wird.

Das *MPA*-Modell wurde bereits mehrfach erfolgreich für mobile Anwendungen adaptiert, etwa mobiles Internet (Humphreys, von Pape & Karnowski, 2013), mobile Facebook-Nutzung (Pimmer, Linxen & Gröhbiel, 2012) oder den Zusammenhang zwischen Mobiltelefon-Aneignung und kultureller Anpassung von Migranten (Aricat, Karnowski & Chib, 2015). Wir halten das MPA-Modell deshalb für ein nützliches Werkzeug, um die facettenreiche Aneignung von Ernährungs-Apps zu erfassen und dabei über die einfache Dichotomie von Nutzung vs. Nicht-Nutzung hinauszugehen.

4 Adaption des MPA-Modells für die Aneignung von Ernährungs-Apps

Von Pape et al. (2008, S. 116) stellen fest, dass für den Einsatz des *MPA*-Modells und der entsprechenden Skalen für die Aneignung von ‚embedded innovations' Anpassungen vorgenommen werden müssen. Im vorliegenden Beitrag soll nun diskutiert werden, wie das Modell adjustiert werden muss, um es auf die Aneignung von Ernährungs-Apps zu beziehen (siehe Abb. 2).

Grundlegende Änderungen müssen in Bezug auf die verschiedenen Aspekte der Nutzung vorgenommen werden. Für integrierte Anwendungen können Fragen nach objektbezogenen Aussagen, so z.B. „Wie oft wechselst du deinen Handy-Klingelton?" oder „Wenn du unterwegs bist, ist dein Handy dann für jeden sichtbar oder eher versteckt?" nicht gestellt werden und müssen deshalb entfallen. Das Unterkonstrukt *Ablenkung/Zeitvertreib* kann erhalten bleiben. *Alltagsmanagement* und *Kontrolle* sollten in eine neue Unterkategorie *Lebensstil-Management* integriert werden. Nach Brown, Yen, Rojas und Schnall (2013) erfüllen Apps eine Informationsfunktion. In diesem Kontext ist die permanente Verfügbarkeit von Daten entscheidend (Wei, Karlis & Haught, 2012). Das besondere an Gesundheits-Apps ist zudem die Möglichkeit, Informationen über das

Abbildung 2: Das adaptierte MPA-Modell für die Aneignung von Ernährungs-Apps (eigene Darstellung in Anlehnung an von Pape et al., 2008)

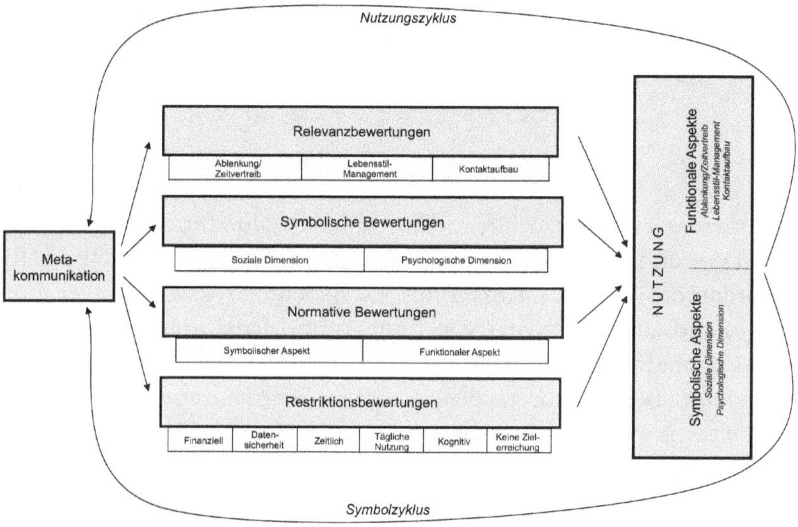

eigene Gesundheitsverhalten aufzeichnen und überblicken zu können (Dennison, Morrison, Conway & Yardley, 2013). *Lebensstil-Management* als ein funktionaler Aspekt der Nutzung beinhaltet deshalb neben der allgemeinen Wichtigkeit eines gesunden Lebensstils auch die permanente Verfügbarkeit allgemeiner Ernährungsinformationen sowie des persönlichen Ernährungsstatus des Nutzers. Die Unterkategorie *Kontaktpflege* sollte in *Kontaktaufbau* umformuliert werden. Die Forschung zeigt, dass der Austausch mit Gleichgesinnten zu gesundheitsfördernden Verhaltensänderungen anregt (Dennison et al., 2013). Manche Teilnehmer entsprechender Studien empfinden ein gewisses Maß an Konkurrenz als nützlich; andere möchten Ratschläge mit Personen austauschen, welche das gleiche Ziel verfolgen und die gleiche mobile Anwendung nutzen (Dennison et al., 2013). Deshalb sollte *Kontaktaufbau* sowohl den Aspekt des Austausches mit Gleichgesinnten als auch die Unterstützung durch Menschen, die das gleiche Ziel verfolgen, sowie den Wettbewerb mit anderen Nutzern von Ernährungs-Apps beinhalten. Auch die Teildimensionen normative Bewertungen und Restriktionen müssen angepasst werden. Eine spezifische Einschränkung der Nutzung von Ernährungs-Apps könnte sein, dass es sehr zeitaufwändig, mitunter sogar belastend sein kann, jeden Tag oder sogar mehrmals am Tag Eintragungen zu seinem Essverhalten vornehmen zu müssen (Dennison et al., 2013). Darüber hinaus haben Nutzer möglicherweise Bedenken in Bezug auf die Datensicherheit (Dennison et al., 2013).

5 Fazit

Zusammenfassend lässt sich feststellen, dass die Nutzung von Smartphones und Gesundheits-Apps zunimmt und damit der Bereich mHealth für die Förderung gesunder Ernährung an Bedeutung gewinnt. Der Forschungsstand zur Effektivität von Fitness- und Ernährungs-Apps ist jedoch lückenhaft und zum Teil widersprüchlich. Deshalb haben wir im vorliegenden Beitrag vorgeschlagen, einen Schritt zurückzugehen und zunächst die Nutzung und Aneignung am Beispiel von Ernährungs-Apps näher zu betrachten. Da es bisher zwar einige Studien zu Nutzungsmotiven und Erwartungen an Ernährungs-Apps, aber kein Modell zur systematischen Untersuchung der Aneignung gibt, plädieren wir für die Adaption des bewährten Mobile Phone Appropriation-Modells.

Auf Grundlage der bisherigen Erkenntnisse zur Nutzung von Gesundheits-Apps konnten wir zeigen, in welchen Bereichen das Modell wie modifiziert werden müsste. Wie auch im Original-Modell werden die typischen Elemente sozialpsychologischer Handlungstheorien erfasst; dabei werden jedoch sowohl die Bewertungsfaktoren als auch die Nutzung weiter ausdifferenziert in funktionale und symbolische Aspekte sowie die Meta-Kommunikation in das Modell integriert. Das Modell kann genutzt werden, um die Aneignung von Ernährungs-Apps umfassend und standardisiert zu analysieren sowie ggf. Nutzertypen zu unterscheiden. Inwieweit das Modell auch empirisch haltbar und somit geeignet ist, die Nutzung von Smartphone-Apps im Ernährungsbereich zu erklären, muss jedoch noch geprüft werden. Dafür müssen die vorhandenen *MPA*-Skalen (von Pape et al., 2008) in Anlehnung an die hier dargelegten, notwendigen Anpassungen des Modells umformuliert werden. Außerdem sollte dabei diskutiert werden, wie man dem langfristigen, zirkulären Aneignungsprozess, welcher dem Modell zugrunde liegt, empirisch gerecht werden kann.

Literaturverzeichnis

Ajzen, I. (1991). The Theory of Planned Behavior. *Organizational Behavior and Human Decision Processes, 50*, 179–211.

Ajzen, I., & Fishbein, M. (1980). *Understanding Attitudes and Predicting Social Behavior.* Englewood Cliffs, N.J: Prentice-Hall.

Aricat, R. G., Karnowski, V., & Chib, A. (2015). Mobile Phone Appropriation and Migrant Acculturation: A Case Study of an Indian Community in Singapore. *International Journal of Communication, 9*(2015), 2221–2242.

Becker, S., Miron-Shatz, T., Schumacher, N., Krocza, J., Diamantidis, C., & Albrecht, U.-V. (2014). mHealth 2.0: Experiences, Possibilities, and Perspectives. *JMIR mHealth and uHealth, 2*(2), e24. doi:10.2196/mhealth.3328.

Brown, W. III, Yen, P.-Y., Rojas, M., & Schnall, R. (2013). Assessment of the Health IT Usability Evaluation Model (Health-ITUEM) for Evaluating Mobile Health (mHealth) Technology. *Journal of Biomedical Informatics, 46*(6), 1080–1087.

Davis, F. D. (1986). *A Technology Acceptance Model for Empirically Testing New End-user Information Systems: Theory and Results.* Cambridge, M.A.: MIT Press.

Dennison, L., Morrison, L., Conway, G., & Yardley, L. (2013). Opportunities and Challenges for Smartphone Applications in Supporting Health Behavior Change: Qualitative Study. *Journal of Medical Internet Research, 15*(4), e86.

DiFilippo, K. N., Huang, W.-H., Andrade, J.E., & Chapman-Novakofski, K. M. (2015). The Use of Mobile Apps to Improve Nutrition Outcomes: A Systematic Literature Review. *Journal of Telemedicine and Telecare, 21*(5), 243–253.

Fanning, J., Mullen, S. P., & McAuley, E. (2012). Increasing Physical Activity with Mobile Devices: A Meta-Analysis. *Journal of Medical Internet Research, 14*(6), e161.

Gallup (2014). *How Mobile Technology Can Improve Employees' Well-Being.* Abgerufen von www.gallup.com/businessjournal/179111/mobile-technology-improve- employees.aspx (04.03.2016).

Goffman, E. (1974). *Frame Analysis: An Essay on the Organization of Experience.* Cambridge, M.A.: Harvard University Press.

Goodhue, D. L., & Thompson, R. L. (1995). Task-Technology Fit and Individual Performance. *MIS Quarterly, 19*(2), 213–236.

Hoehle, H., & Venkatesh, V. (2015). Mobile Application Usability: Conceptualization and Instrument Development. *MIS Quarterly, 39*(2), 435–472.

Hoehle, H., Zhang, X., & Venkatesh, V. (2015). An Espoused Cultural Perspective to Understand Continued Intention to Use Mobile Applications: A Four-country Study of Mobile Social Media Application Usability. *European Journal of Information Systems, 24*(3), 337–359.

Humphreys, L., von Pape, T., & Karnowski, V. (2013). Evolving Mobile Media: Uses and Conceptualizations of the Mobile Internet. *Journal of Computer-Mediated Communication, 18*(4), 491–507.

IKK Classic (2014). *Umfrage Medizin- und Gesundheits-Apps.* Abgerufen von https://cdn1.ikk-classic.de/fileadmin/user_upload/ presse/Presse_HH/MF/Umfrage_Medizin-Apps/Ergebnisse_Umfrage_Medizin-_und_Gesundheits-Apps.pdf (25.09.2015).

Katz, E., Blumler, J.G., & Gurevitch, M. (1974). Utilization of Mass Communication by the Individual. In: J. G. Blumler & E. Katz (Hrsg.), *The Uses of Mass Communications. Current Perspectives in Gratifications Research* (S. 249–268). Beverly Hills, C.A.: SAGE.

Lin, Y.-H., Fang, C.-H., & Hsu, C.-L. (2014). Determining Uses and Gratifications for Mobile Phone Apps. In: J. J. Park, Y. Pan, C.-S. Kim, & Y. Yang (Hrsg.), *Lecture Notes in Electrical Engineering. Future Information Technology* (S. 661-668). Berlin: Springer.

Lopez, C. (2014). *Faszination Mobile. Verbreitung, Nutzungsmuster und Trends.* Bundesverband Digitale Wirtschaft in Kooperation mit Google und TNS Infratest. www.bvdw.org/presseserver/studie_faszination_mobile/BVDW_Faszination_Mobile_2014.pdf (17.03.2016).

Morris, M. E. & Aguilera, A. (2012). Mobile, Social, and Wearable Computing and the Evolution of Psychological Practice. *Professional Psychology: Research and Practice, 43*(6), 622–626.

Payne, H. E., Lister, C., West, J. H., & Bernhardt, J. M. (2015). Behavioral Functionality of Mobile Apps in Health Interventions: A Systematic Review of the Literature. *JMIR mHealth and uHealth, 3*(1), e20.

Petty, R. E., & Cacioppo, J. T. (1986). The Elaboration Likelihood Model of Persuasion. *Advances in Experimental Social Psychology, 19*, 123–205.

Pimmer, C., Linxen, S., & Gröhbiel, U. (2012). Facebook as a Learning Tool? A Case Study on the Appropriation of Social Network Sites from Mobile Phones in Developing Countries. *British Journal of Educational Technology, 43*(5), 726–738.

Rogers, E. M. (2003). *Diffusion of Innovations.* New York, N.Y.: Free Press.

Ruggiero, T.E. (2000). Uses and Gratifications Theory in the 21st Century. *Mass Communication and Society, 3*(1), 3–37.

Sama, P. R., Eapen, Z. J, Weinfurt, K. P., Shah, B. R., & Schulman, K. A. (2014). An Evaluation of Mobile Health Application Tools. *JMIR mHealth uHealth, 2*(2), e19.

Silverstone, R., & Haddon, L. (1996). Design and the Domestication of Information and Communication Technologies: Technical Change and Everyday Life. In: R. Silverstone & R. Mansell (Hrsg.), *Communication by Design. The Politics of Information and Communication Technologies* (S. 44-74). Oxford, U.K.: Oxford University Press.

Tomlinson, M., Rotheram-Borus, M. J., Swartz, L., & Tsai, A. C. (2013). Scaling Up mHealth: Where Is the Evidence? *PLoS Medicine, 10*(2), e1001382.

Venkatesh, V., Morris, M. G., Davis, G. B., & Davis, F. D. (2003). User Acceptance of Information Technology: Toward a Unified View. *MIS Quarterly, 27*(3), 425–478.

von Pape, T., Karnowski, V., & Wirth, W. (2008). Die Mobile Phone Appropriation-Skala (MPA-Skala): Konstruktion und Evaluation. In: J. Matthes, W. Wirth, A. Fahr, & G. Daschmann (Hrsg.), *Die Brücke zwischen Theorie und Empirie: Operationalisierung, Messung und Validierung in der Kommunikationswissenschaft* (S. 96–127). Köln: Herbert von Halem Verlag.

Wei, R., Karlis, J., & Haught, M. J. (2012, May). *Apps, Apps, and More Apps: A Uses and Gratification Study of App Use.* Paper Presented at the Annual Meeting of the International Communication Association, Sheraton Phoenix Downtown, Phoenix.

Wirth, W., von Pape, T., & Karnowski, V. (2008). An Integrative Model of Mobile Phone Appropriation. *Journal of Computer-Mediated Communication, 13*(3), 593-617.

Yeh, Y.-H., Chen, B., & Wu, N.-C. (2015). The Influence of Individual Affective Factors on the Continuous Use of Mobile Apps. In: F. Nah & C.-H. Tan (Hrsg.), *Lecture Notes in Computer Science. HCI in Business* (S. 197–206). Cham: Springer.

Yoganathan, D., & Kajanan, S. (2014). What Drives Fitness Apps Usage? An Empirical Evaluation. In: B. Bergvall-Kåreborn & P. A. Nielsen (Hrsg.), *IFIP Advances in Information and Communication Technology. Creating Value for All through IT* (S. 179–196). Berlin: Springer.

Saskia Klenk, Doreen Reifegerste & Rebecca Renatus

Zielgruppenspezifische Gesundheitskommunikation für Männer-Apps als Praxisoption

1 Einleitung

Männer und Frauen unterscheiden sich in vielen Aspekten hinsichtlich ihres Gesundheitszustands, -verhaltens und der Wahrnehmung dessen. So liegt etwa die Lebenserwartung von Männern fünf Jahre unter der von Frauen und Männer weisen zudem schlechtere Gesundheitsparameter auf (Kolip, 2008). Sie leben häufig einen riskanteren Lebensstil und haben demnach ein erhöhtes Risiko für Unfälle im Vergleich zu Frauen. Vor allem in der Altersgruppe der jungen Männer zwischen 18 und 29 Jahren treten Unfallverletzungen vermehrt auf (RKI, 2013).

Im Bereich Ernährung fällt auf, dass Männer in Deutschland doppelt so viele Fleischprodukte wie Frauen essen und damit die empfohlenen Richtwerte der Deutschen Gesellschaft für Ernährung (DGE) deutlich überschreiten. Außerdem nehmen Männer weniger Gemüse und Obst zu sich als Frauen (DGE, 2014). Als ungesund kann außerdem der hohe Alkoholkonsum in der männlichen Bevölkerung eingestuft werden, mit durchschnittlich 351ml alkoholhaltiger Getränke pro Tag im Vergleich zu 100ml solcher Getränke bei Frauen (ebd.). Diese eher ungesunden Ernährungsgewohnheiten begünstigen insbesondere die Entstehung von Herz-Kreislauf-Erkrankungen und Übergewicht. Aktuell sind 67 Prozent der Männer in Deutschland übergewichtig im Vergleich zu 53 Prozent der Frauen (RKI, 2014). Unterschiede äußern sich auch in der Beteiligung an Krebsfrüherkennungsuntersuchungen, an denen Frauen erheblich häufiger als Männer teilnehmen (Sieverding, 2005). Die Mehrheit der Männer gilt zudem als unzureichend körperlich aktiv (Hatchell, Bassett-Gunter, Clarke, Kimura, & Latimer-Cheung, 2013).

Dennoch haben Männer durchschnittlich weniger Interesse an Gesundheitsthemen. Sie gelten als „Vorsorgemuffel" und beschäftigen sich mit Gesundheitsinformationen häufig erst beim Auftreten akuter Symptome und vertrauen daher vor allem auf den Arzt (Kolip, 2008; Sänger, 2014), während Frauen zusätzlich das Gespräch mit einer Vertrauensperson und massenmediale Informationen als hilfreich für medizinische Informationen schätzen (McQueen, Vermon, Meissner, Klabunde & Rakowski, 2006). Auch die Teilnahme an Kursen zur Gesundheitsförderung fällt bei Männern deutlich geringer aus: Durchschnittlich 80% der Teilnehmer an Kursen aus den Bereichen Bewegung, Ernährung, Stressbewältigung und Suchtmittelkonsum sind Frauen (MDS & GKV-Spitzenverband, 2013).

Zudem ist bekannt, dass Männer seltener Gesundheitsinformationen lesen (Plotnikoff et al., 2011) und dass sie weniger Ratschläge von ihrem Hausarzt über die Veränderungen eines ungesunden Lebensstils erhalten als Frauen (Courtenay, 2000). Zusätzlich unterschätzen Männer häufig ihre Gesundheitsrisiken (Courtenay, 2003), was auch dazu führen kann, dass sie gegenüber traditionellen Risikoinformationen mit Ablehnung oder Reaktanz reagieren (Hatchell et al., 2013).

Männer gelten daher in der Prävention als wichtige, aber schwer zu erreichende Zielgruppe (Hatchell et al., 2013). Geschlechterspezifische Ansätze der Gesundheitskommunikation, die Unterschiede zwischen Männern und Frauen berücksichtigen, könnten daher maßgeblich zur Programmeffektivität beitragen (Liuccio, 2015). Obwohl immer wieder gefordert wird, Männer durch eine spezifische Ansprache zu erreichen, ist dies bisher nur wenigen Praxisprojekten gelungen (Altgeld, 2009). Zudem ist bisher wenig über effektive genderspezifische Gesundheitskommunikation für Männer bekannt, da sich die Mehrheit der genderspezifischen Forschung auf Frauen konzentriert (Latimer, Brawley, & Bassett, 2010).

Eine Möglichkeit, Männer zu erreichen, ist in den letzten Jahren durch die steigende Verbreitung von internetfähigen mobilen Endgeräten und den darauf installierten Apps entstanden. Studien zeigen, dass bereits vielfach Apps zur Erfassung von Fitness- und Trainingsdaten, Essverhalten, Gewicht oder zur Dokumentation von Blutdruckdaten genutzt werden (Higgins, 2016). In Deutschland nutzen bereits 21% der Smartphone- bzw. Tablet-Nutzer gesundheitsbezogene Apps (Forsa, 2013). Obwohl Männer nur ein geringes Interesse an Gesundheitsthemen zeigen, lassen sich hierbei keine geschlechtsbezogenen Unterschiede feststellen (ebd.). Vor diesem Hintergrund stellt sich die Frage, ob Gesundheits-Apps eine Möglichkeit darstellen, der technikaffinen Zielgruppe der Männer (Venkatesh & Morris, 2000) Themen der primären Prävention zugänglich zu machen.

Daher betrachten wir in diesem Beitrag, welche Möglichkeiten bestehen, Männer mit Gesundheitsthemen zu erreichen und welche Rolle Fitness-Apps für eine gezielte Ansprache von Männern spielen können. Ziel ist es, geschlechtsspezifische Nutzungsmotive und Determinanten der App-Nutzung aus dem Bereich Bewegung und Sport zu betrachten und ihr Potenzial für eine männerspezifische Gesundheitskommunikation abzuleiten. Basis des hier vorgestellten Überblicks bildet eine Literaturrecherche, die sich auf die Bereiche Prävention, körperliche Aktivität („physical activity") und mHealth konzentrierte.

2 Gesundheitskommunikation für Männer

Bei der Diskussion um genderspezifische Verbesserungsmöglichkeiten von Interventionen im Gesundheitsbereich ist oftmals von Diversity Management die Rede. Dies meint eine „genauere Definition von Zielgruppen und eine stärkere Berücksichtigung ihrer Verschiedenartigkeit" (Altgeld, 2006, S. 50). Altgeld (2006) nennt vier Handlungsfelder, um eine zielgruppengerechte Gesundheitsförderung für Männer zu entwickeln. Eines der Handlungsfelder stellt dabei die männergerechte Gesundheitskommunikation dar.

Dabei ist es wichtig, die definierte Zielgruppe ihrer Lebensweise entsprechend anzusprechen. Im Rahmen von Präventions- und Gesundheitsförderungsmaßnahmen werden häufig Broschüren und andere textlastige Medien eingesetzt. Dies stellt nicht immer die geeignetste Methode dar, um Jungen und Männer im Rahmen der Gesundheitskommunikation anzusprechen. Jungen sind laut PISA-Studie in der Gruppe der schwachen Leser überrepräsentiert (Klieme et al., 2010). Im Vergleich zu Mädchen bereitet es Jungen größere Schwierigkeiten, Texte zu reflektieren und zu beurteilen. Auch als Hobby hat Lesen bei Jungen einen geringen Stellenwert: Bei weniger als einem Fünftel wird es als liebstes Hobby angegeben, während mehr als zwei Fünftel unter den Mädchen am liebsten in ihrer Freizeit lesen (Altgeld, 2009).

Ein Beispiel für eine genderspezifische Kampagne ist die „1000 mutige Männer für Mönchengladbach"-Kampagne von der Krebsgesellschaft NRW und der BARMER GEK. Ziel der Kampagne war es, die Teilnahmeraten bei der Koloskopie/Darmspiegelung zur Früherkennung von Darmkrebs bei Männern ab 55 Jahren zu steigern (Krebsgesellschaft Nordrhein-Westfalen e.V. & BARMER GEK, 2013). Vor allem Männer bis 70 Jahre nehmen dieses Angebot seltener in Anspruch als Frauen (Schäfer et al., 2012). In einer Vorstudie wurden zunächst Barrieren und Motivatoren der Männer zur Teilnahme an der Koloskopie untersucht. Hier zeigten sich geschlechterspezifische Differenzen. Während Frauen vor allem Schamgefühl und die aufwendige Vorbereitung der Untersuchung als Barrieren angeben, nannten die Männer als Barrieren zur Teilnahme an der Koloskopie vor allem Angst vor den Ergebnissen, sowie kein Vorliegen von Symptomen. Motivierend hingegen wirkten für Männer Darmkrebsfälle im Umfeld des Befragten, finanzielle Anreize sowie Empfehlungen von Ärzten und Partnerinnen. Diese Ergebnisse decken sich mit denen anderer wissenschaftlicher Untersuchungen aus dem angelsächsischen Raum (Lasser, Ayanian, Fletcher & Good, 2008; Myers et al., 1991).

Die Konzeption der Kampagne und der dazugehörigen Werbemittel baute auf diesen Resultaten auf. So wurden externe Anreize geboten, z.B. in Form einer Tombola, und es wurde auf eine direkte Ansprache im sozialen Umfeld gesetzt. Nicht nur Multiplikatoren (u.a. regionale Fußballtrainer) und Ärzte wurden mit eingebunden, auch Partnerinnen als „ermutigende Frauen" wurden angesprochen. In der Ansprache wurde besonders auf eine Vermeidung angstauslösender Begriffe geachtet. Diese wurden weitestgehend durch neutralere und oder männerspezifische Wörter ersetzt, zum Beispiel „Krebs" durch „Polypen" und „Darmspiegelung" durch „Darminspektion" (Krebsgesellschaft Nordrhein-Westfalen e.V. & BARMER GEK, 2013, S. 15). Dies führte sowohl zu einer höheren Bekanntheit der Kampagne als auch zu einer Steigerung der Teilnahmerate der Männer ab 55 Jahren bei der Koloskopie.

Eine andere, dialogische Form der Gesundheitskommunikation wurde beim Projekt „Voll im Griff" eingesetzt (Kolip, 2008). Zielgruppe waren junge Männer zwischen 18 und 25 Jahren. Das Projekt hatte das Ziel, die jungen Männer zum Thema Alkohol und Autofahren zu sensibilisieren und dadurch die durch Alkohol bedingten Unfälle im Straßenverkehr zu reduzieren (Holterhoff-Schulte, 2003). In den Workshops fuhren die Schüler zunächst einen Parcours mit dem Auto und wurden dabei gefilmt. Vor der zweiten Rundfahrt durften die Teilnehmer Alkohol trinken und die Menge, die sie für angemessen halten, dabei selbst abschätzen. Anschließend fuhren sie den Parcours erneut ab und die Fahrt wurde erneut aufgezeichnet. Die Schüler konnten so sehen, dass bereits das Trinken geringer Mengen von Alkohol die Fahrtüchtigkeit beeinträchtigt (Holterhoff-Schulte, 2003; Kolip, 2008).

Diese Beispiele zeigen, wie durch verschiedene Strategien in der Gesundheitskommunikation (Wettbewerb, eigene Erfahrungen, Expertenempfehlungen) eine männerspezifische Ansprache erreicht werden kann. Möglicherweise eignen sich auch mobile Kommunikationskanäle und Medienformen, um Männer besser zu erreichen. Um die Chancen von Fitness-Apps für die Ansprache von Männern bewerten zu können, müssen zunächst Geschlechtsunterschiede im Bereich Bewegung und Sport betrachtet werden.

3 Körperliche Aktivität bei Männern und Frauen

Insgesamt haben regelmäßige Bewegung und körperliche Aktivität einen hohen Einfluss auf die Lebensqualität und spielen damit eine wichtige Rolle bei der Erhaltung von Gesundheit und der Prävention chronischer Krankheiten (Warburton, Nikol & Bredin, 2006). Aktive Erwachsene haben im Vergleich zu Inaktiven ihrer Altersgruppe einen geringeren Anteil an koronaren Herzerkrankungen, Bluthochdruck, Schlaganfall, Diabetes, Stoffwechselkrankheiten sowie Darm- und Brustkrebs. Außerdem weisen aktive Erwachsene mehr muskuläre Fitness und eine gesündere Körperzusammensetzung auf als Inaktive. Bewegungsmangel hingegen fördert einige Risikofaktoren bezüglich chronischer Krankheiten (ebd.). Die WHO (2010) hat daher körperliche Inaktivität als viertgrößten Risikofaktor für Mortalität weltweit eingestuft.

Bei der Ausübung von Sport lassen sich nun geschlechtsspezifische Unterschiede feststellen, beispielsweise in der Art der körperlichen Aktivität. Frauen üben eher Sportarten wie Reiten, Tai Chi, Tanzen und Turnen aus, der Anteil von Männern ist dagegen bei Ballsportarten größer (Lamprecht & Stamm, 2000). Insgesamt ist die Ausübung sportlicher Aktivitäten unter Männern üblicher als unter Frauen, wohingegen bei Frauen die gewohnheitsmäßige Bewegung im Alltag weiter verbreitet ist (z.B. bei Haus-, Gartenarbeit) (Meyer, Niemann & Abel, 2004). Über die Lebensspanne hinweg verändert sich allerdings das Bewegungsprofil von Männern und Frauen. Während in jungen Jahren weniger Frauen als Männer Sport treiben, dreht sich das Verhältnis ab einem Alter von 45 Jahren um und der Anteil der sportlich aktiven Frauen übersteigt den der Männer deutlich (Lamprecht & Stamm, 2000). Es erscheint daher sinnvoll, zielgruppenspezifische Maßnahmen zur Förderung von körperlicher

Aktivität zu konzipieren und durchzuführen (Krug et al., 2013; Teixeira, Carraça, Markland, Silva & Ryan, 2012).

Aus der Gesundheitspsychologie ist außerdem bekannt, dass bei den Motiven zur sportlichen Betätigung deutliche Geschlechterunterschiede bestehen. Während Männer sich vor allem aus Leistungs- und Wettbewerbsmotiven bewegen, sind Frauen vorrangig physisch aktiv, um ihr Aussehen oder ihre Gesundheit zu verbessern (Kilpatrick, Hebert, & Bartholomew, 2005; Pfeffer & Alfermann, 2006). Diese Aspekte sollten bei der Beurteilung der Chancen von Sport-Apps für eine männerspezifische Ansprache berücksichtigt werden.

4 mHealth mit Fitness-Apps

Voraussetzung für die Nutzung von Apps ist die Mobilkommunikation, welche sich in relativ kurzer Zeit in der westlichen Gesellschaft durchsetzen und vom Schüler bis zum Rentner eine hohe Anzahl an Nutzern in allen Altersgruppen gewinnen konnte (Boulos, Wheeler, Tavares & Jones, 2011, S. 2). Im zweiten Quartal 2016 nutzten in Deutschland 38,4 Millionen Personen mobile Angebote, wobei der Anteil der männlichen Nutzer (53,4%) etwas höher als der der weiblichen Nutzer (46,6%) ausfällt (AGOF, 2016). Diese Entwicklung bietet vielfältige Chancen für Präventionsthemen, beispielsweise kann der Zugang zu Gesundheitsservices dadurch einfacher ermöglicht werden, da Smartphones persönliche, aufgrund verschiedener Funktionen verbundene Geräte sind, die im Alltag immer mitgeführt werden (Fogg & Adler, 2009; Whittaker, 2012).

Mit der weit verbreiteten Smartphone-Nutzung geht auch die Nutzung von mobilen Anwendungen auf dem Smartphone, sogenannten Applications, kurz Apps, einher. In den USA haben bereits ein Fünftel (19%) der Smartphone-Nutzer eine Gesundheits-App installiert (Fox & Duggan, 2012). Ähnliche Ergebnisse liegen für Deutschland vor: 21% der Smartphone- bzw. Tablet-Nutzer nutzen gesundheitsbezogene Apps (Forsa, 2013). Viele Vorteile, die das Internet als Kanal von Gesundheitsinformationen bietet, treffen auch auf Smartphone-Apps zu: ständige Zugänglichkeit, Bereitstellen von auf den Nutzer zugeschnittenem Feedback, hohe Reichweite sowie interaktive Funktionen (Griffiths, Lindenmeyer, Powell, Lowe & Thorogood, 2006; Middelweerd, Mollee, van der Wal, Brug & Te Velde, 2014). Smartphones bieten außerdem die Möglichkeit, Nutzer interaktiv und individualisiert anzusprechen (Kreps

& Neuhauser, 2010, S. 329), was gerade für die männerspezifische Gesundheitskommunikation als wichtiger Aspekt erscheint.

Im Bereich Bewegung, Sport und Fitness weisen Apps unterschiedliche Funktionen auf. Zum Beispiel zeichnen sie das Training auf, liefern Feedback zu bestimmtem Verhalten, bieten die Möglichkeit zur Selbstkontrolle und helfen bei realistischen Zielsetzungen (Azar et al., 2013, S. 586; Stragier & Mechant, 2013, S. 1). Im Apple App-Store und bei Google Play finden sich solche Apps beispielsweise in den Kategorien „Gesundheit und Fitness“ und „Sport“ (Apple Inc., 2014; Google, 2014).

Da weder Männer noch Frauen die Zielvorgaben der WHO zu ausreichender Bewegung erreichen (WHO, 2010), kann ein Ansatz für solche Apps darin liegen, zu mehr Bewegung und Sport zu motivieren. Die bereits beschriebenen Vorteile von Smartphones und Apps bringen hier viele Chancen: Da das Smartphone häufig auch bei sportlichen Tätigkeiten mitgeführt wird, können Gesundheits-Apps aus dieser Sparte die Nutzer entlasten. Sportler müssen dadurch kein Extra-Equipment mehr mitführen, um während des Trainings Daten wie Geschwindigkeit, Strecke oder Ähnliches aufzuzeichnen (Ahtinen, Isomursu et al., 2008). Durch das ständige Mitführen von Smartphones sowie dem zumeist orts- und zeitunabhängigen Internetzugang bieten Gesundheits-Apps zusätzlich eine preiswerte Möglichkeit, zugeschnittenes, effektives Feedback und Ratschläge am richtigen Ort und zum richtigen Zeitpunkt zu liefern (Ahtinen, Mantyjarvi & Hakkila, 2008; Foster, Linehan, Kirman, Lawson & James, 2010; Middelweerd et al., 2014).

Dadurch ergeben sich auch Potenziale für eine männergerechte Gesundheitskommunikation. Apps als technische Neuerung haben das Potenzial, Männer als sonst eher schwierig zu erreichende Zielgruppe durch den Technikaspekt anzusprechen. Dass das männliche Geschlecht eher technikaffin ist, wurde zum Beispiel für das Kindesalter aufgezeigt: auf neue technisch-konvergente Entwicklungen, z.B. Internetradio und Videouploads, greifen Jungen eher zu als Mädchen (Hoffmann & Münch, 2003; Schwab & Stegmann, 2000). Es wurde zudem nachgewiesen, dass Männer im Vergleich zu Frauen eine größere Intention haben, Gesundheits-Apps zu nutzen (Zhang, Guo, Lai, Guo & Li, 2014).

Sport- und Fitness-Apps bieten Nutzern die Möglichkeit, sich mit existierenden sozialen Netzwerken zu verbinden. Posts mit Daten wie verbrannten Kalorien oder einer Karte des zurückgelegten Laufs können die Nutzer als Status-Update online mit allen Freunden ihres sozialen Netzwerks oder in einer entsprechenden Gruppe, z.B. auf Facebook, teilen (Munson & Consolvo, 2012, S. 26). Durch das Teilen der Ergebnisse, die mit der App aufgezeichnet wurden, oder das Anfeuern durch andere entsteht ein weiterer Anreiz für die sportliche Aktivität (Foster et al. 2010). Park et al. (2009) konnten mithilfe des Uses- & Gratifications-Ansatz – unabhängig von bestimmten Themen – vier Motive der Facebook-Gruppen-Nutzung herausarbeiten: das Knüpfen von Kontakten, Unterhaltung, Statusstreben und Informationssuche. Außerdem zeigt sich, dass Frauen die Gruppen in sozialen Netzwerken eher zur Selbstpräsentation nutzen als Männer (Haferkamp et al., 2012, S. 95; Kneidinger, 2010, S. 60–61). Da Männer allerdings eher den Wettbewerbsvergleich als Motiv zur sportlichen Motivation angeben (Molanorouzi, Khoo, & Morris, 2015), ist unklar, welches Geschlecht eher zum Teilen der Ergebnisse in entsprechenden Foren neigt und wie es sich auf das Gesundheitsverhalten auswirkt.

Consolvo, Everitt, Smith und Landay (2006) konnten zeigen, dass die Nutzer einer Version einer Schrittzähler-App mit „Sharing“-Funktion ihre täglichen Ziele wahrscheinlicher erreichten als die Nutzer der „normalen“ Version ohne diese Funktion (Consolvo et al., 2006, S. 457–461). Stragier und Mechant (2013) untersuchten den Zusammenhang der Nutzung der Fitness-App „Runkeeper“ und dem Twittern von Sportaktivitäten. Identifikation mit der Gemeinschaft, das Erhalten von Feedback und das Teilen von Informationen beeinflusst die Einstellung zum Twittern von Sportaktivitäten positiv. Dies wiederum hat einen positiven Effekt auf das tatsächliche Twittern von Workouts (Stragier & Mechant, 2013). Foster et al. (2010) konnten ähnliche Ergebnisse für eine selbstentwickelte Facebook-Anwendung nachweisen, die es ermöglichte, Schrittzahlen mit anderen Nutzern zu teilen. Unklar ist indes noch, ob sich durch das Teilen in Facebook auch eine geschlechtsspezifische Motivation zur körperlichen Aktivität zeigt.

5 Fazit

Aus den bisherigen Befunden lässt sich ableiten, dass Fitness-Apps Potenzial bieten, Männer zu (kontinuierlicher) sportlicher Betätigung zu animieren. So könnten Männer über Fitness-Apps in ähnlicher Weise erreicht werden wie Frauen. Dies ist aufgrund des eingangs beschriebenen geringeren Gesundheitsinteresses der Männer bereits positiv zu werten. Fitness-Apps ermöglichen Freizeitsportlern, ihre körperliche Aktivität zu dokumentieren und somit Fortschritte für sich selbst und andere festzuhalten. Das Teilen der eigenen Leistungen in sozialen Netzwerken beinhaltet einen besonderen Motivationsfaktor, den es in der gezielten Gesundheitskommunikation aufzugreifen gilt. Es scheint, dass die Ergebnisveröffentlichung im eigenen Freundeskreis gerade Männer durch ihr stärker ausgeprägtes Motiv zum Wettbewerbsvergleich zur sportlichen Aktivität motivieren könnte. Fraglich ist allerdings, ob sich eine Aktivierung von Männern beim Sport mittels Apps auch auf andere Gesundheitsthemen wie Vorsorgeuntersuchungen übertragen lässt.

Literaturverzeichnis

Ahtinen, A., Isomursu, M., Huhtala, Y., Kaasinen, J., Salminen, J. & Häkkilä, J. (2008). Tracking Outdoor Sports – User Experience Perspective. In: E. Aarts, J. L. Crowley, B. de Ruyter, H. Gerhäuser, A. Pflaum, J. Schmidt et al. (Hrsg.), Ambient Intelligence. European Conference, AmI 2008 (Lecture Notes in Computer Science, Bd. 5355, S. 192–209). Berlin, Heidelberg: Springer.

AGOF (2016). Digital Facts 2016-2. Abgerufen von https://www.agof.de/studien/digital-facts/aktuelle-studie/ (11.04.2016).

Ahtinen, A., Mantyjarvi, J. & Hakkila, J. (2008). Using Heart Rate Monitors for Personal Wellness – the User Experience Perspective. Conference Proceedings: Annual International Conference of the IEEE Engineering in Medicine and Biology Society, 2008, 1591–1597.

Altgeld, T. (2006). Diversity Management in der Gesundheitsförderung. In: T. Altgeld, B. Bächlein & C. Deneke (Hrsg.), *Diversity-Management in der Gesundheitsförderung. Nicht nur die leicht erreichbaren Zielgruppen ansprechen!* (S. 49). Frankfurt am Main: Mabuse-Verlag.

Altgeld, T. (2009). Aspekte der Männergesundheit. In: Bundeszentrale für gesundheitliche Aufklärung (Hrsg.), Gesundheitsförderung konkret, Band 10: Gender Mainstreaming in der Gesundheitsförderung/Prävention (S. 43–54).

Azar, K. M. J., Lesser, L. I., Laing, B. Y., Stephens, J., Aurora, M. S., Burke, L. E. et al. (2013). Mobile Applications for Weight Management: Theory-Based Content Analysis. *American Journal of Preventive Medicine*, 45 (5), 583–589.

Boulos, M. N. K., Wheeler, S., Tavares, C. & Jones, R. (2011). How Smartphones are Changing the Face of Mobile and Participatory Healthcare: An Overview, with Example from eCAALYX. *Biomedical Engineering Online*, 10, 24.

Consolvo, S., Everitt, K., Smith, I. & Landay, J. A. (2006). Design Requirements for Technologies that Encourage Physical Activity. In: Proceedings of the SIGCHI Conference on Human Factors in Computing Systems (S. 457–466). New York: ACM.

Courtenay, W. (2003). Key Determinants of the Health and Well-Being of Men and Boys. *International Journal of Men's Health*, 2(1), 1–30.

Courtenay, W. H. (2000). Constructions of Masculinity and their Influence on Men's Well-Being: A Theory of Gender and Health. *Social Science & Medicine*, 50(10), 1385–1401.

DGE. (2014). Männer essen anders. Abgerufen von www.dge.de/index.php?id=197&tx_ttnews[tt_news]=12&cHash=0cd18b6f0604450278742ba72284dcc7 (11.04.2016).

Fogg, B. J. & Adler, R. (2009). *Texting 4 Health. A Simple, Powerful Way to Improve Lives.* Stanford: Captology Media.

Forsa (2013). Prävention bei Männern muss digital sein: Jeder Fünfte nutzt bereits Gesundheits-Apps. Abgerufen von www.aok-bv.de/presse/pressemitteilungen/2013/index_09735.html (11.04.2016).

Foster, D., Linehan, C., Kirman, B., Lawson, S. & James, G. (2010). Motivating Physical Activity at Work. In: A. Lugmayr, H. Franssila, O. Sotamaa, C. Safran & T. Aaltonen (Hrsg.), Proceedings of the 14th International Academic MindTrek Conference: Envisioning Future Media Environment (S. 111–116). New York: ACM.

Fox, S. & Duggan, M. (2012). Mobile Health 2012. Half of Smartphone Owners Use their Devices to Get Health Information and One-Fifth of Smartphone Owners Have Health Apps, Pew Research Center's Internet & American Life Project. Abgerufen von www.pewinternet.org/~/media//Files/Reports/2012/PIP_MobileHealth2012_FINAL.pdf (11.04.2016).

Griffiths, F., Lindenmeyer, A., Powell, J., Lowe, P. & Thorogood, M. (2006). Why are Health Care Interventions Delivered Over the Internet? A Systematic Review of the Published Literature. *Journal of Medical Internet Research*, 8 (2), e10. Abgerufen von www.jmir.org/2006/2/e10/ (11.04.2016).

Hatchell, A. C., Bassett-Gunter, R. L., Clarke, M., Kimura, S., & Latimer-Cheung, A. E. (2013). Messages for Men: The Efficacy of EPPM-Based Messages Targeting Men's Physical Activity. *Health Psychology*, 32(1), 24.

Higgins, J. P. (2016). Smartphone Applications for Patients' Health & Fitness. *The American Journal of Medicine*, 129(1).

Hoffmann, D. & Münch, T. (2003). Mediale Aneignungsprozesse im Netz - Zum Gebrauchswert des Internet für jugendliche Intensivnutzer. *merzWissenschaft. Zeitschrift für Medienpädagogik*, 47 (5), 39–51.

Holterhoff-Schulte, I. (2003). Junge Männer im Straßenverkehr - Voll im Griff! - Ein Projekt zur Prävention alkoholbedingter Unfälle. *Suchttherapie*, 4 (4), 200–202.

Kilpatrick, M., Hebert, E., & Bartholomew, J. (2005). College Students' Motivation for Physical Activity: Differentiating Men's and Women's Motives for Sport Participation and Exercise. *Journal of American College Health*, 54(2), 87–94.

Klieme, E., Artelt, C., Hartig, J., Jude, N., Köller, O., Prenzel, M. et al. (Hrsg.). (2010). PISA 2009. Bilanz nach einem Jahrzehnt. Münster: Waxmann.

Kolip, P. (2008). Geschlechtergerechte Gesundheitsförderung und Prävention. *Bundesgesundheitsblatt-Gesundheitsforschung-Gesundheitsschutz*, 51(1), 28–35.

Krebsgesellschaft Nordrhein-Westfalen e.V. & BARMER GEK. (2013). Abschlussbericht: 1000 Mutige Männer für Mönchengladbach. Konzeption, Umsetzung und Ergebnisse. Abgerufen von www.mutige-maenner.de/portalseite/mg-startseite/abschlussbericht.html (11.04.2016).

Krug, S., Jordan, S., Mensink, G., Müters, S., Finger, J. & Lampert, T. (2013). Körperliche Aktivität. Bundesgesundheitsblatt - Gesundheitsforschung - Gesundheitsschutz, 56 (5-6), 765–771.

Lamprecht, M. & Stamm, H. (2000). *Sport Schweiz 2000: Sportaktivität und Sportkonsum der Schweizer Bevölkerung.* Basel: Schweizerischer Olympischer Verband.

Latimer, A., Brawley, L., & Bassett, R. (2010). A Systematic Review of Three Approaches for Constructing Physical Activity Messages: What Messages Work and what Improvements are Needed? *International Journal of Behavioral Nutrition and Physical Activity,* 7(1), 36.

Lasser, K. E., Ayanian, J. Z., Fletcher, R. H. & Good, M.-J. D. (2008). Barriers to Colorectal Cancer Screening in Community Health Centers: A Qualitative Study. *BMC Family Practice*, 9, 15.

Liuccio, M. (2015). Gender, Health, and Communication. *Journal of Communication and Healthcare*, 8(1), 5-6.

McQueen, A., Vernon, S. W., Meissner, H. I., Klabunde, C. N., & Rakowski, W. (2006). Are there Gender Differences in Colorectal Cancer Test Use Prevalence and Correlates? *Cancer Epidemiology, Biomarkers & Prevention*, 15(4), 782-791.

MDS & GKV-Spitzenverband. (2013). Präventionsbericht 2013. Leistungen der gesetzlichen Krankenversicherung: Primärprävention und betriebliche Gesundheitsförderung. Berichtsjahr 2012. Abgerufen von www.gkv-spitzenverband.de/krankenversicherung/praevention_selbsthilfe_beratung/praevention_und_betriebliche_gesundheitsfoerderung/praeventionsbericht/praeventionsbericht.jsp (11.04.2016).

Meyer, K., Niemann, S. & Abel, T. (2004). Gender Differences in Physical Activity and Fitness – Association with Self-Reported Health and Health-Relevant Attitudes in a Middle-Aged Swiss Urban Population. *Journal of Public Health*, 12 (4).

Middelweerd, A., Mollee, J. S., van der Wal, C., Brug, J. & Te Velde, S. J. (2014). Apps to Promote Physical Activity Among Adults: A Review and Content Analysis. *International Journal of Behavioral Nutrition and Physical Activity,* 11 (1), 97.

Molanorouzi, K., Khoo, S., & Morris, T. (2015). Motives for Adult Participation in Physical Activity: Type of Activity, Age, and Gender. *BMC Public Health*, 15, 66.

Munson, S. A. & Consolvo, S. (2012). Exploring Goal-Setting, Rewards, Self-Monitoring, and Sharing to Motivate PhysicalAactivity. In: 2012 6th International Conference on Pervasive Computing Technologies for Healthcare (S. 25–32). IEEE.

Myers, R. E., Ross, E. A., Wolf, T. A., Balshem, A., Jepson, C. & Millner, L. (1991). Behavioral Interventions to Increase Adherence in Colorectal Cancer Screening. *Medical Care, 29* (10), 1039–1050.

Pfeffer, I., & Alfermann, D. (2006). Fitnesssport für Männer - Figurtraining für Frauen?! In: P. Kolip & T. Altgeld (Hrsg.), *Juventa Materialien. Geschlechtergerechte Gesundheitsförderung und Prävention. Theoretische Grundlagen und Modelle guter Praxis* (pp. 61–73). Weinheim: Juventa.

Plotnikoff, R. C., Lippke, S., Johnson, S. T., Hugo, K., Rodgers, W., & Spence, J. C. (2011). Awareness of Canada's Physical Activity Guide to Healthy Active Living in a Large Community Sample. *American Journal of Health Promotion*, 25(5), 294–297.

Robert Koch-Institut. (2013). Das Unfallgeschehen bei Erwachsenen in Deutschland. Ergebnisse des Unfallmoduls der Befragung „Gesundheit in Deutschland aktuell 2010". (Beiträge zur Gesundheitsberichterstattung des Bundes). Berlin. Abgerufen von www.rki.de/DE/Content/Gesundheitsmonitoring/Gesundheitsberichterstattung/GBEDownloadsB/unfallbericht_geda.pdf?__blob=publicationFile (11.04.2016).

Robert Koch-Institut. (2014). Übergewicht und Adipositas. Abgerufen von: www.rki.de/DE/Content/Gesundheitsmonitoring/Themen/Uebergewicht_Adipositas/Adipositas_TAB.html (11.04.2016).

Sänger, S. (2014). Was hindert und was fördert die Teilnahme an Krebsfrüherkennungsuntersuchungen? In: J. Böcken, B. Braun & R. Meierjürgen (Hrsg.), *Gesundheitsmonitor 2014* (S. 28–54). Gütersloh: Bertelsmann Stiftung.

Schäfer, M., Altenhofen, L. & Stillfried, D. (2012). Darmkrebsprävention. Teilnahmeraten stagnieren - mehr Informationen erforderlich. *Deutsches Ärzteblatt, 109* (11), A 528–30.

Schwab, J. & Stegmann, M. (2000). Soziale Determinanten jugendlicher Computeraneignung. In: W. Zacharias (Hrsg.), *Interaktiv: Medienökologie zwischen Sinnenreich und Cyberspace. Neue multimediale Spiel- und Lernumwelten für Kinder und Jugendliche* (S. 128–146). München: KoPäd-Verlag.

Sieverding, M. (2005). Geschlecht und Gesundheit. In: R. Schwarzer (Hrsg.), *Enzyklopädie der Psychologie: Bd. 1. Gesundheitspsychologie* (S. 55–70). Göttingen: Hogrefe.

Stragier, J. & Mechant, P. (2013). Mobile Fitness Apps for Promoting Physical Activity on Twitter: the #RunKeeper case. In: Etmaal van de communicatiewetenschappen, Proceedings (S. 1–8). Abgerufen von https://biblio.ugent.be/publication/3129098/file/3153471.pdf (11.04.2016).

Warburton, D. E. R., Nicol, C. W., & Bredin, S. S. D. (2006). Health Benefits of Physical Activity: The Evidence. *Canadian Medical Association Journal*, 174(6), 801–809.

Whittaker, R. (2012). Issues in mHealth: Findings from Key Informant Interviews. *Journal of Medical Internet Research*, 14 (5), e129.

WHO. (2010). Global Recommendations on Physical Activity for Health. Geneva, Switzerland. Abgerufen von http://whqlibdoc.who.int/publications/2010/9789241599979_eng.pdf?ua=1 (11.04.2016).

Zhang, X., Guo, X., Lai, K.-h., Guo, F. & Li, C. (2014). Understanding Gender Differences in m-Health Adoption: A Modified Theory of Reasoned Action Model. Telemedicine and e-Health, 20 (1), 39–46.

Veronika Karnowski, Constanze Rossmann, Swaantje Barth & Katja Radon

txt2PAUL – Effektivität einer SMS-Intervention zur Prävention von berufsbedingten Allergien und Asthma in der Landwirtschaft[1]

1 Problemstellung: Berufsbedingte Allergien und Asthma

In Industrienationen gehören Asthma und Allergien zu den häufigsten Berufskrankheiten (Peden & Reed, 2010) und verursachen hohe Kosten (Ayres, Boyd, Cowie & Hurley, 2011). Zumeist treten diese berufsbedingten Allergien erstmals innerhalb der ersten sechs bis zwölf Monate der Berufstätigkeit auf (Brant et al., 2009; Riu et al., 2007; Skjold, Dahl, Juhl, & Sigsgaard, 2008). Neben den offensichtlichen Gesundheitsrisiken können Berufskrankheiten zur Berufsunfähigkeit und damit entweder zu Umschulungsbedarf oder Arbeitslosigkeit führen (Mahmud et al., 2010; Vandenplas et al., 2011). Bei etwa einem Drittel der Jugendlichen, die ihre Ausbildung aus gesundheitlichen Gründen abbrechen, sind Probleme der Haut oder der Atemwege die Ursache (Muth, Bahemann, Voß & Borsch-Galetke, 2005). Daher werden, neben technischen und organisatorischen Maßnahmen am Arbeitsplatz, persönliche Schutzmaßnahmen empfohlen, um der Entwicklung von berufsbedingten Allergien und Asthma vorzubeugen (Moscato et al., 2011; Tarlo & Liss, 2005). Diese werden allerdings insbesondere unter Berufsanfängern und Lehrlingen nicht gut angenommen: Da die jungen Erwachsenen bei allergischen Reaktionen häufig noch keine ausgeprägte Symptomatik aufweisen, verspüren sie noch keinen Leidensdruck, der sie zu einer Verhaltensänderung bewegen könnte. Bisher setzt nur etwa ein Drittel der jungen Erwachsenen die empfohlenen Schutzmaßnahmen um (Kütting, Weistenhöfer, Baumeister, Uter, & Drexler, 2009).

1 Das Projekt wurde gefördert durch die Initiative „gesund.leben.bayern" des Bayerischen Gesundheitsministeriums.

2 mHealth: Neue Kommunikationswege für Interventionskampagnen

Vor diesem Hintergrund stellt sich die Frage, wie die Anwendung persönlicher Schutzmaßnahmen unter Berufsanfängern besser propagiert werden kann. Als Kommunikationskanal bieten sich hier zunehmend sogenannte neue und insbesondere mobile Medien an. Diese sind unter Jugendlichen in Deutschland flächendeckend verbreitet. In der Altersgruppe der 14–15-Jährigen besitzen bereits über 90% ein Smartphone (Feierabend, Plankenhorn & Rathgeb, 2015). Die Nutzung dieser Medien ist fest in den Alltag junger Menschen integriert. Mehr als 90% der Jugendlichen empfangen oder verschicken täglich oder zumindest mehrmals wöchentlich Nachrichten (ebd.). Das Empfangen und Verschicken von Nachrichten stellt damit die mit Abstand wichtigste Anwendung des Mobiltelefons dar.

SMS-Interventionen machen sich die weite Verbreitung und Beliebtheit zunutze, indem sie gesundheitsfördernde Botschaften über einen Kanal kommunizieren, der bereits fest im Leben der Nutzer verankert ist. Erste Studien zu SMS-Interventionen in diversen Gesundheitsfeldern konnten die Effektivität dieses Kommunikationskanals belegen (Chib, 2013; Cole-Lewis & Kershaw, 2010; Fjeldsoe, Marshall & Miller, 2009). Jedoch liegen sowohl für die Zielgruppe der Berufsschüler als auch für das Themenfeld der Primärprävention in Berufen mit erhöhtem Berufsallergierisiko bisher noch keine Studien vor.

Neben dem Kommunikationskanal stellt sich auch die Frage nach der Gestaltung der Botschaften einer Interventionskampagne. Verschiedene (gesundheits-)psychologische Verhaltensmodelle legen nahe, Verhalten nicht direkt zu beeinflussen, sondern indirekt über die Veränderung vorgelagerter Verhaltensdeterminanten (z.B. Theory of Planned Behavior, vgl. Fishbein & Ajzen, 2010; Health Belief Model, vgl. Champion & Skinner, 2008; Sozialkognitive Lerntheorie, vgl. Bandura, 2001; Stufenmodell der Verhaltensänderung, vgl. Prochaska, Redding & Evers, 2008). Es gilt daher, zunächst diese Verhaltensdeterminanten zu adressieren und deshalb zunächst ein Bewusstsein für das Risiko für Berufsallergien und -asthma bei den Jugendlichen zu schaffen und ihr Wissen über das Thema und geeignete Schutzmaßnahmen zu steigern. Darüber hinaus soll die Einstellung zur Notwendigkeit und nachhaltigen Effektivität primärer Schutzmaßnahmen und die empfundene Selbstwirksamkeit beeinflusst werden, um schließlich Veränderungen auf der Verhaltensebene

(Intentionen, Ergreifen von Schutzmaßnahmen) zu erzielen. Da die Forschung zur Effektivität von Kommunikationsmaßnahmen wiederholt gezeigt hat, dass der Einfluss nachlässt, sobald die Intervention vorbei ist (Wakefield, Loken & Hornik, 2010), erscheint es zudem zweckmäßig, den Interventionszeitraum längerfristig zu gestalten, um so das Thema Primärprävention im Berufsalltag der Jugendlichen präsent zu halten und damit die Compliance bei der Anwendung der Präventionsmaßnahmen zu erhöhen.

Ziel unserer Studie ist daher, das Potenzial einer SMS-Interventionskampagne zur Prävention von berufsbedingten Allergien und Asthma bei Berufsanfängern zu evaluieren. Dabei soll nicht nur der Einfluss der Intervention auf das Verhalten der Studienteilnehmer untersucht werden, sondern auch auf ihre Verhaltensintention, ihre Einstellung gegenüber dem Verhalten, die wahrgenommene soziale Norm sowie die wahrgenommene Verhaltenskontrolle.

3 Interventionskampagne und Studiendurchführung

Im Rahmen der vorliegenden Studie haben wir die Effektivität einer SMS-Intervention zur Prävention von berufsbedingten Allergien exemplarisch bei Landwirten untersucht. Diese gehören zu den Berufsgruppen mit einem erhöhten Risiko zur Entwicklung von berufsbedingten Allergien und Asthma (Kogevinas et al., 1999). Gleichzeitig werden für diese Berufsgruppe vergleichsweise einfache persönliche Schutzmaßnahmen empfohlen.

Für die Entwicklung der Interventionskampagne griffen wir auf die oben skizzierten Gedanken (gesundheits-)psychologischer Verhaltensmodelle zurück. Die Botschaften zielten daher nicht nur direkt auf eine Verhaltensänderung, sondern auch auf vorgelagerte Konstrukte wie die soziale Norm oder die Einstellung gegenüber dem Verhalten ab. Die erwünschten Verhaltensweisen, die entsprechend den medizinisch empfohlenen Präventionsmaßnahmen propagiert werden sollten, waren die allabendliche Haarwäsche, das Ablegen der Arbeitskleidung vor Betreten der eigenen Wohnräume und die Aufbewahrung der Arbeitskleidung außerhalb der eigenen Wohnräume. Diese Botschaften wurden über einen Zeitraum von sechs Monaten per SMS an die Studienteilnehmer gesendet. Die Teilnehmer erhielten jede Woche jeweils eine Botschaft, die genau eine Verhaltensweise in Bezug auf eines der theoretisch relevanten

Konstrukte adressierte. Um Reihenfolgeeffekte zu vermeiden, wurde die Abfolge der SMS-Botschaften zufällig bestimmt. Beispiele für die versandten Botschaften sind:

- Wussten Sie schon, dass Landwirte ein besonders hohes Risiko haben, durch ihren Beruf an einer Allergie zu erkranken?
- Keine Lust auf eine schniefende Nase? Haare waschen hilft. So werden Allergene vom Kopf gespült und nicht mit ins Bett genommen.
- Kleiderwechseln dauert nur zwei Minuten. Ist die eigene Gesundheit so viel Zeit nicht wert?
- Sei ein Vorbild für deine Kollegen und nimm die Stallklamotten nicht mit ins Haus!

Die Intervention wurde durch einen Lehrfilm ergänzt, der die empfohlenen Verhaltensweisen darstellte und damit in einem ersten Schritt das grundsätzliche Wissen über die empfohlenen Schutzmaßnahmen unter den Berufsanfängern herstellen sollte. Der Lehrfilm wurde im Rahmen des Berufsschulunterrichts gezeigt und von einer Diskussion des Inhalts des Lehrfilms in der Klasse begleitet.

Um die Effektivität dieser Intervention zu untersuchen, wurde ein zweifaktorielles Experiment mit einer Interventions- und Kontrollgruppe durchgeführt. Rekrutiert wurden die Probanden im Frühjahr 2014 über die Landwirtschaftsschulen in Bayern. Die Studie war als Vollerhebung aller Landwirtschaftsschüler in Bayern im zweiten Lehrjahr im Rahmen des Berufsschulunterrichts geplant. Der Untersuchungszeitraum erstreckte sich insgesamt von April bis Oktober 2014.

Die Interventionsgruppe füllte im Rahmen des Unterrichts schriftlich einen Vorherfragebogen aus und wurde nach einem halben Jahr, also nach der Intervention, nochmals befragt. Zur Erhöhung des Rücklaufs wurde diese Nachherbefragung je nach Verfügbarkeit der Teilnehmer nicht nur schriftlich als Paper-and-Pencil-Befragung, sondern auch schriftlich als Onlinebefragung und telefonisch als CATI-Befragung durchgeführt. Die Kontrollgruppe nahm nur an der Vorher- und Nachherbefragung teil, ohne einem Stimulus ausgesetzt zu sein.

Sowohl in der Vorher- als auch in der Nachherbefragung wurden Verhalten, Verhaltensintention, Einstellung zum Verhalten, wahrgenommene soziale Normen und wahrgenommene Verhaltenskontrolle der Studienteilnehmer gegenüber den drei propagierten Präventionsmaßnahmen jeweils mit einer fünfstufigen Likert-Skala abgefragt.

Trotz umfangreicher Rekrutierungs- und Nachfassbemühungen erwies sich der Rücklauf als dürftig. Von den insgesamt 328 Landwirtschaftsschülern im zweiten Lehrjahr in Bayern nahmen 119 an der Vorherbefragung teil, an der Nachherbefragung nach sechs Monaten jedoch nur noch knapp die Hälfte, davon 18 in der Interventions- und 31 in der Kontrollgruppe. Diese Stichprobe besteht aus 40 männlichen und neun weiblichen Teilnehmern, das Durchschnittsalter liegt bei 21,5 Jahren.

4 Ergebnisse

Aufgrund des geringen Rücklaufs und der daraus resultierenden geringen Zahl an Studienteilnehmern müssen die Ergebnisse der vorliegenden Studie vorsichtig interpretiert werden. Daher stellen wir die Unterschiede zwischen Vorher- und Nachherbefragung in der Interventions- und Kontrollgruppe nur deskriptiv dar.

Betrachten wir zunächst die Verhaltensänderung hinsichtlich der erwünschten Verhaltensweisen (Abbildung 1), so zeigt sich, dass sich in der Interventionsgruppe für alle Präventionsmaßnahmen eine kleine Änderung in der erwünschten Richtung ergibt. In der Kontrollgruppe ist dies nur für die Aufbewahrung der Arbeitskleidung außerhalb der eigenen Wohnräume der Fall. Für die beiden anderen Maßnahmen zeigen sich leicht negative Änderungen.

Bei der Verhaltensintention (Abbildung 2) zeigt sich ein ähnliches Bild. Auch in diesem Fall zeigen sich für die Interventionsgruppe durchwegs Änderungen in die erwünschte Richtung, für die Kontrollgruppe ist dies nur für das abendliche Haare Waschen und die Aufbewahrung der Arbeitskleidung außerhalb der Wohnräume der Fall. Zudem sind diese Änderungen unter den Teilnehmern unserer Studie in der Kontrollgruppe kleiner als in der Interventionsgruppe.

Die Einstellung gegenüber den drei Präventionsmaßnahmen (Abbildung 3) hat sich, bis auf das abendliche Haare Waschen in der Kontrollgruppe, ebenfalls über alle Maßnahmen hinweg in beiden Gruppen leicht in die erwünschte Richtung verändert, und auch hier liegt das Niveau der Änderung in der Interventionsgruppe etwas höher als in der Kontrollgruppe.

Abbildung 1: Verhaltensänderung

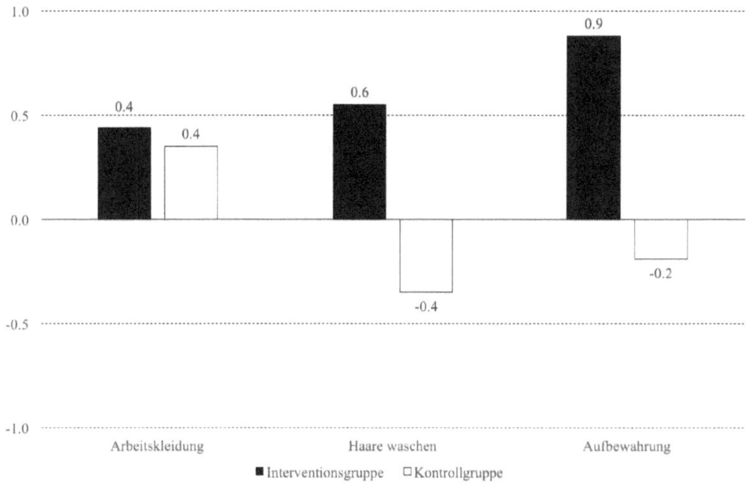

Anmerkungen: Dargestellt ist jeweils die mittlere Differenz zwischen Vorher- und Nachhermessung, alle Angaben auf einer fünfstufigen Likert-Skala mit 1 = positiv, 5 = negativ, d.h. höhere Werte signalisieren erwünschte Veränderungen.

Abbildung 2: Änderung der Verhaltensintention

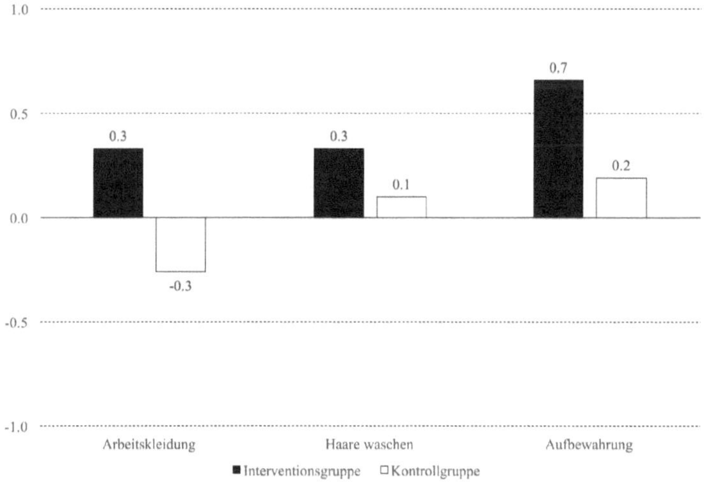

Anmerkungen: Dargestellt ist jeweils die mittlere Differenz zwischen Vorher- und Nachhermessung, alle Angaben auf einer fünfstufigen Likert-Skala mit 1 = positiv, 5 = negativ, d.h. höhere Werte signalisieren erwünschte Veränderungen.

Abbildung 3: Änderung der Einstellung zum Verhalten

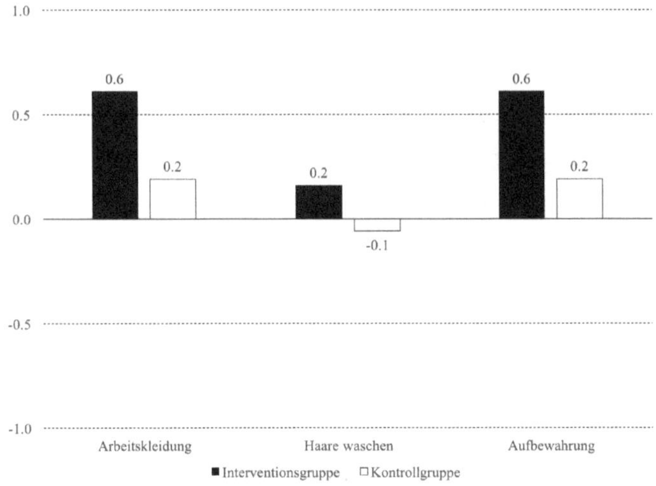

Anmerkungen: Dargestellt ist jeweils die mittlere Differenz zwischen Vorher- und Nachhermessung, alle Angaben auf einer fünfstufigen Likert-Skala mit 1 = positiv, 5 = negativ, d.h. höhere Werte signalisieren erwünschte Veränderungen.

Abbildung 4: Änderung der wahrgenommenen sozialen Norm

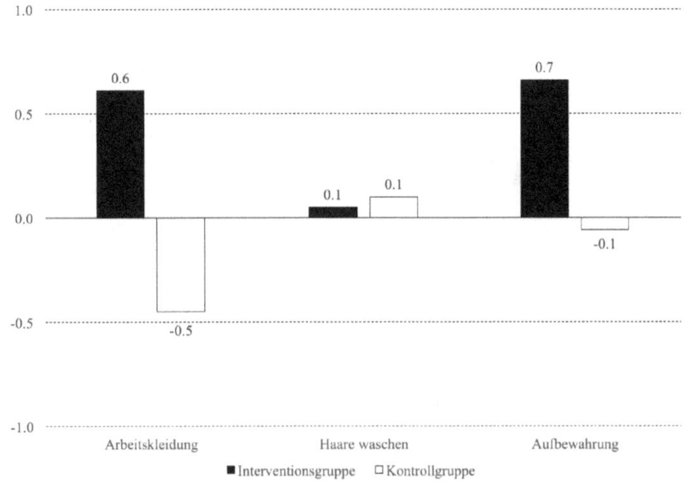

Anmerkungen: Dargestellt ist jeweils die mittlere Differenz zwischen Vorher- und Nachhermessung, alle Angaben auf einer fünfstufigen Likert-Skala mit 1 = positiv, 5 = negativ, d.h. höhere Werte signalisieren erwünschte Veränderungen.

Hinsichtlich der wahrgenommenen sozialen Norm (Abbildung 4) zeigen sich Änderungen in die erwünschte Richtung in der Interventionsgruppe insbesondere hinsichtlich des Nicht-Tragens der Arbeitskleidung in den Wohnräumen und der Aufbewahrung der Arbeitskleidung außerhalb der Wohnräume, nicht jedoch hinsichtlich des abendlichen Haare Waschens. In der Kontrollgruppe konnten wir eine leicht negative Änderung für das Nicht-Tragen der Arbeitskleidung in den Wohnräumen beobachten. In Bezug auf die wahrgenommene soziale Norm hinsichtlich des abendlichen Haare Waschens und der Aufbewahrung der Arbeitskleidung außerhalb der Wohnräume zeigen sich in der Kontrollgruppe nahezu keine Veränderungen.

Die wahrgenommene Verhaltenskontrolle (Abbildung 5) hat sich in der Interventionsgruppe nur für das abendliche Haare Waschen und die Aufbewahrung der Arbeitskleidung außerhalb der Wohnräume in die erwünschte Richtung entwickelt. Die Änderungen in der Kontrollgruppe liegen wiederum im Niveau niedriger bzw. zeigen in die negative Richtung.

Abbildung 5: Änderung der wahrgenommenen Verhaltenskontrolle

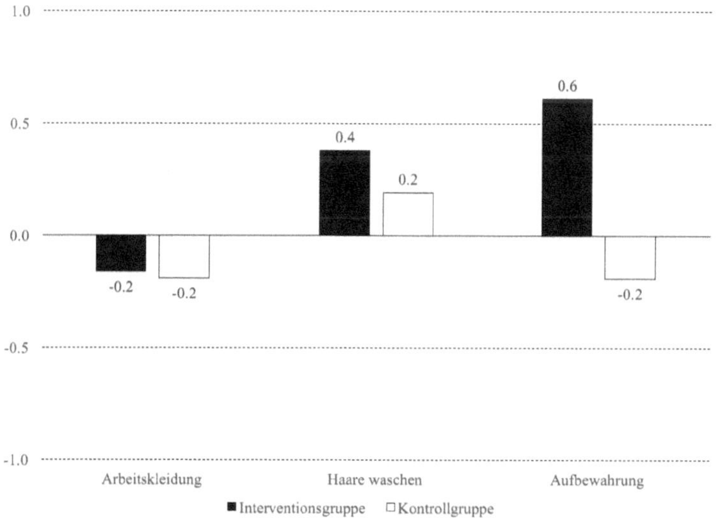

Anmerkungen: Dargestellt ist jeweils die mittlere Differenz zwischen Vorher- und Nachhermessung, alle Angaben auf einer fünfstufigen Likert-Skala mit 1 = positiv, 5 = negativ, d.h. höhere Werte signalisieren erwünschte Veränderungen.

5 Fazit

Zusammenfassend lässt sich festhalten, dass wir unter unseren Studienteilnehmern durchaus den erwünschten Effekt der Intervention auf alle untersuchten Konstrukte, d.h. Verhalten, Verhaltensintention, Einstellung gegenüber dem Verhalten, wahrgenommene soziale Norm und wahrgenommene Verhaltenskontrolle, beobachten konnten. Diese Änderungen waren im Vergleich zur Kontrollgruppe auch durchweg größer, bzw. oftmals haben sich in der Kontrollgruppe über den Untersuchungszeitraum hinweg auch Änderungen in die negative Richtung ergeben. Diese Ergebnisse können jedoch aufgrund der geringen Fallzahl nur vorsichtig interpretiert werden. Dieses Problem entsteht zum einen aufgrund des geringen Rücklaufs bei der Nachherbefragung, aber auch aufgrund der geringen Teilnahmebereitschaft bereits bei Studienbeginn. Als Hauptproblem hat sich hier die Herausgabe der Handynummer erwiesen, welche nötig war, um die wöchentlichen SMS-Botschaften zustellen zu können. Von den 328 Landwirtschaftsschülern unserer Vollerhebung der Landwirtschaftsschüler im zweiten Lehrjahr in Bayern, konnten alleine 91 nicht an der Studie teilnehmen, da sie die Herausgabe der Handynummer verweigert haben. Zudem ist die geringe Fallzahl jedoch auch durch die geringe Zahl der insgesamt Betroffenen bedingt. Das Thema der Allergie- und Asthmaprävention in der Landwirtschaft betrifft eben nur die eher kleine Zielgruppe an Landwirtschaftsschülern, in Bayern sind dies einige Hundert. Neben der geringen Fallzahl ist die Aussagekraft auch durch die retrospektive Abfrage des Verhaltens reduziert. Ursprünglich war es geplant, die retrospektive Abfrage des Verhaltens als weiteren Experimentalfaktor mit einer wöchentlichen Abfrage des Verhaltens durch wöchentliche Kurzfragebögen zu kontrastieren. Durch die geringe Teilnahmebereitschaft musste dieser Experimentalfaktor jedoch gleich zu Beginn der Studie gestrichen werden. Für nachfolgende Studien wäre es jedoch sinnvoll, diesen Faktor wieder einzubeziehen. Da insbesondere die retrospektive Abfrage von Verhalten stark durch soziale Erwünschtheit beeinflusst wird, sollten folgende Studien zudem die Neigung zu sozial erwünschtem Antwortverhalten erheben, um die Ergebnisse anhand dieser kontrollieren zu können (Paulhus, 2002; Paulhus et al., 2003).

Zwar scheint die Intervention in einigen Fällen erfolgreich gewesen zu sein, die großen Ausfälle insbesondere sowohl zu Beginn der Studie durch die Weigerung, die eigene Handynummer für den Zweck der Studie herauszugeben als auch später innerhalb der Interventionsgruppe deuten aber auch stark darauf hin, dass die Landwirtschaftsschüler der Intervention nicht besonders positiv gegenüberstanden, bzw. diese als störend empfanden. Weiterführende Studien sollten daher klären, wie die Interventionsbotschaften hinsichtlich der empfohlenen Maßnahmen zur Prävention von berufsbedingten Allergien und Asthma in der Landwirtschaft besser an junge Landwirte kommuniziert werden können, so dass die Interventionskampagne für die Zielgruppe attraktiver wird. In einem ersten Schritt empfiehlt sich hier eventuell eine qualitative bzw. partizipative Herangehensweise unter Einbeziehung der Zielgruppe.

Literaturverzeichnis

Ayres, J. G., Boyd, R., Cowie, H., & Hurley, J. F. (2011). Costs of Occupational Asthma in the UK. *Thorax, 66*, 128–133.

Bandura, A. (2001). Social Cognitive Theory of Mass communication. *Media Psychology*, 3, 265–299.

Brant, A., Upchurch, S., van Tongeren, M., Zekveld, C., Helm, J., Barnes, F., … Cullinan, P. (2009). Detergent Protease Exposure and Respiratory Disease: Case-Referent Analysis of a Retrospective Cohort. *Occupational and Environmental Medicine*, 66(11), 754–758.

Champion, V. L., & Skinner, C. S. (2008). The Health Belief Model. In: K. Glanz, B. K. Rimer, & K. Viswanath (Eds), *Health Behavior and Health Education: Theory, Research, and Practice* (S. 45–65), San Francisco, CA: Wiley & Sons.

Chib, A. (2013). The Promise and Peril of mHealth in Developing Countries. *Mobile Media & Communication, 1*(1), 69–75.

Cole-Lewis, H., & Kershaw, T. (2010). Text Messaging as a Tool for Behavior Change in Disease Prevention and Management. *Epidemiologic Reviews, 32*(1), 56–69.

Feierabend, S., Plankenhorn, T., & Rathgeb, T. (2015). *JIM-Studie 2015 Jugend, Information, (Multi-)Media. Basisstudie zum Medienumgang 12- bis 19-Jähriger in Deutschland.* Stuttgart: Medienpädagogischer Forschungsverbund Südwest (mpfs). Abgerufen von www.mpfs.de/fileadmin/JIM-pdf15/JIM_2015.pdf (11.04.2016).

Fishbein, M., & Ajzen, I. (2010). *Predicting and Changing Behavior. The Reasoned Action Approach.* New York: Taylor & Francis.

Fjeldsoe, B.S., Marshall, A.L., & Miller, (2009) Behavior Change Interventions Delivered by Mobile Telephone Short-Message Service. *American Journal of Preventive Medicine, 36*(2), 165–73.

Kogevinas, M., Antó, J. M., Sunyer, J., Tobias, A., Kromhout, H., & Bruney, P. (1999). Occupational Asthma in Europe and Other Industrialised Areas: A Population-Based Study. *The Lancet, 353*(9166), 1750–1754.

Kütting, B., Weistenhöfer, W., Baumeister, T., Uter, W., & Drexler, H. (2009). Current Acceptance and Implementation of Preventive Strategies for Occupational Hand Eczema in 1355 Metalworkers in Germany. *British Journal of Dermatology*, 161(2), 390–396.

Mahmud, N., Schonstein, E., Schaafsma, F., Lehtola, M. M., Fassier, J.-B., Reneman, M. F., & Verbeek, J. H. (2010). Pre-Employment Examinations for Preventing Occupational Injury and Disease in Workers. In: The Cochrane Collaboration (Hrsg.), *Cochrane Database of Systematic Reviews*. Chichester, UK: John Wiley & Sons, Ltd. Abgerufen von http://doi.wiley.com/10.1002/14651858.CD008881 (11.04.2016).

Moscato, G., Pala, G., Boillat, M. A., Folletti, I., Gerth van Wijk, R., Olgiati-Des Gouttes, D., … Tarlo, S. M. (2011). EAACI Position Paper: Prevention of Work-Related Respiratory Allergies among Pre-Apprentices or Apprentices and Young Workers: Allergy Prevention in Apprentices. *Allergy*, 66(9), 1164–1173.

Muth, T., Bahemann, A., Voß, H. J., & Borsch-Galetke, E. (2005). Gesundheitlich begründete Ausbildungsabbrüche. *Arbeitsmedizin, Sozialmedizin, Umweltmedizin, 40*, 182.

Paulhus, D. L. (2002). Social Desirable Responding: The Evolution of a Construct. In: H. I. Braun & D. N. Jackson (Hrsg.), *The Role of Constructs in Psychological and Educational Measurement* (S. 49–69). Mahwah: Erlbaum.

Paulhus, D. L., Harms, P. D., Bruce, M. N., & Lysy, D. C. (2003). The Over-Claiming Technique: Measuring Self-Enhancement Independent of Ability. *Journal of Personality and Social Psychology, 84*(4), 890–904.

Peden, D., & Reed, C. E. (2010). Environmental and Occupational Allergies. *Journal of Allergy and Clinical Immunology*, 125(2), 150–160.

Prochaska, J. O., Redding, C. A., & Evers, K. E. (2008). The Transtheoretical Model and Stages of Change. In: K. Glanz, B. K. Rimer, & K. Viswanath (Hrsg.), *Health Behavior and Health Education: Theory, Research, and Practice* (S. 97–121). San Francisco, CA: Wiley & Sons.

Riu, E., Dressel, H., Windstetter, D., Weinmayr, G., Weiland, S., Vogelberg, C., … Radon, K. (2007). First Months of Employment and New Onset of Rhinitis in Adolescents. *The European Respiratory Journal*, 30(3), 549–555.

Skjold, T., Dahl, R., Juhl, B., & Sigsgaard, T. (2008). The Incidence of Respiratory Symptoms and Sensitisation in Baker Apprentices. *The European Respiratory Journal*, 32(2), 452–459.

Tarlo, S. M., & Liss, G. M. (2005). Prevention of Occupational Asthma – Practical Implications for Occupational Physicians. *Occupational Medicine* (Oxford, England), 55(8), 588–594.

Vandenplas, O., Dressel, H., Wilken, D., Jamart, J., Heederik, D., Maestrelli, P., … Baur, X. (2011). Management of Occupational Asthma: Cessation or Reduction of Exposure? A Systematic Review of Available Evidence. *European Respiratory Journal*, 38(4), 804–811.

Wakefield, M.A., Loken, B., & Hornik, R.C. (2010). Use of Mass Media Campaigns to Change Health Behavior. *The Lancet, 376*, 1267–71.

Katrin Tonndorf & Julian Windscheid

Mediengestützte Trainingsangebote in der Rehabilitation von Krebspatienten: Eine Studie zur Wirkung von Hypervideos auf die Vermittlung und Ausführung von Bewegungstrainings

1 Einleitung

Der demographische Wandel ist ein globales Phänomen, das in den kommenden Jahrzehnten zu einem rapiden Anstieg des Bevölkerungsalters führen wird. Die Überalterung geht mit einem steigenden Bedarf an medizinischen Dienstleistungen einher, und stellt das Gesundheitssystem vor enorme Herausforderungen. Zur Bewältigung der wachsenden Patientenzahlen wird *eHealth*-Konzepten eine zentrale Bedeutung beigemessen (Europäische Kommission, 2012).

Der Begriff *eHealth* beschreibt die Verknüpfung von Informatik, Medizin und Wirtschaft, die zur Entwicklung vielfältiger neuer Angebote im Bereich der gesundheitsbezogenen Information und Kommunikation, der Bereitstellung und Vermarktung medizinischer Dienstleistungen und der Verknüpfung verschiedener Akteure des Gesundheitssystems führt (Eng, 2001; Eysenbach, 2001). Mit *eHealth* wird vielfach die Hoffnung verbunden, medizinische Informationsangebote und Dienstleistungen großen Personenkreisen einfach und kostengünstig zur Verfügung stellen zu können (Noar & Harrington, 2012). In multimedialen Gesundheitsanwendungen werden verschiedene Darstellungsformen wie Bild, Text und Video miteinander kombiniert, wodurch komplexe Informationen einfach dargestellt werden können (Buller & Floyd, 2012).

Im vorliegenden Forschungsprojekt wurde eine *eHealth*-Anwendung zur Unterstützung der Rehabilitation von Prostatakrebspatienten entwickelt. Mit jährlich 75.200 Neuerkrankungen ist Prostatakrebs eine der häufigsten Krebserkrankungen in Deutschland (Robert Koch Institut, 2013). Nach der operativen Entfernung der Prostata erhalten die Patienten eine ca. dreiwöchige Anschlussheilbehandlung. Eine zentrale Säule der Rehabilitation ist das Beckenbodentraining, das der Rückgewinnung der Kontinenz dient. Da sich die positiven Effekte der Therapie erst nach drei bis 12 Monaten einstellen, müssen die Patienten das Training im Anschluss an die stationäre Rehabilitation selbstständig fortsetzen. Wie die Therapeuten der kooperierenden Klinik angaben, ist diese Phase von großer Bedeutung für den Therapieerfolg. Trotzdem, so die Therapeuten, erhalten die Patienten nach der Entlassung aus der Klinik kaum Unterstützung bei der Fortsetzung des Trainings.

Mit der im Projekt entwickelten *eHealth*-Anwendung sollte diese Betreuungslücke geschlossen und das selbstständige Beckenbodentraining langfristig unterstützt werden. Die Anwendung dient nicht nur der Verbesserung des theoretischen Wissens über die korrekte Ausführung der Übungen und die Planung des Trainings. Auch die praktische Kompetenz der Patienten zur Ausführung der Übungen sollte gesteigert werden. Für die Darstellung der Beckenbodenübungen wurden Videoclips verwendet, die durch Links in einer Hyperstruktur miteinander verknüpft sind. Diese Medienstruktur wird auch als Hypervideo bezeichnet (Chambel, Zahn, & Finke, 2004). Hypervideos kombinieren die Möglichkeiten einer reichhaltigen audiovisuellen Informationsdarstellung mit den Potenzialen des selbstgesteuerten Lernens in nichtlinearen Strukturen (Zahn, 2003). Die hohe Komplexität des Mediums kann jedoch auch zu einer kognitiven Überforderung der Nutzer führen (Chambel et al., 2004). Zur Eignung von Hypervideos für die Unterstützung von Bewegungstrainings konnten bereits vielversprechende Ergebnisse ermittelt werden (Tonndorf, Handschigl, Windscheid, Granitzer, & Kosch, 2015). Der Fokus dieser Untersuchung lag jedoch auf der Nutzerfreundlichkeit (engl. Usability) und der Beobachtung kurzfristiger Effekte. Ob hypervideobasierte *eHealth*-Anwendungen erfolgreich für die langfristige Unterstützung von Bewegungstrainings eingesetzt werden können, lässt sich aus den Erfahrungen noch nicht ableiten.

Im Forschungsfeld der Gesundheitskommunikation bestätigen bereits viele Studien die Wirksamkeit internetbasierter Gesundheitsinterventionen (Bennett & Glasgow, 2009). Auch für die Unterstützung von Bewegungstrainings liegen vielversprechende Ergebnisse vor (Almeida et al., 2015; Camerini, Camerini, & Schulz, 2013; Davies, Spence, Vandelanotte, Caperchione, & Mummery, 2012). Fragestellungen zum Wissenserwerb mit *eHealth*-Anwendungen werden in diesen Untersuchungen jedoch kaum adressiert. Es existieren außerdem nur wenige Studien, in denen die Wirkungen verschiedener medialer Gestaltungselemente und interaktiver Funktionen detailliert untersucht werden (Camerini et al., 2013; Frisch, Camerini, & Schulz, 2013). Als zentrale Grundlagen für das hier beschriebene Forschungsprojekt wurden die *Cognitive Load Theory* (Sweller, 2005) und die *Cognitive Theory of Multimedia Learning* (Mayer, 2010) verwendet. Der Wissenserwerb mit multimedialen Inhalten wird hier auf Basis kognitionspsychologischer Erkenntnisse zur menschlichen Informationsverarbeitung untersucht. Studien aus diesem Forschungsfeld zeigen, dass Videos bei der Vermittlung menschlicher Bewegungen Vorteile gegenüber anderen Medien haben können (Ayres, Marcus, Chan, & Qian, 2009; Höffler & Leutner, 2007; Marcus, Cleary, Wong, & Ayres, 2013). Während Bewegungsabläufe aus statischen Einzelbildern oder Texten aufwändig rekonstruiert werden müssen, erlaubt ein Video die unmittelbare Beobachtung der Prozesse (Betrancourt, 2005). Die Dynamik von Videos stellt jedoch auch eine starke kognitive Belastung dar. Hypermediale Lernumgebungen können bei unerfahrenen Nutzern außerdem Desorientierung und Überforderung auslösen und hierdurch den Wissenserwerb behindern (Scheiter & Gerjets, 2007). Aus dem momentanen Forschungsstand lässt sich nicht klar ableiten, welche Wirkungen Hypervideos auf die Vermittlung und Ausführung von Bewegungstrainings haben. Es wurden deshalb folgende Fragen untersucht:

FF1: Wie wird die Hypervideoanwendung von den Patienten für das Beckenbodentraining genutzt?

FF2: Welchen Einfluss hat die Hypervideoanwendung auf den Wissenserwerb der Patienten zum Beckenbodentraining?

2 Methode

2.1 Studiendesign und Teilnehmer

Zur Beantwortung der Forschungsfragen wurde das Hypervideo im Therapiebetrieb der kooperierenden Reha-Klinik getestet. Die Rekrutierung der Patienten fand vom 14. Juli bis 30. Nov. 2014 statt. In diesem Zeitraum wurden 227 Patienten in der Klinik behandelt, von denen sich 85 für die Nutzung des Hypervideos meldeten. 43 Patienten waren bereit, in der Kontrollgruppe mitzuwirken, welche statt des Hypervideos einen Flyer zur Unterstützung des Trainings erhielt. Da die Klinik allen interessierten Patienten Zugang zum Hypervideo geben wollte, war eine randomisierte Zuordnung der Patienten zu den beiden Gruppen nicht möglich.

Für die Nutzung des Hypervideos wurden die Patienten gebeten, ihr eigenes Endgerät (Notebook oder Tablet) in die Klinik mitzubringen. Der Beckenbodentrainer war während des Probebetriebs über eine Webseite verfügbar (https://bbtrainer.klinik-prof-schedel.de). Die Anwendung wurde außerdem lokal auf den Endgeräten der Patienten installiert, um auch ohne Internetzugriff verwendet werden zu können. Nach der Installation wurden die Patienten in einer ausführlichen Schulung in die Funktionen des Beckenbodentrainers eingeführt. In den darauf folgenden Wochen konnten die Patienten das Hypervideo zuerst in der Klinik und dann zu Hause selbstständig zur Unterstützung des Trainings verwenden.

Die Datenerhebung erfolgte durch je einen Fragebogen (1) zu Beginn der Reha, (2) bei der Entlassung aus der Klinik sowie (3) acht Wochen nach der Entlassung. Mithilfe einer integrierten Loggingfunktion, wurde die Nutzung des Hypervideos automatisch von der Anwendung aufgezeichnet. Hierdurch kann nachvollzogen werden, welche Inhalte von den Patienten in welchem Umfang genutzt wurden und welche Funktionen des Hypervideos eingesetzt wurden. Im Rahmen dieses Beitrags werden die ersten 12 Wochen der Nutzung vorgestellt.

Bei der Auswertung wurden nur Patienten berücksichtigt, die mindestens einen der nachgelagerten Fragebögen ausgefüllt haben. Dies waren 79 Patienten in der Experimental- und 36 in der Kontrollgruppe. Alle Teilnehmer waren männlich und hatten ein Durchschnittsalter von 65,7 Jahren (SA = 6,6). Zwischen der Experimental- und der Kontrollgruppe bestand kein signifikanter Unterschied bezüglich des Alters, $t(113) = .405$, $p = .686$. In der Kontrollgruppe hatte die Mehrzahl der Patienten eine mittlere Reife oder eine abgeschlossene Berufsausbildung. Nur 25% hatten eine Hochschulzugangsberechtigung oder einen Hochschulabschluss. Im Gegensatz dazu hatten in der Experimentalgruppe 51% der Patienten dieses Bildeunsniveau. Der Unterschied war signifikant, X^2 (df = 2, n = 115) = 6.932; $p = .027$.

2.2 Material

Die Inhalte des Beckenbodentrainers wurden in Zusammenarbeit mit den Therapeuten der Klinik entwickelt. Die Videoclips waren im Hypervideo hierarchisch gegliedert und teilten sich in die Hauptpunkte „Theoretische Einführung“ und „Praktisches Training“ (siehe Abbildung 1).

Abbildung 1: Struktur des Hypervideos

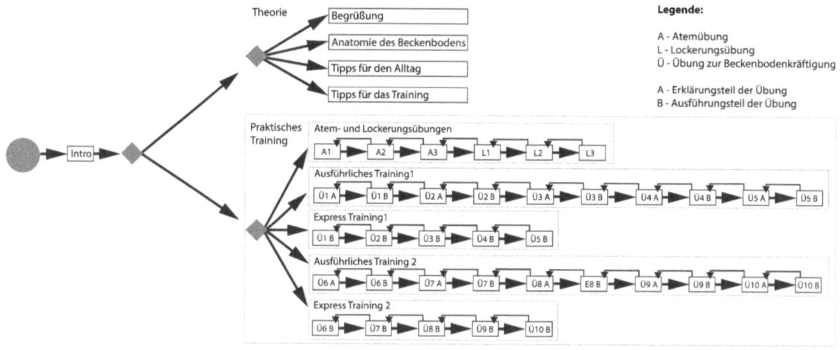

Anmerkungen: Eigene Abbildung.

Der Theorieteil bestand aus vier Videoclips zu anatomischen Grundlagen und zur richtigen Gestaltung des Trainings. Die Informationen wurden von einer Therapeutin präsentiert und durch zahlreiche Animationen der menschlichen Anatomie illustriert. Der Praxisteil enthielt fünf Trainingsprogramme, die jeweils aus einer Serie aufeinanderfolgender Clips bestanden. In zwei Programmen wurden die Übungen zuerst ausführlich von einem Therapeuten besprochen und vorgeführt (Erklärungsteil). Um die Kontraktion des Beckenbodens besser darstellen zu können, wurde die Videoaufnahme des Therapeuten zeitweise von einer anatomischen Animation überlagert. Danach folgte ein Ausführungsteil, in dem die Patienten die Übungen zusammen mit dem Therapeuten im Videobild durchführen sollten. Um auch erfahrene Patienten anzusprechen, wurden außerdem zwei Expresstrainings angeboten, die nur aus den Ausführungsteilen bestanden. Zusätzlich gab es ein Trainingsprogramm mit Atem- und Lockerungsübungen. Am Ende jedes Videoclips konnten sich die Nutzer entscheiden, ob sie die Wiedergabe wiederholen oder mit dem nächsten Inhalt fortfahren wollten. Die Navigation zwischen den Videoclips war außerdem mithilfe eines Inhaltsverzeichnisses und einer Suchfunktion möglich.

Von der Kontrollgruppe wurde ein Flyer verwendet, in dem die Informationen zur Durchführung des Trainings sowie einige Hintergrundinformationen durch kurze Stichpunkte wiedergegeben wurden. Die praktische Ausführung der Übungen war durch Fotos illustriert. Im Vergleich zum Hypervideo enthielt der Flyer eine geringere Anzahl verschiedener Übungen, deren Ausführung weniger umfangreich erläutert wurde.

2.3 Messinstrumente

Der Umfang des Beckenbodentrainings sowie der Nutzung des Hypervideos bzw. des Flyers wurde zu beiden Erhebungszeitpunkten mit je einem Item im Fragebogen abgefragt (Antwortskala: *seltener als einmal pro Woche, 1–2-mal pro Woche, 3–4-mal pro Woche, 5–6-mal pro Woche)*. Bei der Erhebung der wahrgenommenen Auswirkungen des Hypervideos bzw. des Flyers auf den Wissenserwerb wurden drei Dimensionen berücksichtigt. Es wurde sowohl der Effekt auf das Wissen zur Ausführung der Beckenbodenübungen, auf die praktische Ausführung der Übungen sowie auf das theoretische Hintergrundwissen mit jeweils drei Items abgefragt (Sieben-Punkt-Likert-Skala; -3 = *trifft gar nicht zu* bis +3 = *trifft voll zu*). Diese wurden zu einem Mittelwertindex verrechnet (α = .84; M = 2,22; SA = 0,84). Zur Ermittlung des tatsächlichen Wissenszuwachses wurde zusammen mit der Klinik ein Multiple-Choice-Test bestehend aus neun Fragen entwickelt. Für die richtige Beantwortung jeder Frage wurde jeweils ein Punkt vergeben. Die Punkte wurden anschließend zu einem Summenwert addiert.

3 Ergebnisse

Um den Umfang der Nutzung zwischen Experimental- und Kontrollgruppe vergleichen zu können, wurden zuerst die Befragungsdaten betrachtet. Zu beiden Erhebungszeitpunkten gaben mehr als 60% der Patienten in beiden Gruppen an, dass sie das Beckenbodentraining mindestens fünfmal pro Woche selbstständig durchführen. Weniger als 5% der Patienten trainierten seltener als einmal pro Woche. In der Experimentalgruppe entschieden sich während des Klinikaufenthaltes 38,2% und in den acht Wochen nach dem Klinikaufenthalt 41,9% der Patienten dazu, das Hypervideo mindestens fünfmal pro Woche zu nutzen. In der Kontrollgruppe wurde der Flyer nur von 26,7% bzw. 21,7% der Patienten in gleichem Umfang verwendet. Die Unterschiede zwischen den Gruppen wurden mithilfe eines Chi-Quadrat-Tests überprüft. Es bestand jedoch zu keinem Zeitpunkt ein signifikanter Unterschied.

Um zu ermitteln, welchen Stellenwert die Trainingsunterstützung für die Ausführung der Übungen hatte, wurden die Trainings- und die Nutzungshäufigkeit zusammen betrachtet: Wenn die Patienten in beiden Kategorien die gleiche Häufigkeit angaben, wurde davon ausgegangen, dass sie das Hypervideo bzw. den Flyer für jedes Training genutzt haben. Der Abgleich ist in Tabelle 1 dargestellt: Direkt bei der Entlassung aus der Klinik gaben 44,1% der Kontrollgruppe eine Übereinstimmung zwischen der Häufigkeit des Trainings und der Nutzung des Flyers an. Bei der Experimentalgruppe waren es 62,7%. Acht Wochen nach der Entlassung lag in der Kontrollgruppe nur noch bei 39,1% der Patienten eine Übereinstimmung vor, während es in der Experimentalgruppe 71,0% waren.

Tabelle 1: Übereinstimmung von Trainings- und Nutzungsintensität

		Entlassung aus der Klinik		Acht Wochen nach Entlassung	
		KG	EG	KG	EG
Nein	N	19	28	14	18
	%	55,9	37,3	66,9	29,0
Ja	N	15	47	9	44
	%	44,1	62,7	39,1	71,0

KG = Kontrollgruppe, EG = Experimentalgruppe, Quelle: eigene Darstellung.

Beim Vergleich der Übereinstimmung zwischen den Gruppen zeigte sich zum zweiten Erhebungszeitpunkt, dass ein größerer Anteil der Hypervideonutzer die Anwendung für nahezu jedes Training verwendete, X^2 (df = 1, N = 85) = 7.244, p = .011.

Abbildung 2: Aktive Nutzer des Hypervideos im Zeitverlauf

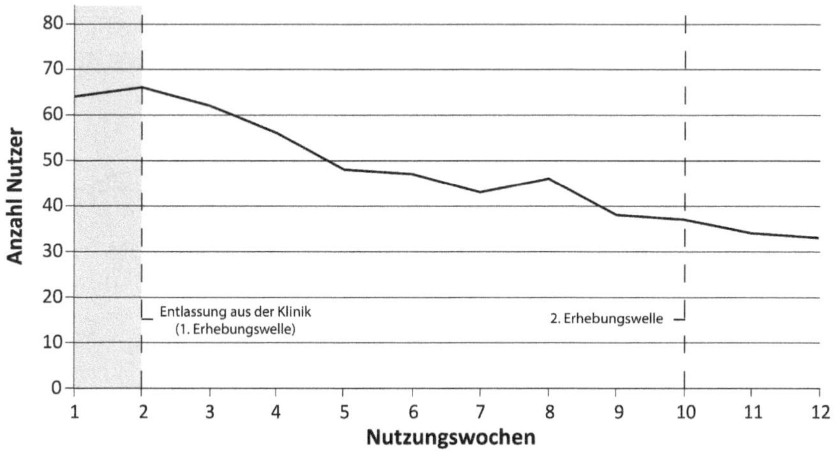

Anmerkungen: Die erste Nutzungswoche beginnt mit der Installation der Software. Zu diesem Zeitpunkt befanden sich die Patienten seit ca. einer Woche in der Klinik. Eigene Abbildung.

Die Logging-Daten erlauben die detaillierte Beobachtung der Nutzung des Hypervideos im Zeitverlauf. Wie Abbildung 2 zeigt, haben 64 bzw. 66 Patienten das Hypervideo in den ersten zwei Wochen nach der Installation der Anwendung auf ihren Endgeräten verwendet. Während dieses Zeitraums absolvierten sie die stationäre Rehabilitation in der Klinik. Acht Wochen später (zum Zeitpunkt der zweiten Befragung) wurden noch 37 Nutzer erfasst. Dieser Wert blieb in den folgenden Wochen relativ stabil. Die aktiven Nutzer verwendeten das Hypervideo für durchschnittlich 4,55 Sessions pro Woche (SA = 0,50) pro Woche. Ein Session dauerte im Mittel 22,02 Minuten (SA = 13,36).

Ein Blick auf die Nutzung der verschiedenen Inhaltsblöcke des Hypervideos (Abbildung 3) gibt weiterhin Aufschluss darüber, wie die Anwendung im Verlauf der Rehabilitation eingesetzt wurde. Die theoretische Einführung wurde primär in den ersten zwei Wochen verwendet. Die Nutzung des ausführlichen Trainings hatte ihren Höhepunkt in der vierten Woche. In der darauf folgenden Zeitspanne dominierten die Expresstrainings die Nutzung der Hypervideoplattform.

Abbildung 3: Genutzte Videoinhalte im Zeitverlauf

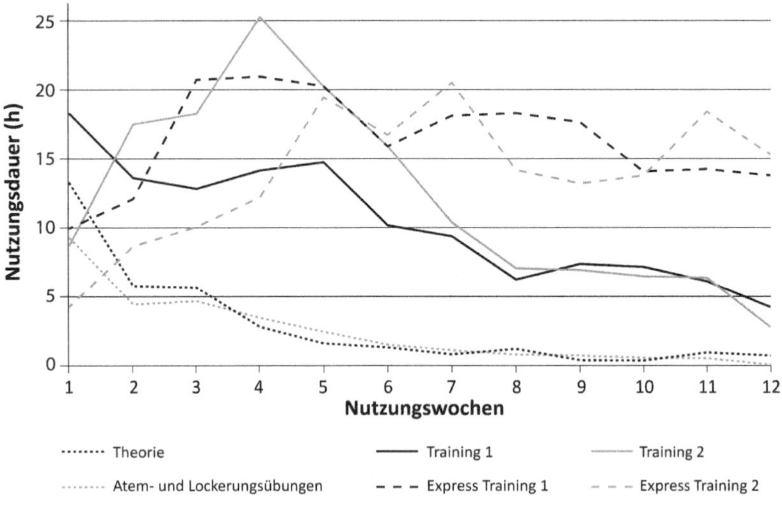

Anmerkungen: Die erste Nutzungswoche beginnt mit der Installation. Zu diesem Zeitpunkt befanden sich die Patienten seit ca. einer Woche in der Klinik. Eigene Abbildung.

Die Kurven entsprechen dem Nutzungskonzept, nach dem sich die Patienten zuerst mit den theoretischen Inhalten vertraut machen sollten, bevor sie zum praktischen Training übergehen. Die späte Dominanz der Expresstrainings belegt, dass die Anwendung auch nach dem Lernprozess für die routinemäßige Ausführung der Übungen genutzt wurde.

Im Rahmen der Studie wurde weiterhin der Effekt des Hypervideos auf den wahrgenommenen und tatsächlichen Wissenserwerb untersucht. Wie Tabelle 2 zeigt, glaubten beide Gruppen, dass der Flyer bzw. das Hypervideo sich positiv auf ihr Wissen zum Beckenbodentraining auswirkt. Bei der Abfrage des tatsächlichen Wissens zeigten sich jedoch deutliche Unterschiede: Sowohl bei der Entlassung, $t(81) = 4{,}408$; $p < .001$, als auch acht Wochen später, erreichten die Nutzer des Hypervideos signifikant bessere Ergebnisse, $t(27) = 6.326$; $p < .001$. Eine anschließende Regressionsanalyse bestätigt für beide Zeitpunkte einen signifikanten Einfluss der Gruppenzugehörigkeit auf das tatsächliche Wissen, T1: $R^2 = .118$; $p < .001$; T2: $R^2 = .418$; $p < .001$. Durch das Hinzufügen des Bildungsniveaus wird keine signifikante Änderung des R^2 erreicht, T1: $\Delta R^2 = .015$; $p >. 05$; T2 : $\Delta R^2 = .033$; $p > .05$. Lediglich ein hohes Bildungsniveau zeigt bei längerer Nutzung einen signifikant positiven Einfluss ($p = < .05$) auf den Wissenserwerb. Die nur geringe und nicht signifikante Steigerung des Determinationskoeffizienten lässt jedoch den Schluss zu, dass der Effekt des Mediums hierdurch nicht aufgehoben, sondern lediglich marginal ergänzt wird.

Tabelle 2: Wirkung der Unterstützung auf den Wissenserwerb

		Entlassung aus der Klinik		Acht Wochen nach Entlassung	
		KG (n = 33)	EG (n = 76)	KG (n = 22)	EG (n = 64)
Wahrgenommen	M	2,12	2,27	2,18	2,22
	SA	0,87	0,86	0,78	0,83
Tatsächlich	M	5,85	6,91	5,77	7,75
	SA	1,03	1,39	1,38	0,85

KG = Kontrollgruppe, EG = Experimentalgruppe, Quelle: eigene Darstellung.

Die Daten bestätigen somit, dass die hypermediale Unterstützung den Wissenserwerb stärker fördert als der Flyer. Auch nach der Entlassung aus der Klinik kam es bei den Nutzern zu einem signifikanten. Wissenszuwachs, $t(60) = 4.112$; $p < .001$. Bei der Kontrollgruppe war hingegen keine signifikante Veränderung des Wissensstandes festzustellen, $t(19) = .389$; $p > .05$.

4 Fazit

In der vorliegenden Studie konnte gezeigt werden, dass die hypermediale Videoanwendung von den Patienten intensiver zur Trainingsunterstützung verwendet wurde als der Flyer. Die Anwendung wurde über einen längeren Zeitraum zur Begleitung des Trainings genutzt und die Inhalte aufeinander aufbauend verwendet. Sowohl am Ende der stationären Reha als auch acht Wochen später verfügten die Nutzer über einen signifikant höheren Wissensstand. Die Ergebnisse unterstützen somit die eingangs vorgestellten Annahmen aus zum multimedialen Lernen, wonach Videos Vorteile bei der Vermittlung motorischer Prozessen haben. Durch eine übersichtliche Interfacegestaltung und die leicht verständliche hierarchische Struktur der Inhalte wurde eine Desorientierung und Überforderung der Nutzer vermieden. Insbesondere mit Blick auf die adressierte Zielgruppe ist das Ergebnis vielversprechend. In der Bevölkerungsgruppe über 60 Jahre nutzt laut der ARD-ZDF Onlinestudie nur etwa jeder Zweite das Internet. Weiterhin verwenden ältere Menschen das Internet vor allem für einfache Tätigkeiten, wie E-Mails schreiben und Informationen suchen. Videoanwendungen werden nur in sehr geringem Umfang genutzt (Frees & Koch, 2015). Altersbezogene Unterschiede bestätigt Bachl (2016) auch für die gesundheitsbezogene Internetnutzung. Trotzdem wurde die videobasierte Anwendung im Probebetrieb umfangreich und mit gutem Lerneffekt für das Training verwendet.

Bei der Interpretation der Ergebnisse muss berücksichtigt werden, dass die Zuordnung der Patienten zu den beiden Gruppen auf Selbstselektion beruhte. Dies führte zu einer signifikant höheren Bildung bei den Hypervideonutzern. Es scheint, dass höher gebildete Patienten eher über ein portables Endgerät und Erfahrungen mit Internetanwendungen verfügten und sich deshalb für die Nutzung des Hypervideos entschieden. Ein gravierender Einfluss des Bildungsniveaus auf den Wissenserwerb mit dem Hypervideo bzw. dem Flyer konnte durch die Regressionsanalysen ausgeschlossen werden. Dies ist auch einleuchtend, da es sich bei dem vermittelten Wissen um spezifische medizinische Informationen handelt, die unabhängig vom Bildungsniveau nicht zur Allgemeinbildung gehören. Insgesamt kann aus den Ergebnissen der Studie abgeleitet werden, dass der Einsatz von Hypervideos zur Unterstützung von Bewegungstrainings zu einem besseren Wissenserwerb beiträgt und dieses Medium somit eine höhere Eignung für die Rehabilitation aufweist als der Flyer.

In den letzten Jahren sind viele internetbasierte Anwendungen zur Unterstützung physischer Aktivität entwickelt worden (Davies et al. 2012). Damit die Forschung relevante Beiträge zur optimalen Gestaltung dieser Angebote liefern kann, müssen die Effekte einzelner Komponenten und medialer Eigenschaften genauer untersucht werden (Bennett & Glasgow 2009, Buller 2012). Die vorliegende Studie zeigt, dass Theorien aus dem Bereich des multimedialen Lernens eine fundierte Basis für die Entwicklung von *eHealth*-Anwendungen bieten. Sie geben Hinweise, welche Darstellungsformen sich für die Vermittlung verschiedener Inhalte eignen und wie Medien kombiniert werden sollten. Bei der zukünftigen Entwicklung sollte verstärkt auf diese Erkenntnisse zurückgegriffen werden.

Literaturverzeichnis

Almeida, F. A., Smith-Ray, R. L., Dzewaltowski, D. A., Glasgow, R. E., Lee, R. E., Thomas, D. S. K., . . . Estabrooks, P. A. (2015). An Interactive Computer Session to Initiate Physical Activity in Sedentary Cardiac Patients: Randomized Controlled Trial. *Journal of Medical Internet Research, 17*(8), e206.

Ayres, P., Marcus, N., Chan, C., & Qian, N. (2009). Learning Hand Manipulative Tasks: When Instructional Animations are Superior to Equivalent Static Representations. *Computers in Human Behavior, 25*(2), 348–353.

Bachl, M. (2016). Digital Divides in Health-Related Internet Use in Europe. Vortrag in der Health Communication Division auf der 66. Jahrestagung der ICA, 9.-13. 6. 2016, Fukuoka, Japan.

Bennett, G. G., & Glasgow, R. E. (2009). The Delivery of Public Health Interventions via the Internet: Actualizing their Potential. *Annual Review of Public Health*, 30, 273–292.

Betrancourt, M. (2005). The Animation and Interactivity Princles in Multimedia Learning. In: R. E. Mayer (Ed.), *The Cambridge Handbook of Multimedia Learning* (S. 287–296). Cambridge, U.K., New York: Cambridge University Press.

Buller, D. B., & Floyd, A. H. L. (2012). Internet-Based Interventions For Health Behavior Change. In: S. M. Noar & N. G. Harrington (Eds.), *eHealth Applications. Promising Strategies for Behavior Change* (S. 59–78). New York: Routledge.

Camerini, A.-L., Camerini, L., & Schulz, P. J. (2013). Die Bedeutung multimedialer und nach partizipatorischem Ansatz entwickelter Webinhalte für die Verarbeitung und den Umgang mit gesundheitsrelevanten Informationen im Internet.: Ergebnisse zweier web-basierter Studien. In: C. Rossmann & M. Hastall (Eds.), *Medien und Gesundheitskommunikation* (S. 287–302). Baden-Baden: Nomos.

Chambel, T., Zahn, C., & Finke, M. (2004). Hypervideo Design and Support for Contextualized Learning. In: *Proceedings of the IEEE International Conference on Advanced Learning Technologies* (S. 345–349).

Davies, C. A., Spence, J. C., Vandelanotte, C., Caperchione, C. M., & Mummery, W. K. (2012). Meta-Analysis of Internet-Delivered Interventions to Increase Physical Activity Levels. *International Journal of Behavioral Nutrition and Physical Activity, 9*(1), 1–13.

Eng, T. (2001). *The eHealth Landscape: A Terrain Map of Emerging Information and Communication Technologies in Health and Health Care.* Princeton, NJ: The Robert Wood Johnson Foundation, 2001.

Europäische Kommission. (2012). *eHealth Action Plan 2012–2020 – Innovative healthcare for the 21 Century: Com (2012) 736 final.*

Eysenbach, G. (2001). What is e-health? *Journal of Medical Internet Research, 3*(2), e20.

Frees, B. & Koch W. (2015) Internetnutzung: Frequenz und Vielfalt nehmen in allen Altersgruppen zu. *Media Perspektiven* 9/2015, S. 366–377.

Frisch, A.-L., Camerini, L., & Schulz, P. J. (2013). The Impact of Presentation Style on the Retention of Online Health Information: A Randomized-Controlled Experiment. *Health Communication, 28*(3), 286–293.

Höffler, T. N., & Leutner, D. (2007). Instructional Animation versus Static Pictures: A Meta-Analysis. *Learning and Instruction, 17*(6), 722–738.

Marcus, N., Cleary, B., Wong, A., & Ayres, P. (2013). Should Hand Actions be Observed when Learning Hand Motor Skills from Instructional Animations? *Computers in Human Behavior, 29*(6), 2172–2178.

Mayer, R. E. (2010). *Multimedia Learning*. Cambridge University Press.

Noar, S. M., & Harrington, N. G. (2012). eHealth: Application: An Introduction and Overview. In: S. M. Noar & N. G. Harrington (Eds.), *eHealth Applications. Promising Strategies for Behavior Change* (S. 3–16). New York: Routledge.

Robert Koch Institut. (2013). *Krebs in Deutschland 2009/2010.*

Scheiter, K., & Gerjets, P. (2007). Learner Control in Hypermedia Environments. *Educational Psychology Review, 19*(3), 285–307.

Sweller, J. (2005). Implications of Cognitive Load Theory for Multimedia Learning. In: R. E. Mayer (Ed.), *The Cambridge Handbook of Multimedia Learning* (S. 19–30). Cambridge, U.K., New York: Cambridge University Press.

Tonndorf, K., Handschigl, C., Windscheid, J., Granitzer, M., & Kosch, H. (2015). The Effekt of Non-linear Structures on the Usage of Hypervideo for Physical Training. In: *International Conference on Multimedia and Expo* (S. 1–6).

Zahn, C. (2003). *Wissenskommunikation mit Hypervideo: Untersuchungen zum Design nichtlinearer Informationsstrukturen für audiovisuelle Medien*. Waxmann Verlag.

VII.
Aufkommende Themen in der Gesundheitskommunikation

Michael Grimm, Silke Wolf & Claudia Lampert

Big, Small, Or Many Data? Eine systematische Literaturschau zu digitalen Daten in der Gesundheitskommunikation

1 Einleitung

Unter dem Schlagwort „Big Data" – und einer ganzen Reihe verwandter Begrifflichkeiten – wird in der medialen und gesellschaftlichen Auseinandersetzung zurzeit ein breites Spektrum von Phänomenen verhandelt, die sich mit der Generierung und Verwertung digitaler gesundheitsbezogener Daten befassen: Das Aufzeichnen und Auswerten gesundheitsbezogener Daten mit Smartphone-Apps oder Wearables zur individuellen Selbstoptimierung, das Analysieren von krankheitsbezogenen Suchmaschinenabfragen zur Erkennung und Vorhersage von Epidemieausbrüchen oder der Austausch von gesundheitsbezogenen Daten und Erfahrungen in sozialen Onlinemedien und deren Aggregation zur Analyse von nutzergenerierten Medikamentenbewertungen sind nur einige prototypische Beispiele.

Viele dieser Phänomene sind dabei an sich nicht neu, erhalten aber durch den technologischen Wandel im Rahmen der Digitalisierung eine neue Qualität (Crawford, Miltner, & Gray, 2014; Neff, 2013). Als gemeinsame Merkmale, die durch den digitalen Wandel bedingt sind, werden daher insbesondere die Größe (*Volume*) und Heterogenität (*Variety*) der Datenmengen sowie die Geschwindigkeit (*Velocity*), mit der diese generiert und verwertet werden, angeführt (DeIuliis, 2014). Hieran zeigt sich bereits, dass die Auseinandersetzung mit dem Themenfeld durch eine Fokussierung auf *Daten* und *technische Entwicklungen* gekennzeichnet ist (Gartner, 2011).

Aus der Perspektive der Kommunikationswissenschaft scheint diese Fokussierung jedoch zu eng. Im Mittelpunkt des Erkenntnisinteresses steht vor allem auch der *soziale Umgang* mit digitalen gesundheitsbezogenen Daten. „Big Data" lässt sich in diesem Sinne breiter als ein „sociotechnical phenomenon" verstehen, also eher als ein „cultural, technological, and scholarly phenomenon that rests at the interplay of technology, analysis, and mythology that provokes extensive utopian and dystopian rhetoric“ (boyd & Crawford, 2012, S. 662; Crawford et al., 2014).

Darüber hinaus ist das Themenfeld auch durch *begriffliche Unklarheiten* geprägt (Crawford et al., 2014; Manovich, 2012). So kursieren neben „Big Data“ weitere Begriffe wie „Massive Data“, „Small Data“, „Smart Data“, „Quantified Self“, „Self-Tracking“ oder „Self-Monitoring“, mit denen aufmerksamkeitswirksam auf das Feld oder einzelne Phänomene verwiesen wird. Dabei bleibt jedoch oft unklar, in welcher Beziehung diese Begriffe zueinander stehen und wie sie verstanden werden.

Entsprechend deutlich zeichnet sich ein Spannungsverhältnis ab: Während in der *praktischen Auseinandersetzung* mit digitalen gesundheitsbezogenen Daten bereits viele technische Möglichkeiten genutzt werden, steht die erst einsetzende *theoretisch-konzeptuelle Reflexion* zu dem Themenfeld dieser Entwicklung weitgehend nach.

Ausgehend von dieser Beobachtung liefert der vorliegende Beitrag eine Übersicht über den Fachdiskurs in Form einer systematischen Bestandsaufnahme der bisherigen Forschung zum Themenfeld. Hierfür stellen wir zunächst Ergebnisse einer systematischen Literaturschau in relevanten Fachzeitschriftendatenbanken vor und zeigen darauf aufbauend mögliche Bezugspunkte für die Kommunikationswissenschaft auf.

2 Forschungsfragen

Da der Umgang mit digitalen gesundheitsbezogenen Daten als Themenfeld an der Schnittstelle verschiedener Disziplinen liegt, stellt sich zunächst die Frage, welche Perspektiven die Auseinandersetzung prägen. Diese lassen sich z.B. an den Fachzeitschriften ablesen, in denen Beiträge zum Themenfeld erscheinen.

FF1: In welchen *Fachzeitschriften* wird das Themenfeld behandelt?

Die wissenschaftliche Auseinandersetzung mit dem Themenfeld „Big Data“ befindet sich momentan noch in einer vergleichsweise frühen Phase. Dementsprechend interessant ist es zu betrachten, in welcher Form diese stattfindet. Die Form der Auseinandersetzung spiegelt sich dabei u.a. im Beitragstyp (z.B. empirische Studie, problembezogene Reflexion) wider.

FF2: In Form welcher *Beitragstypen* erfolgt die wissenschaftliche Auseinandersetzung mit dem Themenfeld?

Schließlich ist die Auseinandersetzung mit dem Themenfeld von begrifflichen und konzeptuellen Unklarheiten geprägt. Daher stellt sich die Frage, welche übergreifenden Themenschwerpunkte in den vorliegenden Beiträgen identifiziert werden können und wie sich diese strukturieren lassen. Dadurch können zentrale Aspekte exploriert werden, anhand derer sich das Themenfeld beschreiben und vorliegende Forschung verorten lässt.

FF3: Welche *Themenschwerpunkte* lassen sich in der bisherigen Forschung identifizieren und strukturieren?

3 Methodisches Vorgehen

Als Grundlage für einen Überblick über ein Forschungsfeld, das sich in einer dynamischen Entwicklung befindet, eignet sich eine systematische Untersuchung von Artikeln in Fachzeitschriften. Zum einen können Fachzeitschriften aufgrund ihres verhältnismäßig eng getakteten Erscheinungsrhythmus besonders gut auf Entwicklungen im Fach reagieren und sind damit am Puls des Fachdiskurses. Zum anderen orientieren sich Fachzeitschriften durch ihren Review-Prozess u.a. an der Relevanzeinschätzung durch Fachkollegen, so dass insbesondere solche Artikel veröffentlicht werden, die von anderen Wissenschaftlern als zentral für die wissenschaftliche Diskussion eines Themas erachtet werden.

Im Rahmen einer systematischen Literaturschau durchsuchten wir verschiedene Fachzeitschriftendatenbanken. Vor dem Hintergrund unseres primär (gesundheits-)kommunikationswissenschaftlichen Interesses wurden vor allem einschlägige kommunikations- und gesundheitswissenschaftliche Datenbanken berücksichtigt. Die Auswahl umfasste sowohl *EBSCO Communication and Mass Media Complete (CMMC)* als auch die medizinischen Zeitschriftendatenbanken *Cumulative Index to Nursing and Allied Health Literature (CINHAL)*, *Cochrane*, *Embase* und *Medline*[1], um dem interdisziplinären Schnittstellencharakter des Themenfeldes gerecht zu werden. Die Suchwortkombinationen enthielten jeweils einen (englischen) Begriff aus den Bereichen „Daten“, „Gesundheit“ und „Medienkommunikation“.[2] Die Suchabfragen erfolgten im Oktober 2015. Be-

1 Zur Auswahl der medizinischen Datenbanken siehe www.ebm-netzwerk.de/was-ist-ebm/basics/recherche/datenbanken/ (letzter Zugriff: 11.11.2015).

2 Der vollständige Suchstring lautete „(big data OR smart data OR massive data OR bunch of data OR many data OR data rush OR small data OR search data OR medical data OR

rücksichtigt wurden ausschließlich englischsprachige Artikel aus Fachzeitschriften mit Peer Review, um dem internationalen Fachdiskurs zum Themenfeld Rechnung zu tragen.[3] Die Treffer wurden zeitlich nicht eingegrenzt, um nachzeichnen zu können, wie sich die Thematisierung des Themenfeldes im Zeitverlauf verändert hat.

Alle ermittelten Treffer (n = 730) wurden manuell auf Basis von Titel und Abstract im Hinblick auf vorab festgelegte Ein- bzw. Ausschlusskriterien gesichtet.[4] Die Sichtung erfolgte durch die Autoren im Rahmen gemeinsamer Gruppensitzungen, bei denen fragliche Fälle unmittelbar diskutiert werden konnten. Eingeschlossen wurden Artikel, die sich inhaltlich mit der Schnittstelle von Daten, Gesundheit und Medienkommunikation befassen. Ausgeschlossen wurden hingegen reine Sekundärdatenanalysen, Studien mit Kampagnencharakter, Artikel mit Fokus auf klassischer Informationssuche oder -bereitstellung sowie Analysen von Einzelalgorithmen, da diese keinen substanziellen Beitrag zur Beantwortung der Forschungsfragen leisten. Nach dem Screening verblieben 58 inhaltlich relevante Artikel. Nach dem Löschen von Dubletten ergab sich schließlich ein bereinigtes Sample von 43 Artikeln (Abbildung 1).

Abbildung 1: Ablauf der systematischen Literaturschau

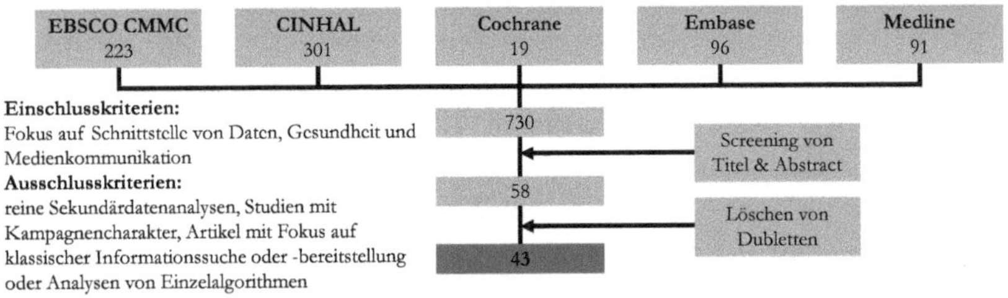

Die explorative Analyse konzentrierte sich auf formale Aspekte (u.a. Jahr, Fachzeitschrift, Beitragstyp) und die jeweiligen Themenschwer-

healthcare data OR health surveillance OR quantified self OR personal analytics OR lifelogging OR life-tracking OR self-tracking OR self-monitoring) AND (*health* OR *ill* OR *patient* OR well-being) AND (media OR communication OR internet OR app* OR wearable* OR social network*)". Der Suchstring wurde vorab mehrfach für die verschiedenen Datenbanken getestet und angepasst.

3 Eine ergänzende Analyse der Auseinandersetzung im deutschsprachigen Raum wäre unter vergleichenden Gesichtspunkten interessant. Ebenso könnten in Folgestudien Bücher und „graue Literatur" berücksichtigt werden.

4 Beiträge, für die kein Abstract verfügbar war, wurden von der weiteren Analyse ausgeschlossen.

punkte der Artikel. Die Informationen wurden tabellarisch aufbereitet (siehe Überblickstabelle im Anhang).

4 Ergebnisse

Das bereinigte Sample enthält Artikel aus den Jahren 1995 bis 2015. Die Anzahl der publizierten Artikel nahm dabei erwartungsgemäß in den letzten Jahren stark zu (Tabelle 1). Die meisten Artikel wurden in den Jahren 2014 (n = 13) und 2015 (n = 8) veröffentlicht.

Tabelle 1: Anzahl der publizierten Artikel zum Themenfeld pro Jahr

Erscheinungs-jahr	'95	'96	'02	'04	'06	'08	'09	'11	'12	'13	'14	'15
Anzahl publizierter Artikel	1	1	1	1	1	1	2	5	5	4	13	8

Basis: n = 43 Artikel aus dem bereinigten Sample. Für das Jahr 2015 wurden nur Artikel, die bis einschließlich Oktober erschienen sind, berücksichtigt.

4.1 Disziplinäre Ausrichtung der Fachzeitschriften

Die meisten Artikel wurden in Fachzeitschriften aus den Bereichen Medizin (26%; n = 11) und Medizininformatik (23%; n = 10) publiziert, gefolgt von Beiträgen in medien- und kommunikationsbezogenen Journals (19%; n = 8) und Artikeln in Zeitschriften aus dem Bereich Environmental bzw. Public Health (16%; n = 7). Daneben wurden Beiträge auch in Zeitschriften aus Informatik (5%; n = 2) und Ökonomie (5%; n = 2) sowie vereinzelt auch weiteren Disziplinen (Informationsdesign, Recht, Sport) (7%; n = 3) publiziert.

Das breite Spektrum der Fachzeitschriften, in denen der Fachdiskurs zum Umgang mit digitalen gesundheitsbezogenen Daten stattfindet, zeigt, dass das Themenfeld an der Schnittstelle unterschiedlicher Disziplinen liegt. Neben einer interdisziplinären Zusammenarbeit ist daher bei der Auseinandersetzung mit dem Themenfeld wichtig, die Publikationen in angrenzenden Disziplinen zu beachten, um zu einer theoretisch-konzeptuellen Integration und Weiterentwicklung beizutragen.

4.2 Form der wissenschaftlichen Auseinandersetzung

Etwa ein Sechstel der Artikel (16%; n = 7) hat bei der Auseinandersetzung mit dem Themenfeld einen *empirischen Bezug*. Dazu zählen u.a. Befragungen wie z.B. qualitative Interviews zur Nutzung von Tracking-Devices durch Patienten mit chronischen Erkrankungen (Ancker et al., 2015) oder Medienanalysen wie z.B. eine Untersuchung der Nutzerkommentare auf Social-Media-Angeboten wie patientslikeme.com (Frost & Massagli, 2008).

Etwa ein Zehntel der Artikel (9%; n = 4) befasst sich mit der *Entwicklung konkreter Anwendungen* im Themenfeld, etwa von technischen Plattformen und Architekturen zum Management und zur Zusammenführung von gesundheitsbezogenen Daten (Mezghani, Exposito, Drira, Da Silveira, & Pruski, 2015).

Zwei Drittel der Artikel (67%; n = 29) haben jedoch keinen unmittelbaren empirischen Bezug, sondern bestehen aus *problembezogenen Reflexionen*, etwa zu den Chancen und Risiken von „Big Data" (boyd & Crawford, 2012) oder den rechtlichen Rahmenbedingungen des Einsatzes entsprechender Technologien in der Pflege (Thorpe & Gray, 2015).

Daneben liegen einzelne *Literaturüberblicke* zur Verwendung von Big Data in Wissenschaft und Gesundheitsversorgung sowie den damit zusammenhängenden Möglichkeiten und Herausforderungen (Hansen, Miron-Shatz, Lau, & Paton, 2014), zu Nutzungsweisen von Social Media und Self-Tracking-Technologien (Paton, Hansen, Fernandez-Luque, & Lau, 2012) sowie zur Verwendung von Social-Media- und Internet-Daten für die öffentliche Gesundheitsüberwachung (Velasco, Agheneza, Denecke, Kirchner, & Eckmanns, 2014) vor (7%; n = 3).

Es zeigt sich damit, dass sich der dynamische Charakter des Themenfelds, das sich noch stark in Entwicklung befindet, auch in der Forschungslage niederschlägt: Das Themenfeld wird bislang in erster Linie beschrieben und reflektiert. Umfassende empirische Studien, die diese Auseinandersetzung unterstützen, stehen noch weitgehend aus.

4.3 Themenschwerpunkte in den Beiträgen

Anhand der Artikel lassen sich unterschiedliche thematische Schwerpunkte ausmachen, mit denen sich die Forschung bislang auseinandergesetzt hat.

Ein Schwerpunkt liegt dabei auf der Untersuchung einzelner *Phänomene*, verstanden als Bündel aufeinander bezogener sozialer Praktiken. Dazu zählen z.B. die individuelle Aufzeichnung und Auswertung gesundheitsbezogener Daten mittels Wearables und Apps („Self-Tracking" (Ancker et al., 2015), „Self-Monitoring" (Kwak, Amrhein, Barkhoff, & Heiby, 2015) oder „Quantified Self Movement" (Nafus & Sherman, 2014)) oder die Verwendung digitaler Daten (etwa aus elektronischen Krankenakten oder Einträgen in sozialen Onlinemedien), um Erkrankungen nachzuvollziehen oder vorherzusagen („Public Health Surveillance" (Eggleston & Weitzman, 2014) und „Infodemiology" (Eysenbach, 2009)).

Einen weiteren Schwerpunkt bildet die Auseinandersetzung mit *Anwendungen*. Diese können als kommunikative Technologien bzw. Dienste mit unterschiedlichem Funktionsumfang verstanden werden, mit denen digitale Daten generiert und/oder verwertet werden können. Dazu zählen u.a. verschiedene Self-Tracking-Devices (Lupton, 2013) oder Anwendungen aus dem Bereich des „Internet of Things" (IoT; als Schlagwort für „intelligente", computergesteuerte Geräte, die mit Datennetzwerken verbunden sind), wie beispielsweise tragbare Sensorsysteme (Redmond et al., 2014).

Einen weiteren Schwerpunkt machen Auseinandersetzungen mit der *Generierung* gesundheitsbezogener Daten aus. Dabei wird u.a. differenziert, aus welchen *Quellen* die gesundheitsbezogenen Daten stammen (Gesundheitssystem, Forschung, individuelle Mediennutzung; Hansen et al., 2014) und mit welchen *Zielsetzungen* die Daten – etwa von chronisch erkrankten Personen (Ancker et al., 2015) – erzeugt werden.

Darüber hinaus finden sich Auseinandersetzungen mit der *Verwertung* gesundheitsbezogener Daten. Dabei geht es vor allem um *technische und informatische Aspekte*, wie etwa um das Datenmanagement (Chen et al., 2012; Hansen et al., 2014) und die Herausforderungen bei der Integration und Analyse der großen und heterogenen Datenmengen (Guerriero et al., 2011; Hutchison, Kaiserswerth, Moser, & Schade, 1996). Kritisch diskutiert werden insbesondere die *Qualität* der Daten und ihrer Analyse unter Reliabilitäts- und Validitätsgesichtspunkten (Chowdhury, McIver Jr., & Light, 2012) sowie die *Monetarisierung* von (meist zuvor nicht zugänglichen) gesundheitsbezogenen Daten, beispielsweise aus Einträgen in sozialen Onlinemedien (Lupton, 2014).

Zudem werden die *Rahmenbedingungen* diskutiert, unter denen der Umgang mit gesundheitsbezogenen Daten stattfindet. Hierzu zählen zum einen *soziale Bedingungen*, etwa Einflussfaktoren auf die Bereitschaft von Medizinern, elektronische Krankenakten zur Verfügung zu stellen (Zheng, Chib, Gao, & Wang, 2011) oder auf die Nutzung von Self-Monitoring-Anwendungen durch Schwangere (Kim et al., 2014). Daneben sind *rechtliche und regulatorische Rahmenbedingungen* maßgeblich (Thorpe & Gray, 2015). Hierbei geht es beispielsweise darum, inwieweit Mediziner für Entscheidungen haftbar gemacht werden können, die sie aufgrund falsch übermittelter Daten durch Gesundheits-Apps treffen (Yang & Silverman, 2014) oder wie die Speicherung von Daten in medizinischen Wissenssystemen erfolgt (Knapp, 2013).

Schließlich werden die *Konsequenzen* betrachtet, die der Umgang mit gesundheitsbezogenen Daten auf verschiedenen gesellschaftlichen Ebenen hat und haben kann. Auf der *Mikro-Ebene* sind dabei insbesondere die Auswirkungen, die die Nutzung von Anwendungen auf die Nutzer hat, Gegenstand der Beiträge. So werden beispielsweise einerseits positive Auswirkungen von Self-Monitoring auf die Gesundheit untersucht (Kwak et al., 2015) andererseits aber auch die Wirksamkeit des Monitorings sowie deren Limitationen und Randbedingungen kritisch diskutiert (Tamang, Kopec, McCofie, & Levy, 2006). Auf der *Meso-Ebene* wird diskutiert, wie sich die medizinische Wissensvermittlung durch die Aufbereitung von Daten verbessern lässt (Sheydin & Vella, 2013) und Abläufe und Kommunikation in Kliniken optimiert werden können (Golberg, Leonard, McEnroe, & McDonald, 2015). Auf der *Makro-Ebene* schließlich werden zum einen soziologische Konsequenzen diskutiert, wie z.B. die Verbreitung von techno-zentrierten Utopien und die Veränderung von Körperbildern hin zu einer quantifizierenden Optimierung (Lupton, 2013). Zum anderen findet eine intensive Auseinandersetzung mit Fragen zu Datenschutz, Privatsphäre und Ethik statt. Dabei wird z.B. diskutiert, inwieweit es durch die großen Datenbestände und Analysestrategien ermöglicht wird, dass ursprünglich anonymisierte Daten wieder re-anonymisiert werden und damit Rückschlüsse auf Individuen möglich sind („reidentification risk"; Chen et al., 2012). Auch forschungsbezogene Konsequenzen werden dabei thematisiert. Dazu zählt etwa die Frage, inwieweit sich durch den Einsatz von komplexen Datenanalysemöglichkeiten die wissenschaftliche Forschungslogik verändert: Diese scheint sich in dem Themenfeld stärker an einer datengetriebenen Exploration von Zusammenhängen als an einer theoriegeleiteten Auseinandersetzung zu orientieren (boyd & Crawford, 2012).

5 Fazit und Diskussion

Die Debatte über Big Data im Gesundheitskontext wird derzeit in erster Linie durch den medialen und öffentlichen Diskurs geprägt. Mit einer systematischen Literaturschau wollten wir den Blick auf die wissenschaftliche Auseinandersetzung mit dem Thema richten. Dafür haben wir untersucht, in welchen Disziplinen das Thema aufgegriffen wird und welche Facetten des Themas in der wissenschaftlichen Auseinandersetzung Berücksichtigung finden. Die identifizierten Themenbereiche können als Ausgangspunkte für eine übergreifende Systematisierung des Themenfeldes dienen und zu einer gemeinsamen Verständnisgrundlage beitragen.

Die systematische Literaturschau stellt einen ersten Zugang dar, um die wissenschaftliche Auseinandersetzung mit dem Themenfeld Big Data zu eruieren. Dabei ist zu berücksichtigten, dass die Ergebnisse maßgeblich durch die Auswahl der Datenbanken und darin indizierten Zeitschriften sowie die gewählten Schlagwortkombinationen beeinflusst werden. Daher ist es möglich, dass nicht alle Beiträge, die inhaltlich einschlägig sind, in dem Sample enthalten sind. Entsprechend können Ergebnisse ähnlicher Analysen sowohl hinsichtlich der Anzahl der Beiträge als auch der identifizierten Themenschwerpunkte von den vorliegenden abweichen. Vor diesem Hintergrund, aber auch angesichts des noch recht jungen und dynamischen Themenfeldes und der Heterogenität der in den Beiträgen betrachteten Daten, sind Quantifizierungen nur eingeschränkt möglich. Insofern handelt es sich bei dem vorliegenden Beitrag um einen ersten Überblick über verhandelte Themenkomplexe, der sich im Zuge der technischen Entwicklungen in den nächsten Jahren sicherlich noch weiter ausdifferenzieren wird.

Die Ausrichtungen der Zeitschriften, in denen das Thema berücksichtigt wird, zeigen, dass das Thema in unterschiedlichen Disziplinen verhandelt wird und eine interdisziplinäre Bearbeitung notwendig ist. Mit Blick auf das Themenfeld Big Data als ein sozio-technologisches Phänomen bieten sich für die Kommunikationswissenschaft verschiedene Anschluss- und Kooperationsmöglichkeiten, zugleich aber auch die Notwendigkeit, die eigenen Bezugspunkte der Disziplin zum Thema deutlicher herauszustellen.

Klassische Bezüge zur Kommunikationswissenschaft lassen sich insbesondere im Hinblick auf die *Datengenerierung* erkennen. Hier können kommunikationswissenschaftliche Untersuchungen in Form von Medienanalysen und Nutzerstudien wichtige empirische Ergänzungen für die bislang beschreibenden Reflexionen darstellen. Mögliche Bezugspunkte sind dabei etwa die Auseinandersetzung mit Aspekten der Privatsphäre, langfristigen Folgen der Datenpreisgabe oder Veränderungen in der Arzt-Patienten-Kommunikation.

Im Hinblick auf die *Datenverwertung* hingegen zeichnen sich neue Themenfelder und Kooperationsmöglichkeiten ab (insbesondere an der Schnittstelle zur Informatik), die erst allmählich in den Fokus der Gesundheitskommunikationsforschung rücken. Dazu zählen beispielsweise die Exploration von Zusammenhängen und die Identifikation forschungsleitender Hypothesen, z.B. über die Analyse gesundheitsbezogener Tweets (z.B. Eke, 2011; Eysenbach, 2009).

Mit Bezug auf das Spannungsfeld zwischen Praxis und Theorie kann der Kommunikationswissenschaft in diesem Themenfeld eine bedeutsame Mittlerrolle zukommen. Mit ihrem Blick auf den Umgang mit digitalen gesundheitsbezogenen Daten als soziale Praktik kann sie technische, gesundheitsbezogene und kommunikative Aspekte miteinander verbinden und damit zu einer integrativen Betrachtung des Themenfeldes „Big Data" beitragen.

Literaturverzeichnis

Referenzen aus dem bereinigten Sample sind mit einem Asterisk markiert.

* Ancker, J. S., Witteman, H. O., Hafeez, B., Provencher, T., van de Graaf, M., & Wei, E. (2015). „You Get Reminded You're a Sick Person": Personal Data Tracking and Patients With Multiple Chronic Conditions. *Journal of Medical Internet Research, 17*(8), e202.

* Arribas-Ayllon, M., Sarangi, S., & Clarke, A. (2011). Promissory Aaccounts of Ppersonalisation in the Commercialisation of Genomic Knowledge. *Communication & Medicine, 8*(1), 53–66.

* Bédard, Y., & Henriques, W. D. (2002). Modern Information Technologies in Environmental Health Surveillance. An Overview and Analysis. *Canadian Journal of Public Health, 93*(Suppl 1), 29–33.

* boyd, d., & Crawford, K. (2012). Critical Questions For Big Data: Provocations for a Cultural, Technological, and Scholarly Phenomenon. *Information, Communication & Society, 15*(5), 662–679.

* Chen, Y.-L., Cheng, B.-C., Chen, H.-L., Lin, C.-I., Liao, G.-T., Hou, B.-Y., & Hsu, S.-C. (2012). A Privacy-Preserved Analytical Method for eHealth Database with Minimized Information Loss. *Journal of Biomedicine and Biotechnology, 2012,* 1–9.

* Chowdhury, M. A., McIver Jr., W., & Light, J. (2012). Data Association in Remote Health Monitoring Systems. *IEEE Communications Magazine, 50*(6), 144–149.

* Crawford, K., Miltner, K., & Gray, M. L. (2014). Critiquing Big Data: Politics, Ethics, Epistemology. *International Journal of Communication, 8,* 1663–1672.

DeIuliis, D. (2014). Big Data. In T. L. Thompson (Hrsg.), *Encyclopedia of Health Communication* (S. 103–104). Thousand Oaks, CA: SAGE.

* Driscoll, K., & Walker, S. (2014). Working Within a Black Box: Transparency in the Collection and Production of Big Twitter Data. *International Journal of Communication, 8*, 1745–1764.

* Eggleston, E. M., & Weitzman, E. R. (2014). Innovative Uses of Electronic Health Records and Social Media for Public Health Surveillance. *Current Diabetes Reports, 14*(3), 468.

* Eke, P. I. (2011). Using Social Media for Research and Public Health Surveillance. *Journal of Dental Research, 90*(9), 1045–1046.

* Eysenbach, G. (2009). Infodemiology and Infoveillance: Framework for an Emerging Set of Public Health Informatics Methods to Analyze Search, Communication and Publication Behavior on the Internet. *Journal of Medical Internet Research, 11*(1), e11.

* Frizzo-Barker, J., & Chow-White, P. A. (2014). From Patients to Petabytes: Genomic Big Data, Privacy, and Informational Risk. *Canadian Journal of Communication, 39*(4), 615–625.

* Frost, J. H., & Massagli, M. (2008). Social Uses of Personal Health Information Within PatientsLikeMe, an Online Patient Community: What Can Happen When Patients Have Access to One Another's Data. *Journal of Medical Internet Research, 10*(3), e15.

* Fung, I. C.-H., Tse, Z. T. H., & Fu, K.-W. (2015). The Use of Social Media in Public Health Surveillance. *Western Pacific Surveillance and Response, 6*(2), 3–6.

Gartner (2011, 27. Juni). *Gartner Says Solving Big Data Challenge Involves More than just Managing Volumes of Data.* Abgerufen von www.gartner.com/newsroom/id/1731916 (11.11.2015).

* Golberg, D., Leonard, R., McEnroe, S., & McDonald, J. (2015). Connecting the Dots: Using „Big Data" to Build an Efficient, Integrated Service Line. *Healthcare Financial Management: Journal of the Healthcare Financial Management Association, 69*(8), 72–76.

* Guerriero, L., Ferdeghini, E. M., Viola, S. R., Porro, I., Testi, A., & Bedini, R. (2011). Telematic Integration of Health Data: A Practicable Contribution. *Informatics for Health & Social Care, 36*(3), 147–160.

* Hansen, M. M., Miron-Shatz, T., Lau, A. Y. S., & Paton, C. (2014). Big Data in Science and Healthcare: A Review of Recent Literature and Perspectives. *Yearbook of Medical Informatics, 9*(1), 21–26.

* Hartley, D. M. (2014). Using Social Media and Internet Data for Public Health Surveillance: The Importance of Talking. *The Milbank Quarterly, 92*(1), 34–39.

* Hutchison, A., Kaiserswerth, M., Moser, M., & Schade, A. (1996). Electronic Data Interchange for Health Care. *IEEE Communications Magazine, 34*(7), 28–34.

* Kamel Boulos, M. N., Resch, B., Crowley, D. N., Breslin, J. G., Sohn, G., Burtner, R., … Chuang, K.-Y. S. (2011). Crowdsourcing, Citizen Sensing and Sensor Web Technologies for Public and Environmental Health Surveillance and Crisis Management: Trends, OGC Standards and Application Examples. *International Journal of Health Geographics, 10*(67), 1–29.

* Kim. H. K., Niederdeppe, J., Guillory, J., Graham, M., Olson, C., & Gay, G. (2014). Determinants of Pregnant Women's Online Self-Regulatory Activities for Appropriate Gestational Weight Gain. *Health Communication, 30*(9), 922–932.

* Knapp, M. M. (2013). Big Data. *Journal of Electronic Resources in Medical Libraries, 10*(4), 215–222.

* Kwak, J., Amrhein, M., Barkhoff, H., & Heiby, E. M. (2015). Daily Self-Monitoring of Physical Leisure Activities and Health Practices, Self-Concept, and Quality-of-Life. *The Sport Journal.* Abgerufen von http://thesportjournal.org/article/daily-self-monitoring-of-physical-leisure-activities-and-health-practices-self-concept-and-quality-of-life/ (11.11.2015).

* Lupton, D. (2013). Quantifying the Body: Monitoring and Measuring Health in the Age of mHealth Technologies. *Critical Public Health, 23*(4), 393–403.

* Lupton, D. (2014). The Commodification of Patient Opinion: The Digital Patient Experience Economy in the Age of Big Data. *Sociology of Health & Illness, 36*(6), 856–869.

Manovich, L. (2012). Trending: The Promises and the Challenges of Big Social Data. In M. K. Gold (Hrsg.), *Debates in the Digital Humanities.* Minneapolis: University of Minnesota Press. Abgerufen von http://dhdebates.gc.cuny.edu/debates/text/15 (11.11.2015).

* Mezghani, E., Exposito, E., Drira, K., Da Silveira, M., & Pruski, C. (2015). A Semantic Big Data Platform for Integrating Heterogeneous Wearable Data in Healthcare. *Journal of Medical Systems, 39*(185).

* Milinovich, G. J., Avril, S. M. R., Clements, A. C. A., Brownstein, J. S., Tong, S., & Hu, W. (2014). Using Internet Search Queries for Infectious Disease Surveillance: Screening Diseases for Suitability. *BMC Infectious Diseases, 14*(690).

* Murdoch, T. B., & Detsky, A. S. (2013). The Inevitable Application of Big Data to Health Care. *Journal of the American Medical Association, 309*(13), 1351–1352.

* Nafus, D., & Sherman, J. (2014). This One Does Not Go Up to 11: The Quantified Self Movement as an Alternative Big Data Practice. *International Journal of Communication, 8,* 1784–1794.

Neff, G. (2013). Why Big Data Won't Cure Us. *Big Data, 1*(3), 117–123.

* Obenshain, M. K. (2004). Application of Data Mining Techniques to Healthcare Data. *Infection Control and Hospital Epidemiology, 25*(8), 690–695.

* Pantzar, M., & Ruckenstein, M. (2015). The Heart of Everyday Analytics: Emotional, Material and Practical Extensions in Self-Tracking Market. *Consumption Markets & Culture, 18*(1), 92–109.

* Paton, C., Hansen, M. M., Fernandez-Luque, L., & Lau, A. Y. S. (2012). Self-Tracking, Social Media and Personal Health Records for Patient Empowered Self-Care. *Yearbook of Medical Informatics, 2012*, 16–24.

* Redmond, S. J., Lovell, N. H., Yang, G. Z., Horsch, A., Lukowicz, P., Murrugarra, L., & Marschollek, M. (2014). What Does Big Data Mean for Wearable Sensor Systems? *Yearbook of Medical Informatics, 2014,* 135–142.

* Rothstein, M. A. (2015). Ethical Issues in Big Data Health Research: Currents in Contemporary Bioethics. *The Journal of Law, Medicine and Ethics, 43*(2), 425–429.

* Sheydin, A., & Vella, G. (2013). Bridging the Semantic Gap – An Approach Based on Observations in Medical Research and Evidence-based Clinical Practice. *Information Design Journal, 20*(1), 79–95.

* Shin, M. (2012). Secure Remote Health Monitoring with Unreliable Mobile Devices. *Journal of Biomedicine and Biotechnology, 2012,* 1–5.

* Swan, M. (2009). Emerging Patient-Driven Health Care Models: An Examination of Health Social Networks, Consumer Personalized Medicine and Quantified Self-Tracking. *International Journal of Environmental Research and Public Health, 6*(2), 492–525.

* Tamang, S., Kopec, D., McCofie, T., & Levy, K. (2006). Developing Health Surveillance Networks: An Adaptive Approach. *The Journal on Information Technology in Healthcare, 4*(4), 210–221.

* Thorpe, J. H., & Gray, E. A. (2015). Big Data and Ambulatory Care: Breaking Down Legal Barriers to Support Effective Use. *Journal of Ambulatory Care Management, 38*(1), 29–38.

* Vacalis, T. D., Barlett, C. L. R., & Shapiro, C. G. (1995). Electronic Communication and the Future of International Public Health Surveillance. *Emerging Infectious Diseases, 1*(1), 34–35.

* Velasco, E., Agheneza, T., Denecke, K., Kirchner, G., & Eckmanns, T. (2014). Social Media and Internet-Based Data in Global Systems for Public Health Surveillance: A Systematic Review. *The Milbank Quarterly, 92*(1), 7–33.

* Yang, Y. T., & Silverman, R. D. (2014). Mobile Health Applications: The Patchwork Of Legal And Liability Issues Suggests Strategies To Improve Oversight. *Health Affairs, 33*(2), 222–227.

* Zheng, W., Chib, A., Gao, P., & Wang, K. (2011). Factors Influencing Physicians' Intentions to Share Electronic Medical Records: An Empirical Investigation in China. *Media Asia, 38*(1), 14–21.

Überblickstabelle

Autor(en)	Jahr	Fachzeitschrift	Beitragstyp	Themenschwerpunkt(e)
Ancker et al.	2015	Journal of Medical Internet Research	Empirische Studie (Leitfadeninterviews, n = 29)	*Phänomen:* Aufzeichnung und Auswertung gesundheitsbezogener Daten mittels Wearables und Apps
Arribas-Ayllon, Sarangi & Clarke	2011	Communication & Medicine	Empirische Studie (Inhaltsanalyse, n = 3)	*Phänomen:* Einsatz rhetorischer Mittel zur Darstellung personalisierter Medizin
Bédard & Henriques	2002	Canadian Journal of Public Health	Problembezogene Reflexion	*Datengenerierung:* Technologische Trends hinsichtlich „environmental health surveillance"
boyd & Crawford	2012	Information, Communication & Society	Problembezogene Reflexion	*Konsequenzen:* Chancen und Risiken von „Big Data"
Chen et al.	2012	Journal of Biomedicine and Biotechnology	Entwicklung einer Anwendung	*Anwendung/Datenverwertung:* Potenzial einer konkreten Anwendung (Hiatus Tailor – HT) für Gesundheits(daten)management
Chowdhury, McIver & Light	2012	IEEE Communications Magazine	Problembezogene Reflexion	*Datenverwertung:* Qualität der Daten und ihrer Analyse unter Reliabilitäts- und Validitätsgesichtspunkten
Crawford, Miltner & Gray	2014	International Journal of Communication	Problembezogene Reflexion	*Phänomen:* Überblick über Themenfeld „Big Data"
Driscoll & Walker	2014	International Journal of Communication	Problembezogene Reflexion	*Datengenerierung:* Vergleich unterschiedlicher Datenquellen; Ableitung von Standards für das Sammeln von Social-Media-Daten am Beispiel Twitter
Eggleston & Weitzman	2014	Current Diabetes Reports	Problembezogene Reflexion	*Datenverwertung:* Verwendung digitaler Daten aus elektronischer Patientenakte und Social Media zur Diabetes-Überwachung
Eke	2011	Journal of Dental Research	Problembezogene Reflexion	*Datenverwertung:* Nutzung von Social Media zur „public health surveillance" am Beispiel Twitter
Eysenbach	2009	Journal of Medical Internet Research	Problembezogene Reflexion	*Phänomen:* „infodemiology" und „infoveillance"
Frizzo-Barker & Chow-White	2014	Canadian Journal of Communication	Problembezogene Reflexion	*Konsequenzen:* Soziale Implikationen von Open-Access Datenbanken, Privatsphäre und Risiken
Frost & Massagli	2008	Journal of Medical Internet Research	Empirische Studie (Inhaltsanalyse, n = 123)	*Datengenerierung:* Austausch gesundheitsbezogener Daten zwischen Patienten in einer Online-Community

Fung, Tse & Fu	2015	Western Pacific Surveillance and Response	Problembezogene Reflexion	*Datenverwertung:* Nutzung von Social-Media-Daten zur „public health surveillance“
Golberg et al.	2015	Healthcare Financial Management	Problembezogene Reflexion	*Konsequenzen:* Verbesserung von Abläufen und Kommunikation in Kliniken durch die Aufbereitung von Daten
Guerriero et al.	2011	Informatics for Health & Social Care	Entwicklung einer Anwendung	*Datengenerierung/ Datenverwertung:* Anwendung zur Verbesserung von Data-Mining
Hansen et al.	2014	Yearbook of Medical Informatics	Literaturüberblick	*Phänomen:* Perspektiven, Chancen und Herausforderungen von „Big Data“
Hartley	2014	The Milbank Quarterly	Problembezogene Reflexion	*Datenverwertung:* Nutzung von Internet- und Social-Media-Daten zur „public health surveillance“
Hutchison et al.	1996	IEEE Communications Magazine	Problembezogene Reflexion	*Datenverwertung:* Standardisierung von Anwendungen zum Datenaustausch
Kamel Boulos et al.	2011	International Journal of Health Geographics	Problembezogene Reflexion	*Phänomen:* Big Data in “public and environmental health surveillance”
Kim et al.	2014	Health Communication	Empirische Studie (Befragung, n = 873)	*Rahmenbedingungen:* Einfluss psychosozialer und soziodemografischer Faktoren auf Nutzung von Self-Monitoring-Anwendungen durch Schwangere
Knapp	2013	Journal of Electronic Resources in Medical Libraries	Problembezogene Reflexion	*Phänomen:* Gesundheitswissenschaftliche Eingrenzung von „Big Data“
Kwak et al.	2015	The Sport Journal	Empirische Studie (Interviews, n = 28)	*Datengenerierung:* Aufzeichnung und Auswertung gesundheitsbezogener Daten mittels Wearables und Apps; *Konsequenzen:* Auswirkungen von Self-Monitoring auf Gesundheitspraktiken und mentale Gesundheitsindikatoren
Lupton	2013	Critical Public Health	Problembezogene Reflexion	*Anwendungen:* Self-Tracking-Devices; *Konsequenzen:* Veränderung von Körperbildern durch Nutzung von Anwendungen zur Selbstoptimierung
Lupton	2014	Sociology of Health & Illness	Problembezogene Reflexion	*Datenverwertung:* Monetarisierung von gesundheitsbezogenen Daten aus Einträgen in sozialen Onlinemedien
Mezghani et al.	2015	Journal of Medical Systems	Entwicklung einer Anwendung	*Datenverwertung:* Datenmanagement zur Integration von gesundheitsbezogenen Daten

Milinovich et al.	2014	BMC Infectious Diseases	Empirische Studie (Korrelationsanalyse)	*Datenverwertung:* Nutzung von Internet-Sucheingaben zur Überwachung von infektiösen Krankheiten
Murdoch & Detsky	2013	Journal of the American Medical Association	Problembezogene Reflexion	*Phänomen:* „Big Data" im Gesundheitswesen
Nafus & Sherman	2014	International Journal of Communication	Problembezogene Reflexion	*Phänomen:* „Quantified Self Movement"
Obenshain	2004	Infection Control and Hospital Epidemiology	Problembezogene Reflexion	*Datenverwertung:* Einsatzmöglichkeiten von Data Mining für Daten im Gesundheitswesen
Pantzar & Ruckenstein	2015	Consumption Markets & Culture	Problembezogene Reflexion	*Phänomen:* Betrachtung des „Self-Tracking"-Marktes
Paton et al.	2012	Yearbook of Medical Informatics	Literaturüberblick	*Phänomen:* „Self-Tracking"
Redmond et al.	2014	Yearbook of Medical Informatics	Problembezogene Reflexion	*Anwendungen/Konsequenzen:* Auswirkungen von tragbaren Sensorsystemen
Rothstein	2015	The Journal of Law, Medicine and Ethics	Problembezogene Reflexion	*Rahmenbedingungen:* Forschungsbedingungen im Kontext von Big Data, u.a. hinsichtlich Privatsphäre, Autonomie, informierter Einwilligung und Ethik
Sheydin & Vella	2013	Information Design Journal	Problembezogene Reflexion	*Konsequenzen:* Verbesserung medizinischer Wissensvermittlung durch die Aufbereitung von Daten
Shin	2012	Journal of Biomedicine and Biotechnology	Entwicklung einer Anwendung	*Datengenerierung/Datenverwertung:* Entwicklung einer sicheren technischen Architektur für das sensorbasierte Monitoring gesundheitsbezogener Daten
Swan	2009	International Journal of Environmental Research and Public Health	Problembezogene Reflexion	*Phänomene:* Patientenorientierte Gesundheitsdienste (gesundheitsbezogene soziale Onlinenetzwerke, personalisierte Medizin, „Self-Tracking")
Tamang et al.	2006	The Journal on Information Technology in Healthcare	Problembezogene Reflexion	*Konsequenzen:* Auswirkungen und Wirksamkeit von gesundheitsbezogenem Monitoring
Thorpe & Gray	2015	Journal of Ambulatory Care Management	Problembezogene Reflexion	*Rahmenbedingungen:* rechtlicher Rahmen beim Einsatz von Big-Data-Anwendungen in der Ambulanten Pflege

Vacalis, Bartlett & Shapiro	1995	Emerging Infectious Diseases	Problembezogene Reflexion	*Anwendung:* Beschreibung eines Überwachungssystems mit netzbasierter Datenbank (Salmnet)
Velasco et al.	2014	The Milbank Quarterly	Literaturüberblick	*Anwendungen/Phänomen:* Beschreibung unterschiedlicher Überwachungsanwendungen
Yang & Silverman	2014	Health Affairs	Problembezogene Reflexion	*Rahmenbedingungen:* Rechtlicher und regulatorischer Rahmen beim Einsatz von Big-Data-Anwendungen, u. a. Haftbarkeit von Medizinern bei Entscheidungen auf Basis falsch übermittelter Daten durch Gesundheits-Apps
Zheng et al.	2011	Media Asia	Empirische Studie (Befragung, n = 270)	*Rahmenbedingungen:* Einfluss sozio-psychologischer Faktoren auf die Bereitschaft von Ärzten zum Austausch von elektronischen Patientenakten

Florian Arendt

Zur Messung impliziter Kognition in der Gesundheitskommunikation

1 Einleitung

Menschliches Verhalten – insbesondere auch Verhalten gegenüber gesundheitsbezogenen Stimuli (z.B. fette, süße und salzige Nahrungsmittel) – kann wohlüberlegt oder impulsiv erfolgen: Manchmal verspüren wir einen „inneren Impuls“, fette, süße und salzige Nahrungsmittel zu essen (= implizite Kognition). Mehr oder weniger wohlüberlegte, verbalisierbare Gedanken (= explizite Kognition) wissen es dann jedoch häufig „besser“ und halten uns davon ab, zuzugreifen.

Forschungsbemühungen im Feld der Gesundheitskommunikation konzentrierten sich bisher auf explizite Kognition. Die zusätzliche Berücksichtigung impliziter Kognition wäre vor allem dann wichtig, wenn Phänomene größtenteils auf automatischen Informationsverarbeitungsprozessen basieren, wenn die Fähigkeit zur Introspektion beschränkt ist, wenn Personen keine ehrliche Antwort geben möchten oder können, oder wenn ein Phänomen möglichst exakt vorhergesagt werden soll (vgl. Uhlmann, et al. 2012). Gerade der zuletzt genannte Punkt ist von großer Bedeutung: Aktuelle Theorien zu gesundheitsbezogenem Verhalten (z.B. Theory of Planned Behavior, Ajzen, 1991; Stages of Change Model, Prochaska & DiClemente, 1983; Protection Motivation Theory, Rogers, 1983; Health Belief Model, Rosenstock, 1966) konzentrieren sich auf eher deliberative mentale Prozesse bei der Vorhersage von Verhalten. Es wird also davon ausgegangen, dass Änderungen in offen geäußerten Ansichten, Einstellungen und Verhaltensintentionen auch mit Verhaltensänderungen einhergehen. Änderungen in verbalisierbaren Verhaltensintentionen führen in der Regel jedoch nur zu geringen Verhaltensänderungen (Webb & Sheeran, 2006). Das ist ein wichtiger Befund, weil er verdeutlicht, dass eine *alleinige* Änderung expliziter Kognition keinen erwünschten Wandel im gesundheitsbezogenen Verhalten garantiert (Sheeran, Gollwitzer, & Bargh, 2013).

Der vorliegende Beitrag gibt eine Einführung in die Messung der impliziten Kognition. Dabei werden exemplarisch zwei implizite Messverfahren vorgestellt: der *Implicit Association Test* (kurz *IAT*) und die *Affect-Misattribution Procedure* (kurz *AMP*). Einführende Gedanken hinsichtlich der zugrunde liegenden Theorie der impliziten Kognition in der Gesundheitskommunikation sind bereits an anderer Stelle zu finden (z.B. Arendt, in press). [1]

2 Zur Messung impliziter Kognition

Explizite Kognition wird mit Selbstauskünften erhoben. Wird etwa in einer Befragungsstudie offen nach den Einstellungen gegenüber Fastfood gefragt, dann ist dies die Ebene der expliziten Kognition. Auch wenn etwa Einschätzungen hinsichtlich des Bedrohungsgrades einer Krankheit erhoben werden, handelt es sich um explizite Kognition. Implizite Kognition verweist hingegen auf das gedankliche Innere einer Person und wird als Produkt automatisch ablaufender Aktivierungsprozesse definiert (Gawronski & Bodenhausen, 2006). Um diese Ebene der menschlichen Informationsverarbeitung erfassen zu können, sind alternative Messmethoden erforderlich. In der Psychologie wurden im Laufe der vergangenen Jahrzehnte entsprechende Verfahren entwickelt, die in der Lage sind, implizite Kognition zu erfassen.

Der Terminus „implizit" im Zusammenhang mit Messverfahren taucht in der Literatur mit teilweise unterschiedlichen Bedeutungszuschreibungen auf. Um das Begriffverständnis zu schärfen, stellen wir drei Arten von impliziten Messverfahren vor (Uhlmann et al., 2012): Mit *Interpretations-basierten* Messverfahren wird die Bewertung von komplexen, mehrdeutigen Reizen erhoben. Die gängige Vorstellung ist, dass Studienteilnehmer ihre Motive und inneren (Wunsch-)Vorstellungen auf diese mehrdeutigen Reize „projizieren". Klassisches Beispiel für diese Kategorie an Messverfahren, die sich aber durch niedrige Reliabilitäten auszeichnen, ist die Deutung von Tintenklecksmustern im Rohrschach Test (Uhlmann et al., 2012).

1 Der vorliegende Beitrag orientiert sich im Folgenden an Ausführungen, die auch in Arendt (2016) zu finden sind, in welcher IAT und AMP für die kommunikationswissenschaftliche Werbeforschung diskutiert werden. Im vorliegenden Beitrag werden diese Gedanken im Rahmen von Beispielen der Gesundheitskommunikation vorgestellt.

Wenn *Zugänglichkeits-basierte* Verfahren zum Einsatz kommen, wird die Zugänglichkeit eines Konzeptes gemessen. Typischerweise verwenden diese Verfahren Antwortlatenzen. So kann etwa die Zugänglichkeit von aggressionsbezogenen Begriffen nach der Rezeption von gewalthaltigen Medieninhalten gemessen werden.

Bei *Assoziations-basierten* Messverfahren wird erhoben, ob bzw. inwieweit zwei (oder mehrere) Konzepte mental miteinander verbunden sind. So könnten etwa die Assoziationen zwischen gesundheitsrelevanten Konzepten (z.B. Gemüse) und relevanten Attributen (z.B. gesund, positiv) interessieren. Die neuere kommunikationswissenschaftliche Forschung zu impliziter Kognition verwendet vorwiegend diese Verfahren. Es sollen nun exemplarisch zwei der aktuell wohl populärsten impliziten Messverfahren vorgestellt werden.

2.1 Implicit Association Test (IAT)

Die zurzeit wohl bekannteste Assoziations-basierte Messmethode ist der *Implicit Association Test* (kurz *IAT*, Greenwald, McGhee, & Schwarz 1998). Das Verfahren misst die Geschwindigkeit, mit der Studienteilnehmer verschiedene Attribute mit relevanten gesundheitsbezogenen Konzepten assoziieren. Es ist ein mehrfach nachgewiesener Befund, dass Menschen gewisse Zuordnungsaufgaben schneller bewältigen können, je stärker die mentalen Assoziationen zwischen Konzepten (z.B. Alkohol) und Attributen (z.B. positiv) im Gedächtnis sind (Greenwald et al., 1998). Studienteilnehmern mit einer starken mentalen Assoziation zwischen „Alkohol“ und „positiv“ sollte es z.B. leichter fallen (d.h. sie sind schneller), Wörter oder Bilder zu den Kategorien „Alkohol + positiv“ zuzuordnen (relativ zu einer Vergleichskategorie wie etwa „Alkohol + negativ“).

Zum besseren Verständnis soll ein *IAT* exemplarisch beschrieben werden. Dieser *IAT* misst die implizite Einstellung gegenüber Alkohol. In einer Übungs-Sortieraufgabe sollen Personen zu Beginn des Tests Begriffe zu den Kategorien „Alkohol“ oder „Kein Alkohol“ (z.B. „Limonade“, „Wasser“ etc.) per Tastendruck zuordnen. Der (Zeige-)Finger der linken Hand drückt die linke Taste und der (Zeige-)Finger der rechten Hand drückt die rechte Taste (z.B. Buchstaben auf einer Standard-Computertastatur). Jeder einzelne Tastendruck wird registriert und die Zeit wird in Millisekunden abgespeichert. In einer weiteren Übungs-Sortieraufgabe werden die Studienteilnehmer gebeten, Wörter (oder Bilder) mit negativer oder positiver Valenz den Kategorien „positiv“ oder „negativ“ zuzuordnen.

Auf diese beiden Übungsdurchgänge folgen kombinierte Sortieraufgaben, in welchen beide Kategorien gleichzeitig vorkommen (vgl. Abbildung 1): In der ersten kombinierten Aufgabe sollen Wörter, welche die vier Konzepte (Alkohol, kein Alkohol, positiv, negativ) repräsentieren, in die Kategorien „Alkohol ODER positiv“ (linke Taste) oder „Kein Alkohol ODER negativ“ (rechte Taste) sortiert werden. Wenn nun ein Begriff in der Mitte des Bildschirms erscheint, der eindeutig als „typisch alkoholisch“ bewertet wird (z.B. das Wort „Vodka“), dann muss möglichst schnell die linke Taste gedrückt werden. Wird hingegen das Wort „Limonade“ präsentiert, dann sollte schnell die rechte Taste gedrückt werden. Jetzt kommt die entscheidende Wende: Im zweiten kombinierten Durchgang sollen die in der Mitte des Bildschirms erscheinenden Wörter in die Kategorien „Kein Alkohol ODER positiv“ (linke Taste) oder „Alkohol ODER negativ“ (rechte Taste) sortiert werden. Es erscheinen wieder die gleichen Stimuli (Namen und Wörter) in der Mitte des Bildschirms wie im ersten kombinierten Durchgang. Auch im zweiten kombinierten Durchgang wird die Zeit einer jeden Zuordnung gespeichert.

Abbildung 1: Computergestützte Version des *IAT*s

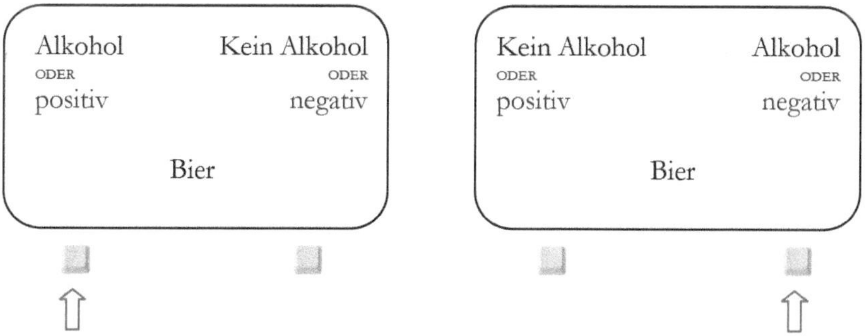

Quelle: eigene Darstellung der beiden kombinierten Durchgänge. Links: „Alkohol ODER positiv“. Rechts: „Alkohol ODER negativ“. Die beiden Pfeile zeigen die Taste an, die beim präsentierten Begriff („Bier“) korrekterweise gedrückt werden sollte.

Implizite Einstellungen gegenüber Alkohol werden nun als Unterschied in den mittleren Reaktionszeiten zwischen dem ersten und dem zweiten kombinierten Durchgang definiert (Greenwald, Nosek und Banaji

(2003): Je schneller eine Person in der ersten Sortieraufgabe („Alkohol ODER positiv") im Vergleich zur zweiten Sortieraufgabe („Alkohol ODER negativ") ist, desto stärker ist die automatische Assoziation zwischen „Alkohol" und „positiv" im Gedächtnis. Die impliziten Einstellungen gegenüber Alkohol sind somit in diesem Fall positiv.

Das Wesentliche am *IAT* ist, dass Personen den Messwert kaum beeinflussen können. Wenn man bedenkt, dass Personen typischerweise nicht wissen, was mit dem *IAT* gemessen wird, kann dieser Messwert als relativ unbeeinflusst von Adjustierungsversuchen – etwa basierend auf Phänomenen wie sozial erwünschtes Antworten – angesehen werden.

Manchmal ist eine computergestützte Messung von impliziten Einstellungen jedoch nicht möglich. Obwohl rasante Fortschritte in der Messtechnik die Messung von impliziter Kognition immer mehr erleichtern, steht die notwendige technische Infrastruktur (= Computerlabor, Software) nicht immer zur Verfügung. In solchen Situationen kann auch eine Papier- und Bleistiftversion des *IAT*s eingesetzt werden.

Da beim computergestützten *IAT* einzelne Zuordnungen im Millisekundenbereich erhoben werden, erscheint es schwierig, ein solches Testverfahren mit der Hilfe einer Papier- und Bleistiftversion umzusetzen. Der Forschung ist es jedoch gelungen, eine solche zu entwickeln. Bei einem IAT in der Papier- und Bleistiftversion (vgl. Lemm et al., 2008) wird Studienteilnehmern eine Liste von Stimuli vorgelegt. Diese Stimuli (meistens Wörter, aber auch Bilder sind möglich) stammen, wie bei der computergestützten Version, aus einer der vier Kategorien (z.B. Alkohol, kein Alkohol, positiv, negativ). Die Stimuli werden untereinander in einer Spalte notiert (vgl. Abbildung 2). Studienteilnehmer sollen nun jeden dieser Begriffe (oder Bilder) der richtigen Kategorie zuordnen. So werden Studienteilnehmer gebeten, mit einem Kugelschreiber die richtige Seite anzukreuzen. Die Abfolge der Übungs- und der kombinierten Durchgänge ist typischerweise so wie bei der computergestützten Version des Tests.

Der wesentliche Unterschied zum computergestützten *IAT* ist, dass nicht die Zeit für jede einzelne Zuordnung gestoppt wird. Vielmehr wird für die ganze Liste (d.h. für den gesamten jeweiligen Durchgang) eine fixe Zeit zur Verfügung gestellt (z.B. 20 Sekunden). Wichtig ist, dass die Zeit bei beiden kombinierten Durchgängen gleich ist. Der Vergleich der Anzahl der richtigen Zuordnungen innerhalb der beiden kombinierten Durchgänge kann nun miteinander verglichen werden. Mehr Zuordnungen bedeuten, dass jeder einzelne Begriff schneller zugeordnet wurde.

Lemm und Kollegen (2008) und Arendt (2009) diskutieren verschiedene Scoring-Algorithmen. Die einfachste Methode ist die Bildung eines Differenzwerts. Hat ein Studienteilnehmer etwa in der „Alkohol ODER positiv“ Bedingung 17 richtige Zuordnungen und in der „Kein Alkohol ODER negativ“ Bedingung 14 richtige Zuordnungen, dann ist der Differenzwert gleich 3. Je größer dieser Wert ist, desto stärker ist die positive implizite Einstellung gegenüber Alkohol.

Abbildung 2: Papier- und Bleistiftversion des IAT's (ein kombinierter Durchgang)

Alkohol ODER positiv		Kein Alkohol ODER negativ
X	gut	O
O	schädlich	X
X	Bier	O
O	Limonade	X
O	negativ	O
O	...	O

Quelle: eigene Darstellung.

2.2 Affect Misattribution Procedure (AMP)

Die *Affect Misattribution Procedure* (kurz *AMP*) ist ein ebenfalls sehr bekanntes und vor allem innerhalb der letzten Jahre zunehmend verbreitetes Messverfahren (Payne et al. 2005). Dieses Messverfahren basiert nicht auf einem Vergleich der Zuordnungsgeschwindigkeiten wie etwa der IAT, sondern auf Ratings. Dies kann in manchen Kontexten von Vorteil sein, etwa in web-basierten Studien, in welchen die Messung von Reaktionszeiten im Millisekundenbereich durch die geringere Kontrollierbarkeit des Forschungskontexts nur eingeschränkt möglich ist.

Beim *AMP* wird in einem ersten Schritt ein Bild für den Bruchteil einer Sekunde (z.B. 100ms) auf einem Computerbildschirm eingeblendet. Der Inhalt dieser Bilder wird experimentell variiert. So können etwa Bilder von alkoholischen und antialkoholischen Getränken verwendet werden. In einem zweiten Schritt, unmittelbar nach dem ersten Bild, wird eine Abbildung eines unbekannten Symbols (chinesisches Schriftzeichen) kurz eingeblendet. Dieses wird anschließend durch eine Maske verdeckt. Studienteilnehmer sollen nun bewerten, ob sie dieses Schriftzeichen, welches sie nur kurz zu sehen bekamen, als „visuell angenehm" oder „visuell unangenehm" empfinden.

Es ist ein mehrfach dokumentierter Befund, dass die Valenz der ersten Abbildung (z.B. Bier, Vodka, Limonade, Mineralwasser) die Beurteilung des unmittelbar danach präsentierten unbekannten Symbols beeinflusst (= affektives Priming, vgl. Payne et al., 2005). Es kommt zu einer Fehlattribution des Affekts, der durch die erste Abbildung, dem Prime, automatisch evoziert wurde: Empfindet ein Studienteilnehmer gegenüber Alkohol positive, automatisch aktivierte, affektive Reaktionen, dann werden typischerweise mehr unbekannte Schriftzeichen als „visuell angenehm" beurteilt. Gibt es also substantiell mehr „visuell angenehm"-Beurteilungen nach Abbildungen alkoholischer Produkte (relativ zu Abbildungen antialkoholischer Produkte), dann wird dies als positive implizite Einstellung gegenüber Alkohol interpretiert.

2.3 Reichweite und Grenzen gängiger impliziter Messverfahren

Implizite Messverfahren versuchen die nicht direkt beobachtbaren Konzepte indirekt zu messen, wobei bei einem großen Teil der zur Verfügung stehenden Verfahren Urteilslatenzen verwendet werden. Es überrascht daher nicht, dass Messfehler häufig eine bedeutsame Rolle spielen. So ist die interne Konsistenz vieler impliziter Messverfahren suboptimal. Die in diesem Beitrag vorgestellten Messverfahren (*IAT*, *AMP*) liefern jedoch aus einer psychometrischen Perspektive relativ zufriedenstellende Werte. (vgl. Gawronski, 2009).

Der *IAT* hat im direkten Vergleich mit anderen impliziten Messverfahren typischerweise eine höhere Reliabilität. Dies trifft sowohl auf Test-Retest als auch auf Split-Half Reliabilitäten zu. Im direkten Vergleich mit den psychometrischen Eigenschaften von traditionellen, auf Selbstauskunft basierenden Messverfahren können implizite Messverfahren wie der *IAT* und der *AMP* annähernd mithalten; trotzdem zeigen Reliabilitätskoeffizienten bei impliziten Messverfahren meistens niedrigere Werte (vgl. auch Goodall, 2011). Bezüglich der Validität impliziter

Messverfahren kann festgehalten werden, dass der *IAT* sowohl hinsichtlich seiner Konvergenzvalidität, Diskriminanzvalidität als auch Kriteriumsvalidität zufriedenstellende Ergebnisse geliefert hat (vgl. Lane et al. 2007).

Neben diesen methodischen Gesichtspunkten, soll noch eine wesentliche Einschränkung hinsichtlich der Interpretation auf konzeptueller Ebene diskutiert werden. Antwortverfälschungen bei expliziten Urteilen könnten zu der Annahme verleiten, dass implizite Messverfahren zum „wahren Selbst“ vordringen könnten. Diese Interpretation impliziert, dass das „wahre Selbst“ aufgedeckt werden kann, wenn die willentliche Kontrolle über Antwortreaktionen vonseiten der Befragten nicht möglich ist. Auf der anderen Seite kann allerdings das Gegenargument aufgegriffen werden, dass das „wahre Selbst“ vor allem durch kontrolliert-intendierte Äußerungen gemessen werden kann. Letztere Interpretation baut auf einem eher rationalen, in der Tradition der Aufklärung stehenden Konzept menschlicher Urteilsbildung auf. Bei diesen beiden unterschiedlichen Perspektiven wird deutlich, dass es auf die subjektive Präferenz des Forschers ankommt, ob nun implizite oder explizite Einstellungen das „wahre Selbst“ beschreiben. Aus diesem Grund wird empfohlen, jegliche Referenz zu einem „wahren Selbst“ ausbleiben zu lassen (vgl. Gawronski, 2009). Denn sowohl impulsive als auch mehr oder weniger wohlüberlegte, offen geäußerte Ansichten und Bewertungen sind Bestandteil der menschlichen Urteilsbildung (vgl. hierzu auch Arendt, Marquart, & Matthes, 2015).

3 Fazit

Forschungsaktivitäten im Bereich der Gesundheitskommunikation, in welchen implizite Konzepte zusätzlich zu expliziten Konzepten verwendet werden, haben innerhalb der letzten Jahre zugenommen. So konnte etwa nachgewiesen werden, dass die Rezeption medialer Inhalte über Gemüse mit positiver Valenz („Gemüse ist gesund“) implizite Einstellung gegenüber Gemüse positiv verändern kann (Horcajo et al. 2010). Gerade Essentscheidungen fallen häufig spontan. Somit haben implizite Einstellungen hier einen Erklärungswert. In einem anderen Kontext konnten etwa Goodall und Slater (2010) nachweisen, dass die Rezeption von TV-Werbespots über alkoholische Getränke, welche diese Getränke positiv darstellen, die impliziten Einstellungen gegenüber Alkohol verbesserte. Zusätzlich zeigte sich, dass die durch die Werbeinhalte veränderten impliziten Einstellungen wiederum die Bereitschaft erhöhten, betrunken Auto zu fahren.

Gerade bei der Selektion, Rezeption und Wirkung von gesundheitsbezogenen Medieninhalten spielen wohl eher beiläufig ablaufende, oft unbemerkte mentale Prozesse eine wichtige Rolle. Das derzeit dominante Standardmodell zu Verhaltensänderungen im Bereich der Gesundheitskommunikation (vgl. weiter oben) geht davon aus, dass eine Änderung von verbalisierbaren Einstellungen und Verhaltensintentionen zu (reflektierten) Verhaltensänderungen führt. Diese Vorstellung gilt nur eingeschränkt (Sheeran et al., 2013). Das Modell der impliziten Kognitionsforschung geht davon aus, dass Medieninhalte (z.B. Gesundheitskampagnen) sowohl die explizite (wie im Standardmodell) als auch die implizite Kognition beeinflussen, was wiederum (reflektierte und impulsive) Verhaltensänderungen evozieren kann. Gerade bei Verhalten, welches impulsiv erfolgt, sollten implizite Konzepte zusätzlichen Erklärungswert zeigen (inkrementelle Validität).

Implizite Messverfahren sollten überall dort verstärkt eingesetzt werden, wo eher automatisch ablaufende Prozesse vermeintlich eine bedeutsame Rolle spielen. Da die Nutzung impliziter Messverfahren innerhalb der letzten Jahre in der Kommunikationswissenschaft stark angestiegen ist, sollte daher auch die Gesundheitskommunikation diese neuen Messverfahren zukünftig verstärkt einsetzen. Die möglichen Einsatzgebiete sind vielfältig und reichen thematisch z.B. von gesunder Ernährung über Rauchen bis hin zur Suizidprävention (Arendt, Till, & Niederkrotenthaler, 2015). Auf konzeptueller Ebene kann implizite Kognition als abhängige Variable, Moderator und Mediator konzipiert werden (Perspektive der Wirkungsforschung). Zusätzlich kann implizite Kognition auch zur Vorhersage von Selektionsentscheidungen verwendet werden (Perspektive der Rezeptionsforschung).

Literaturverzeichnis

Ajzen, I. (1991). The Theory of Planned Behavior. *Organizational Behavior and Human Decision Processes, 50*, 179 –211.

Arendt, F. (2009). Explizite und implizite kultivierende Wirkung der Kronen Zeitung. Eine empirische Untersuchung von Kultivierungseffekten auf explizite und implizite politische Einstellungen. *Medien & Kommunikationswissenschaft, 57*, 217–237.

Arendt, F. (2016). Implizite Messverfahren in der Werbeforschung. In: W. Wirth, & G. Siegert (Eds.), *Handbuch Werbeforschung* (S. 593–611). Wiesbaden: Springer VS.

Arendt, F. (in press). Implizite Kognition und Gesundheitskommunikation. In: C. Rossmann & M. Hastall (Hrsg.), *Gesundheitskommunikation: Kommunikationswissenschaftliche Grundlagen*. Springer VS.

Arendt, F., Marquart, F., & Matthes, J. (2015). Effects of Right-Wing Populist Political Advertising on Implicit and Explicit Stereotypes. *Journal of Media Psychology, 27*, 178–189.

Arendt, F., Till, B., & Niederkrotenthaler, T. (2015). Effects of Suicide Awareness Material on Implicit Suicide Cognition: A Laboratory Experiment. *Health Communication, 31*, 718–726.

Gawronski, B. (2009). Ten Frequently Asked Questions about Implicit Measures and their Frequently Supposed, but not Entirely Correct Answers. *Canadian Psychology, 50*, 141–150.

Gawronski, B., & Bodenhausen, G. V. (2006). Associative and Propositional Processes in Evaluation: An Integrative Review of Implicit and Explicit Attitude Change. *Psychological Bulletin, 132*, 692.

Goodall, C. (2011). An Overview of Implicit Measures of Attitudes: Methods, Mechanisms, Strengths, and Limitations. *Communication Methods and Measures, 5*, 203–222.

Goodall, C., & Slater, M. (2010). Automatically Activated Attitudes as Mechanisms for Message Effects: The Case of Alcohol Advertisements. *Communication Research, 37*, 620–643.

Greenwald, A. G., McGhee, D. E., & Schwartz, J. L. K. (1998). Measuring Individual Differences in Implicit Cognition: The Implicit Association Test. *Journal of Personality and Social Psychology, 74*, 1464–1480.

Greenwald, A. G., Nosek, B., & Banaji, M. (2003). Understanding and Using the Implicit Association Test: I. An Improved Scoring Algorithm. *Journal of Personality and Social Psychology, 85*, 197–216.

Horcajo, J., Briñol, & Petty, R. (2010). Consumer Persuasion: Indirect Change and Implicit Balance. *Psychology & Marketing, 27*, 938–963.

Lane, K., Banaji, M., Nosek, B., & Greenwald, A. (2007). Understanding and Using the Implicit Association Test: IV. What We Know (so Far) about the Method. In: B. Wittenbrink & N. Schwarz (Hrsg.), *Implicit Measures of Attitudes: Procedures and controversies* (S. 59–102). New York: Guilford Press.

Lemm, K., Lane, K., Sattler, D., Khan, S., & Nosek, B. (2008). Assessing Implicit Cognitions with a Paper-Format Implicit Association Test. In: N. Morrison & T. Morrison (Hrsg.), *The Psychology of Modern Prejudice* (S. 123–146). Hauppauge, NY: Nova Science Publishers.

Payne, K., Cheng, C., Govorun, O., & Stewart, B. (2005). An Inkblot for Attitudes: Affect Misattribution as Implicit Measurement. *Journal of Personality and Social Psychology, 89*, 277–293.

Prochaska, J. O., & DiClemente, C. C. (1983). Stages and Processes of Self-Change of Smoking: Toward an Integrative Model of Change. *Journal of Consulting and Clinical Psychology, 51*, 390–395.

Rogers, R. W. (1983). Cognitive and Physiological Processes in Fear Appeals and Attitude Change: A Revised Theory of Protection Motivation. In: J. T. Cacioppo & R. E. Petty (Hrsg.), *Social Psychophysiology: A Sourcebook* (S. 153–176). London, United Kingdom: Guilford.

Rosenstock, I. M. (1974). Historical Origins of the Health Belief Model. *Health Education Monographs, 2*, 1–8.

Sheeran, P., Gollwitzer, P., & Bargh, J. (2013). Nonconscious Processes and Health. *Health Psychology, 32*, 460–473.

Uhlmann, E., Leavitt, K., Menges, J., Koopman, J., Howe, M., & Johnson, R. (2012). Getting Explicit about the Implicit: A Taxonomy of Implicit Measures and Guide for their Use in Organizational Research. *Organizational Research Methods, 15*, 553–601.

Webb, T. L., & Sheeran, P. (2006). Does Changing Behavioral Intentions Engender Behavior Change? A Meta-Analysis of the Experimental Evidence. *Psychological Bulletin, 132*, 249–268.

Autorenverzeichnis

Dr. Florian **Arendt**, Ludwig-Maximilians-Universität München, Institut für Kommunikationswissenschaft und Medienforschung; florian.arendt@ifkw.lmu.de.

Hendrik **Auge**, B.A., Hochschule für Musik, Theater und Medien Hannover, Institut für Journalistik und Kommunikationsforschung; hendrik.auge@ijk.hmtm-hannover.de

Dr. Marko **Bachl**, Universität Hohenheim, Institut für Kommunikationswissenschaft; marko.bachl@uni-hohenheim.de

Swaantje **Barth**, MPH, Klinikum der Universität München und Münchner Zentrum für Gesundheitswissenschaften, Institut und Poliklinik für Arbeits-, Sozial- und Umweltmedizin; swaantje.barth@gmail.com

Prof. Dr. Eva **Baumann**, Hochschule für Musik, Theater und Medien Hannover, Institut für Journalistik und Kommunikationsforschung; eva.baumann@ijk.hmtm-hannover.de

Svea **Benad**, M.Sc.; svea.benad@gmail.com

PD Dr. phil. Cornelia **Betsch**, Universität Erfurt, Center of Empirical Research in Economics and Behavioral Sciences (CEREB), Seminar für Medien- und Kommunikationswissenschaft; cornelia.betsch@uni-erfurt.de

Dr. Anne-Linda **Camerini**, Università della Svizzera italiana, Institute of Communication and Health, anne.linda.camerini@usi.ch

Prof. Dr. Nicola **Döring**, Technische Universität Ilmenau, Institut für Medien und Kommunikationswissenschaft; nicola.doering@tu-ilmenau.de

Katharina **Emde-Lachmund**, M.A., Hochschule für Musik, Theater und Medien Hannover, Institut für Journalistik und Kommunikationsforschung; katharina.emde-lachmund@ijk.hmtm-hannover.de

Marcus **Fetzer**, B.A.; marcusfetzer@gmx.de

Jan A. **Finzi**, M.A., TU Dortmund, Fakultät Rehabilitationswissenschaften, Fachgebiet Sprache und Kommunikation; jan.finzi@tu-dortmund.de

Julia **Fränzel**, Friedrich-Schiller-Universität Jena, Institut für Kommunikationswissenschaft; julia.fraenzel@uni-jena.de

Britta **Gramlich**, B.A., Hochschule für Musik, Theater und Medien Hannover, Institut für Journalistik und Kommunikationsforschung; brittadesiree.gramlich@ijk.hmtm-hannover.de

Michael **Grimm**, M.A., Hans-Bredow-Institut für Medienforschung an der Universität Hamburg; m.grimm@hans-bredow-institut.de

Dr. Lars **Guenther**, Stellenbosch University, Centre for Research on Evaluation, Science and Technology; larsguenther@sun.ac.za

Mario **Haim**, M.A., Ludwig-Maximilians-Universität München, Institut für Kommunikationswissenschaft und Medienforschung; mario.haim@ifkw.lmu.de

Prof. Dr. Matthias R. **Hastall**, Hochschule Fulda University of Applied Sciences, Fachbereich Pflege und Gesundheit, Fachgebiet Gesundheitskommunikation und Patienteninformation; matthias.hastall@pg.hs-fulda.de

Anja **Kalch**, M.A., Universität Augsburg, Institut für Medien, Wissen und Kommunikation; anja.kalch@phil.uni-augsburg.de

Dr. Veronika **Karnowski**, Ludwig-Maximilians-Universität München, Institut für Kommunikationswissenschaft und Medienforschung; veronika.karnowski@ifkw.lmu.de

Dr. Sabrina Heike **Kessler**, Friedrich-Schiller-Universität Jena, Institut für Kommunikationswissenschaft; sabrina.kessler@uni-jena.de

Saskia **Klenk**, M.A., Markmetrics GmbH – Forschung und Consulting für den Markterfolg, Nürnberg; saskia-klenk@t-online.de

Prof. Dr. Christoph **Klimmt**, Hochschule für Musik, Theater und Medien Hannover, Institut für Journalistik und Kommunikationsforschung; christoph.klimmt@ijk.hmtm-hannover.de

Dr. Nanon H. M. **Labrie**, Academic Medical Center, University of Amsterdam, Department of Medical Psychology; n.labrie@amc.uva.nl

Dr. Claudia **Lampert**, Hans-Bredow-Institut für Medienforschung an der Universität Hamburg; c.lampert@hans-bredow-institut.de

Elena **Link**, M.A., Hochschule für Musik, Theater und Medien Hannover, Institut für Journalistik und Kommunikationsforschung; elena.link@ijk.hmtm-hannover.de

Ramona **Ludolph**, MPH, Università della Svizzera italiana, Institute of Communication and Health; ramona.alexandra.ludolph@usi.ch

Jana **Männel**, B.A., Bauhaus-Universität Weimar, Fakultät Medien; jana.maennel@uni-erfurt.de

PD Dr. Tino **Meitz**, Leibniz WissenschaftsCampus Tübingen „Bildung in Informationsumwelten“; tino.meitz@uni-tuebingen.de

Jannis **Meseke**, B.A., Hochschule für Musik, Theater und Medien Hannover, Institut für Journalistik und Kommunikationsforschung; jannis.meseke@ijk.hmtm-hannover.de

Lisa **Meyer**, M.A., Ludwig-Maximilians-Universität München, Institut für Kommunikationswissenschaft und Medienforschung, lisa.meyer@ifkw.lmu.de

Alexander **Ort**, M.A., Universität Freiburg/Université de Fribourg, Department für Kommunikationswissenschaft + Medienforschung (DCM); alexander.ort@unifr.ch

Sarah-Ann **Owsianski**, B.A., Hochschule für Musik, Theater und Medien Hannover, Institut für Journalistik und Kommunikationsforschung; sarah-ann.owsianski@ijk.hmtm-hannover.de

Carline E. **Perren**, M.Sc., Neuro Research Office, Kantonsspital Aarau, Schweiz; ceperren@outlook.com

Claudia **Poggiolini**, M.Sc, Universität Zürich, Institut für Publizistikwissenschaft und Medienforschung; c.poggiolini@ipmz.uzh.ch

Sarah **Potrafke**, B.A., Johannes Gutenberg-Universität Mainz, Institut für Publizistik; mail.sarah.potrafke@gmail.com

Yvonne **Prinzellner**, M.A., Technische Universität Ilmenau, Institut für Medien und Kommunikationswissenschaft; yvonne.prinzellner@tu-ilmenau.de

Prof. Dr. Oliver **Quiring**, Johannes Gutenberg-Universität Mainz, Institut für Publizistik; quiring@uni-mainz.de

Prof. Dr. Katja **Radon**, Klinikum der Universität München und Münchner Zentrum für Gesundheitswissenschaften, Institut und Poliklinik für Arbeits-, Sozial- und Umweltmedizin; katja.radon@med.uni-muenchen.de

Dr. Doreen **Reifegerste**, Hochschule für Musik, Theater und Medien Hannover, Institut für Journalistik und Kommunikationsforschung; doreen.reifegerste@ijk.hmtm-hannover.de

Rebecca **Renatus**, Dipl.-Soz., Technische Universität Dresden, Institut für Kommunikationswissenschaft; rebecca.renatus@tu-dresden.de

Prof. Dr. Ute **Ritterfeld**, TU Dortmund, Fakultät Rehabilitationswissenschaften, Fachgebiet Sprache und Kommunikation; ute.ritterfeld@tu-dortmund.de

Alexander **Röhm**, M.A., TU Dortmund, Fakultät Rehabilitationswissenschaften, Fachgebiet Sprache und Kommunikation; alexander.roehm@tu-dortmund.de

Prof. Dr. Constanze **Rossmann**, Universität Erfurt, Seminar für Medien- und Kommunikationswissenschaft; constanze.rossmann@uni-erfurt.de

Fabia **Rothenfluh**, M.Sc., Università della Svizzera italiana, Institute of Communication and Health, fabia.rothenfluh@usi.ch

Prof. Dr. Georg **Ruhrmann**, Friedrich-Schiller-Universität Jena, Institut für Kommunikationswissenschaft; georg.ruhrmann@uni-jena.de

Juliane **Saß**, B.A., Hochschule für Musik, Theater und Medien Hannover, Institut für Journalistik und Kommunikationsforschung; juliane.sass@ijk.hmtm-hannover.de

Markus **Schäfer**, M.A., Johannes Gutenberg-Universität Mainz, Institut für Publizistik; markus.schaefer@uni-mainz.de

Prof. Dr. Helmut **Scherer**, Hochschule für Musik, Theater und Medien Hannover, Institut für Journalistik und Kommunikationsforschung; helmut.scherer@ijk.hmtm-hannover.de

Dr. Sebastian **Scherr**, Ludwig-Maximilians-Universität München, Institut für Kommunikationswissenschaft und Medienforschung; sebastian.scherr@ifkw.lmu.de

Lisette **Scheunert**, B.A., Hochschule für Musik, Theater und Medien Hannover, Institut für Journalistik und Kommunikationsforschung; lisette.scheunert@ijk.hmtm-hannover.de

PD Dr. habil. Daniela **Schlütz**, Hochschule für Musik, Theater und Medien Hannover, Institut für Journalistik und Kommunikationsforschung; daniela.schluetz@ijk.hmtm-hannover.de

Dr. Colette **Schneider Stingelin**, ZHAW Zürcher Hochschule für Angewandte Wissenschaften, IAM Institut für Angewandte Medienwissenschaft; colette.schneider@zhaw.ch

Prof. Dr. Urte **Scholz**, Universität Zürich, Psychologisches Institut; urte.scholz@psychologie.uzh.ch

Lisa **Schuberth**, B.A.; lisa.schuberth93@gmail.com

Prof. Dr. Peter J. **Schulz**, Università della Svizzera italiana, Institute of Communication and Health; peter.schulz@usi.ch

Dr. Markus **Seifert**, Universität Erfurt, Seminar für Medien- und Kommunikationswissenschaft; markus.seifert@uni-erfurt.de

Friedrich **Steger**, B.A., Hochschule für Musik, Theater und Medien Hannover, Institut für Journalistik und Kommunikationsforschung; friedrich.steger@ijk.hmtm-hannover.de

Paula **Stehr**, M.A., Universität Erfurt, Seminar für Medien- und Kommunikationswissenschaft; paula.stehr@uni-erfurt.de

Hannah **Storch**, M.A., Johannes Gutenberg-Universität Mainz, Institut für Publizistik, hannah.storch@outlook.com

Freya **Sukalla**, M.A., Ludwig-Maximilians-Universität München, Institut für Kommunikationswissenschaft und Medienforschung; freya.sukalla@ifkw.lmu.de

Katrin **Tonndorf**, M.A., Universität Passau, Lehrstuhl für Computervermittelte Kommunikation; katrin.tonndorf@uni-passau.de

Anna J. M. **Wagner**, M.A., Universität Augsburg, Institut für Medien, Wissen und Kommunikation; anna.wagner@phil.uni-augsburg.de

Jascha **Wiehn**, B.A., Universität Bielefeld, Fakultät für Gesundheitswissenschaften; jascha.wiehn@uni-bielefeld.de

Julian **Windscheid**, M.A., Technische Universität Ilmenau, Fachgebiet Medien- & Kommunikationsmanagement, Institut für Medien und Kommunikationswissenschaft; julian.windscheid@tu-ilmenau.de

Anna-Lena **Wolf**, B.A., Hochschule für Musik, Theater und Medien Hannover, Institut für Journalistik und Kommunikationsforschung; anna-lena.wolf@ijk.hmtm-hannover.de

Silke **Wolf**, B.Sc., Hans-Bredow-Institut für Medienforschung an der Universität Hamburg; s.wolf@hans-bredow-institut.de

Prof. Dr. Guido **Zurstiege**, Universität Tübingen, Institut für Medienwissenschaft; guido.zurstiege@uni-tuebingen.de